Die neue **Brigitte** Diät

Die neue Brigitte Diät

42 Tagespläne mit je 1000 Kalorien.
Und zum Aussuchen: 130 Einzelrezepte

Von Helga Haseltine
und Marlies Klosterfelde-Wentzel

Ein Brigitte-Buch
im Mosaik Verlag

Helga Haseltine arbeitet seit vielen Jahren
als Redakteurin bei BRIGITTE. 1984 übernahm sie
das Diät-Ressort, das unter ihrer
Leitung seit 1988 zum Ressort „Kosmetik, Fitness, Diät"
erweitert wurde.
Als BRIGITTE-Buch ist von ihr „Schönheit" erschienen.

Marlies Klosterfelde-Wentzel erarbeitet seit
15 Jahren die Rezepte für die BRIGITTE-Diät. Außerdem
macht sie Rezept- und Fotoproduktionen
für Zeitschriften wie
„Stern" und „Essen und Trinken".

Fotos: Ortwin Möller (Titel und alle Rezepte);
Olaf Krönke (S. 33); Lars Matzen (S. 26, 30, 34);
Jérome Tisné (S. 18, 38)
Styling der Rezeptfotos: Regine Alberts
Gestaltung: Dietmar Meyer,
Ekkhardt Blunck, Karen Kollmetz
Herausgeberin: Anne Volk
Lektorat: Marita Heinz
Produktion: Bernd Bartmann,
Druckzentrale G+J
DTP: Karen Kollmetz
Lithografie: Offset Repro Technik, Hamburg
Druck: Mohndruck, Graphische Betriebe Gütersloh

Vorwort

Erfolgreich und gesund - genau das ist die BRIGITTE-Diät seit Jahren! Zu Recht ist sie darum Deutschlands bekannteste Diät. Selbst wer sie noch nie probiert hat, hat mindestens schon von ihr gehört. Wir wissen das durch viele Briefe und Gespräche. Dennoch: Auch Gutes kann noch besser werden ... Mit diesem neuen Buch geben wir Ihnen eine Diät in die Hand, die nach den allerneuesten Erkenntnissen der Ernährungswissenschaft zusammengestellt wurde, mit genau der richtigen Menge an Eiweiß, Fett und Kohlenhydraten, mit ausreichend Mineralstoffen und Spurenelementen und mit vielen Ballaststoffen. Eine Diät, die Sie längerfristig machen können, ohne Mangel befürchten zu müssen, und die für Sie der Schlüssel zu besseren Eßgewohnheiten sein kann.

Denn inzwischen weiß man natürlich, daß es mit dem Abnehmen allein nicht getan ist. Wenn Sie schlanker werden und anschließend das neue Gewicht auch beibehalten wollen, dann ist die Diät nur die eine Seite der Medaille - die andere ist eine ausgewogene Ernährung in der Zeit danach. Das haben wir mit einkalkuliert.

Und noch etwas: Das Ernährungsbewußtsein hat sich - gerade bei uns Frauen - enorm entwickelt. Wir halten längst nicht mehr alles für gut und richtig, was die Industrie uns anbietet. Das Bedürfnis nach unabhängiger Information ist groß. Und auch die Lust auf „vollwertige" Kost ist gewachsen, auf Lebensmittel also, die nicht ausgelaugt, geschmacksverfälscht oder totgekocht sind. Was noch vor einigen Jahren als Dickmacher verpönt war - nämlich Hülsenfrüchte und Brot, Kartoffeln und Nudeln - erlebt ein höchst erfreuliches Comeback. All diese Gesichtspunkte haben wir bei der neuen BRIGITTE-Diät berücksichtigt.

Inhalt

VORWORT..5

KAPITEL 1
Kommen wir gleich zur Sache:
Das ist die neue BRIGITTE-Diät, und so wird sie gemacht 9

KAPITEL 2
Wie erfolgreich kann Diät sein?...19

KAPITEL 3
Was macht eine gute Diät aus?..27

KAPITEL 4
Erfolgsgeheimnis: Diät und Sport...31
- Laufprogramm 32
- Stretching-Übungen 33

KAPITEL 5
Hunger auf Süßes 35

KAPITEL 6
Nach der Diät..39

EXTRA:
Noch Fragen **?** 17, 29, 37

4-Wochen-Programm: Die neue BRIGITTE-Diät 42
1. Woche 44
2. Woche 60
BRIGITTE-Müsli 73
Einkaufsliste und Vorratsliste für die 1.+ 2. Woche 74
3. Woche 76
4. Woche 90
Einkaufsliste und Vorratsliste für die 3. + 4. Woche 104

2-Wochen-Programm: Kochen wie am Mittelmeer.....106
1. Woche..108
2. Woche..122
Einkaufsliste und Vorratsliste 136

Diät-Rezepte zum Aussuchen 138
Fleisch 140
Fisch 146
Kartoffeln...150
Topinambur 158
Nudeln..160
Reis 168
Hirse 172
Buchweizen 174
Gerste 176
Quinoa..178
Grünkern 180
Weiße Bohnen 182
Linsen 184
Tofu 186
Zwischenmahlzeiten (100 Kalorien)........................188
Suppen 194
Salate 196
Belegte Brote 200
Süßspeisen 206
Register 220

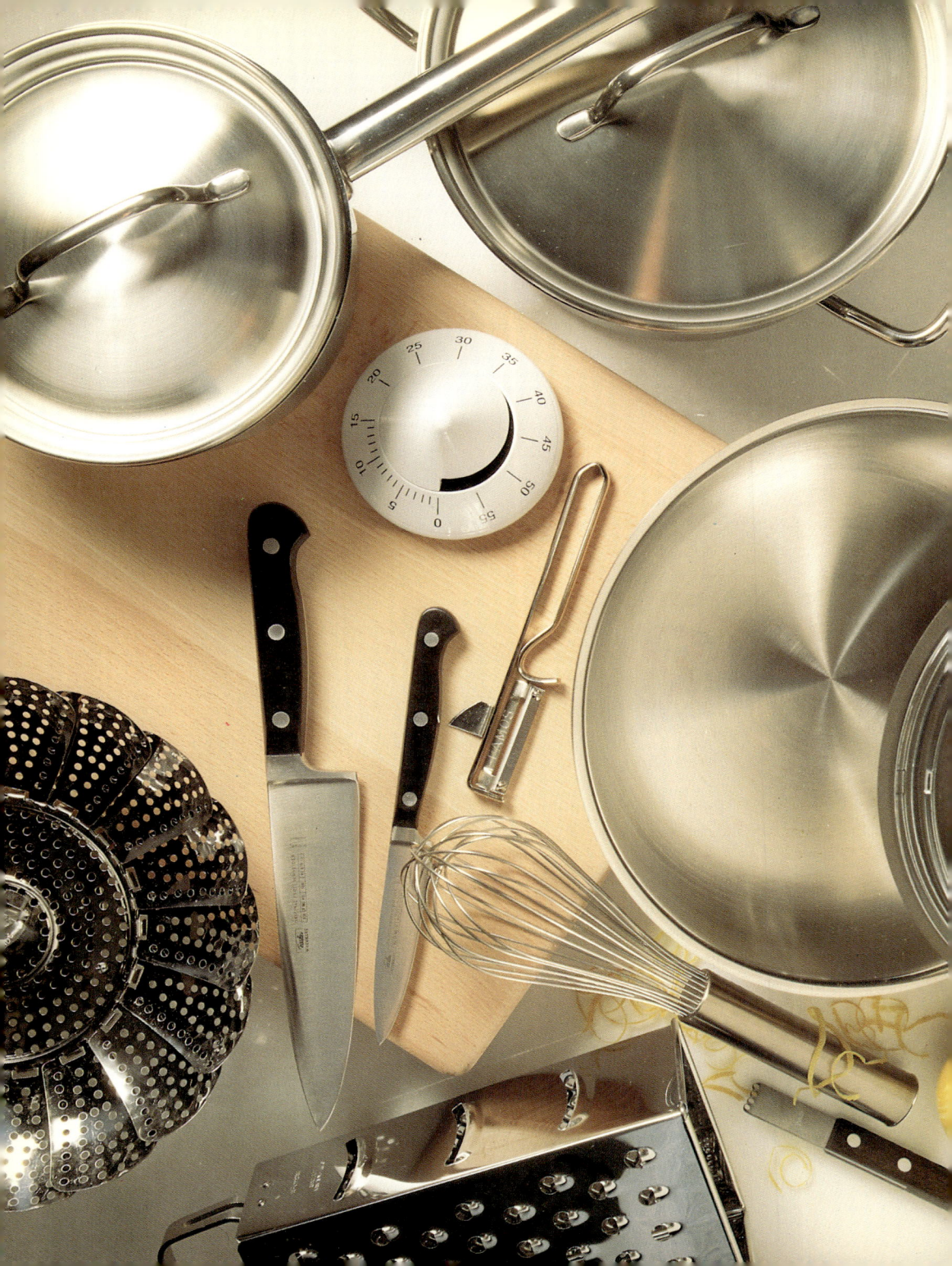

Kommen wir gleich zur Sache

Die Gebrauchsanweisung für die Diät stellen wir ohne Umschweife an den Anfang dieses Buches. So können Sie gleich einsteigen - ohne lange Vorrede. Das heißt aber nicht, daß wir Ihnen die wichtigen Informationen über das Warum und Wieso, über Diät und Stoffwechsel, Risiko und Jo-Jo-Effekt, Fettzellen und Cellulite vorenthalten wollen. Die finden Sie ab Seite 19. Einiges davon haben Sie sicher schon gehört. Trotzdem bitten wir Sie, diese Seiten in Muße durchzulesen. Um Vorurteile auszuräumen und um Diätfrust zu vermeiden.

DIE NEUE BRIGITTE-DIÄT fängt auf Seite 42 an, mit Tagesplänen für vier Wochen. Hier finden Sie Tag für Tag Diätrezepte für Frühstück, warme Mahlzeit, Imbiß und zwei Zwischenmahlzeiten. Außerdem bieten wir den vielen Fans der italienischen Küche eine BRIGITTE-Diät (14 Tagespläne) mit Rezepten vom Mittelmeer (ab Seite 106). Insgesamt sind das also sechs Wochen Diätprogramm, das Sie nach Belieben verlängern oder verkürzen können.

JEDER TAGESPLAN bietet fünf Mahlzeiten und hat insgesamt rund 1000 Kalorien (wir machen alle Angaben in Kalorien, abgekürzt kcal. Der Begriff Joule - sprich: dschuul - hat sich nicht durchgesetzt. Falls Sie verwirrt sind: 1 Kalorie = circa 4 Joule). Die Kalorienangaben (z. B. 400, 200, 100) sind minimal ab- oder aufgerundete Werte, weil sich natürlich nicht alle Rezepte haarscharf in dasselbe Schema einpassen lassen.

Die Rezepte für einen Diättag enthalten außer den wichtigen Mineralstoffen, Vitaminen und Spurenelementen etwa 130 Gramm Kohlenhydrate, 50 Gramm Eiweiß und 30 Gramm Fett. Das ist eine ideale Tageszusammensetzung.

JEDER DIÄTTAG (ab Seite 44) steht auf einer Doppelseite. Er enthält ein Frühstück (200 Kalorien), eine warme Mahlzeit (400 Kalorien), die mittags oder abends gegessen werden kann, einen Imbiß (200 Kalorien) und zwei Zwischenmahlzeiten zu jeweils 100 Kalorien. Macht insgesamt 1000 Kalorien. Alle Rezepte sind für eine Person berechnet. Wenn Sie für die Familie mitkochen oder Gäste haben, können Sie die

warme Mahlzeit leicht aufstocken. Bei den 14 Tagesplänen der Mittel-
meer-Diät stehen Tips dazu auf jeder Seite.

HILFE DURCH LISTEN, von denen es insgesamt drei gibt: Eine Einkaufsliste für jeweils 14 Diättage. Aus ihr können Sie genau ersehen,
welche frischen Zutaten Sie wann brauchen.

Die Vorratsliste zeigt alle Lebensmittel an (z. B. Mehl oder Gemüsebrühe), die Sie im Haus haben sollten, weil Sie sie immer wieder brauchen.

Zusätzlich haben wir bei den Programmen für jeden Diättag eine
Zutatenliste abgedruckt, damit Sie auf einen Blick sehen können, was
an jedem Tag benötigt wird. Das fanden wir vernünftig, falls Sie später
die Diättage umstellen oder Rezepte austauschen möchten.

DER ERSTE DIÄTTAG ist in unserer Planung ein Sonntag. Am Samstag
können Sie dann gemütlich alle Zutaten einkaufen. So haben wir's ge-
dacht. Aber das können Sie natürlich Ihren eigenen Bedürfnissen entsprechend ummodeln.

KOSTEN: Wir haben berechnet, daß die frischen Zutaten pro Diättag
zwischen 7,50 und 9,00 Mark kosten. Wenn Sie sich an die Einkaufslisten halten, bleiben keine Reste, die Sie wegwerfen müssen. Scheuen
Sie sich nicht, bei Ihrem Schlachter und der Gemüsefrau kleinere
Mengen zu verlangen. Inzwischen sind viele Verkäuferinnen absolut
diätfreundlich eingestellt. In Härtefällen den Laden wechseln - schließlich geht es um Ihren (!) Geldbeutel.

DAS BRIGITTE-MÜSLI haben wir entwickelt, weil es besonders ballast-
stoffreich ist. (Ballaststoffe sind pflanzliche Faserstoffe - zum Beispiel
aus dem Getreide - die im Darm hervorragend Wasser binden und aufquellen. Dadurch bleibt die Verdauung intakt.) Das Müsli haben wir
bei den ersten vier Diätwochen fest mit eingeplant. Es läßt sich mit
Süßem kombinieren und schmeckt super. Für jeweils zwei Diätwochen
wird es im voraus gemischt. Rezept auf Seite 73.

BERUFSTÄTIGE können den kalten Imbiß vorbereiten und mitnehmen und dann abends die warme Mahlzeit kochen. Bei richtiger
Planung dauert deren Zubereitung nicht länger als 20 Minuten. Oft
auch weniger, weil bei den Diätprogrammen Tips zum Vorkochen
Arbeitszeit ersparen.

DIÄTREZEPTE ZUM AUSSUCHEN: Im zweiten Teil des Buches, ab Seite
138, bieten wir Ihnen zusätzlich zu den Diätprogrammen eine reiche
Auswahl an Rezepten mit unterschiedlichem Kaloriengehalt an. Damit
können Sie sich Ihre ganz persönliche Diät selbst zusammenstellen: Sie
entscheiden, ob Sie 1000, 1200 oder auch 1500 Kalorien täglich essen

wollen. Im Register (ab S. 220) steht, welche Gerichte wo zu suchen sind. Auch die 100-Kalorien-Zwischenmahlzeiten haben wir nicht vergessen. Ab Seite 188 finden Sie alles, was sich zwischendurch essen läßt. Mit den Rezepten zum Aussuchen können Sie natürlich auch die Diät-Programme abwandeln, falls Ihnen das eine oder andere Gericht nicht zusagt.

GERICHTE AUSTAUSCHEN: Es ist o.k., wenn Sie in den Tagesplänen hin und wieder Gerichte austauschen. Die Diät soll Ihnen ja schmekken. Aber Vorsicht: Bei den sechswöchigen Diätprogrammen stimmt die Nährstoffdichte - wir haben sie für jeden Tag überprüft. Wenn Sie selber Ihre Gerichte zusammenstellen, könnten bei einseitiger Auswahl auf lange Sicht Mineralstoffe oder Vitamine fehlen. Könnten! Das passiert nicht, wenn Sie abwechslungsreich essen und nicht nur auf eine Lebensmittelart fixiert sind. Wir schlagen Diät-Anfängerinnen vor, sich zunächst einmal nach unseren Tagesplänen zu richten. Erst später, wenn Sie schon etwas Routine haben, sollten Sie die Rezepte selbst aussuchen. Und außerdem: Unser Diätprogramm nimmt Ihnen die Qual der Wahl ab, es ist sozusagen Ihre Leitschiene. Das macht nach unserer Erfahrung den Einstieg in eine Diät leichter.

VEGETARISCH: In den 42 Tagesplänen der BRIGITTE-Diät bieten wir viele fleischlose Gerichte. Und außerdem geben wir bei den ersten 28 Tagesplänen Tips, wie Sie Fleischgerichte zu vegetarischen umfunktionieren können, indem Sie zum Beispiel das Fleisch durch Kräuterquark, Joghurtsoßen, Tofu oder Käse ersetzen. Bei den Rezepten zum Aussuchen gibt's noch mal eine Menge Vegetarisches. Zum schnellen Auffinden schauen Sie einfach ins Register. Im Rezeptverzeichnis sind die vegetarischen Gerichte extra gekennzeichnet.

GETRÄNKE: Auf Kaffee oder Tee müssen Sie nicht verzichten, wenn Sie beides ohne Zucker und nur mit wenig Milch trinken. Mineralwasser ist geradezu ein Diät-Renner. Während des Abnehmens sollten Sie gut zwei Liter davon täglich trinken. Grund: Da die Nahrungsmenge reduziert wurde, fehlt dem Körperhaushalt Wasser, das ersetzt werden muß. Vorsicht bei „Light"-Getränken, sie haben allzuoft versteckte Kalorien.

KOCHEN UND BRATEN: Sind Ihre Töpfe diätfreundlich? Wichtig ist, daß die Böden glatt und nicht zerkratzt sind. Nur dann kann mit wenig oder sogar ohne Fett gegart werden. Unserer Erfahrung nach kommt man am besten mit zwei Pfannen zurecht: einer Edelstahl- oder gut eingebrannten Eisenpfanne und einer beschichteten Pfanne von guter Qualität. Eisenpfannen sofort nach Gebrauch mit klarem Wasser (ohne

Spülmittel!) säubern. Kaufen Sie die Pfannen am besten gleich mit Deckel. Wenn Sie viel Fleisch essen, lohnt sich die Anschaffung einer eisernen Grillpfanne mit geriffeltem Boden.

Töpfe: Für Single-Portionen sollten sich die Zutaten nicht im Topf verlieren. Für Gemüse, Reis oder andere Körnerbeilagen genügt daher ein Töpfchen von etwa einem Liter Inhalt. Ein zweiter Topf muß groß genug sein, um Nudeln zu kochen oder Gerichte zu garen, in denen mehrere Zutaten vermengt, gedünstet oder gedämpft werden (3 Liter Inhalt). Bei allen Töpfen ist wichtig, daß sie einen gut schließenden Deckel haben. So kann die Feuchtigkeit während des Kochens nicht entweichen. Außerdem nützlich: ein großes und ein kleines Schneidebrett, ein Sparschäler, ein Spezialmesser für Zitrusschalen (anstelle einer Reibe), ein Dampfsieb. Bei der Zubereitung der Gerichte finden Sie häufiger den Tip, einen vorgewärmten Teller zu benutzen (damit die Speisen nicht so schnell abkühlen). Am schnellsten wird ein Teller warm, wenn Sie ihn ein paar Minuten lang als Topfdeckel benutzen. Das kostet dann keine Extra-Energie.

FETT: Mit den richtigen Töpfen und Pfannen ausgerüstet, können Sie sogar beim Braten auf Fett verzichten. Während die Lebensmittel - Fleisch oder Gemüse - vorbereitet werden, heizen Sie Topf oder Pfanne vor, geben dann beispielsweise Gemüse in den Topf, dünsten es unter ständigem Rühren, bis ein angenehmer Duft aufsteigt. Nun etwas Flüssigkeit hinzufügen (Brühe oder Wasser) und mit fest verschlossenem Deckel auf mittlerer Wärmestufe garen. Erst direkt vor dem Essen wird etwas Fett zugefügt - als Geschmacksträger. So haben wir in den Rezepten auch Crème fraîche verwendet.

Bei dieser Methode bleiben Geschmack und Nährstoffe erhalten, besonders bei kaltgepreßten Ölen. Je höher der Anteil der mehrfach ungesättigten Fettsäuren im Öl, desto weniger eignet es sich zum Erhitzen und sollte daher erst nach dem Garen zugefügt werden (s. auch Seite 27). Das gilt für Kürbiskern-, Sonnenblumen-, Distel-, Sesam- und Sojaöle.

Je höher der Anteil an gesättigten Fettsäuren in einem Öl, desto besser ist es zum Erhitzen geeignet, zum Beispiel Maiskeim-, Palm-, Olivenöl und auch Kokosfett. Hochwertiges Olivenöl nimmt man allerdings meist nicht zum Braten oder Kochen, weil es einfach zu teuer ist. Kaufen Sie gutes Öl in kleinen Mengen, und gewöhnen Sie sich an, es immer nur mit einem Teelöffel zu dosieren oder mit einem Pinsel in Topf oder Pfanne zu verteilen. Jede Ölsorte gibt einem Gericht eine bestimmte Geschmacksrichtung - wie ein Gewürz.

WÜRZEN: Vermeiden Sie Salz soweit wie möglich, es bindet Wasser im Gewebe. Wir haben unsere Diät mit vielen Kräutern gewürzt. Dafür lohnt es sich, kleine Töpfe mit Schnittlauch, Petersilie oder Basilikum auf die Fensterbank zu stellen. Das Kräuterangebot wird immer vielfältiger, nutzen Sie es. Was Ihr Gemüsehändler nicht vorrätig hat (zum Beispiel Koriander), bestellen Sie. Auf dem Großmarkt ist nämlich fast alles zu bekommen.

Probieren Sie altbekannte Gerichte mit neuen Kräutern oder Gewürzen aus. In den Rezepten stehen dazu Vorschläge, die Sie nach Angebot und Geschmack verändern können. Wir verwenden fast nur schwarzen Pfeffer und mahlen ihn aus der Pfeffermühle direkt über die Speisen. Auch Knoblauch wird möglichst als frische Zehe verbraucht, nicht als Pulver.

LEBENSMITTEL AUFBEWAHREN: Gemüse enthält viel Feuchtigkeit, die leicht verdunstet. Deshalb sollte es immer in Küchenfolie verpackt im Gemüsefach gelagert werden. Für Aufschnitt brauchen Sie Küchenfolie oder Kunststoff- oder Tiefkühldosen. Wenn Sie einige Lebensmittel nur in größeren Mengen kaufen können, dann teilen Sie sie gleich in Portionen oder Tagesrationen auf und lagern sie verpackt im Tiefkühlfach.

Frische Kräuter verlieren wichtige Vitamine und Mineralien, wenn sie abgeschnitten im Wasserglas stehen. Deshalb am besten als Pflanze im Topf kaufen. Klappt das nicht, dann das Kräuterbündel waschen, abtropfen lassen, in eine Plastiktüte legen, ein wenig Luft hineinpusten, verschließen und im Gemüsefach des Kühlschranks aufheben. Das gleiche gilt für Salat. Gewaschen und gut abgetropft, hält er sich in einer Plastiktüte oder in der Salatschleuder im Kühlschrank mehrere Tage. Die Blätter nicht vorher zerkleinern.

WAAGE: Zum Abmessen der Zutaten brauchen Sie eine normale Küchenwaage. Wenn es mal ein paar Gramm mehr werden - keine Panik, das gleicht sich schon wieder aus. Praktisch ist es auch, wenn Sie immer im selben Behälter abwiegen, zum Beispiel in einem Joghurtbecher. Der dient dann mit etwas Übung auch als Meßbecher.

MENGENANGABEN: Buchweizen, Gerstengraupen, Gerste, Grünkern, Hirse, Quinoa: 100 Gramm (oder 10 Eßlöffel) Rohgewicht ergeben in 200 Milliliter (ml) Flüssigkeit gekocht 250 - 270 Gramm. Nudeln, Vollkornnudeln: 100 Gramm Rohgewicht ergeben meist 250 Gramm gekochte Nudeln. Einige Nudelsorten können viel Wasser aufnehmen und quellen dadurch stärker auf - zum Beispiel auf die dreifache Menge des Rohgewichts. Auf die Kalorienwerte hat das kaum Einfluß.

Naturreis, Rundkornreis: 100 Gramm in 300 Milliliter Wasser gekocht ergeben 300 Gramm Reis (Reissorten und Reisqualitäten quellen unterschiedlich). 1 gestrichener Eßlöffel roher Reis = 10 g. 1 schwach gehäufter Eßlöffel roher Reis = 15 g.

Flüssigkeiten geben wir meist per Tasse an: 1 Tasse = 125 ml = 1/8 l. Finden Sie irgendwo auf den Verpackungen Angaben in Milliliter (ml), dann rechnet sich das so:

1 l = 1000 ml (oder 1000 ccm, oder 1000 g),

1/2 l = 500 ml,

1/4 l = 250 ml,

1/8 l = 125 ml.

Bei Gemüse und Obst berechnen wir, wenn sie in Gramm angegeben sind, den eßbaren Anteil. Zum Beispiel hat eine Stange Porree etwa ein Drittel Abfall, so daß natürlich nur das gezählt werden kann, was auch auf den Tisch kommt. Blattsalat berechnen wir pro Portion. Das ist so etwa ein halber Salatkopf, zwischen 50 und 100 Gramm.

ZUTATEN: Fast alle in den Rezepten angegebenen Zutaten sind das ganze Jahr über zu haben. Mit „Champignons" beispielsweise sind immer frische Champignons gemeint. Falls Sie einmal Schwierigkeiten haben, zum Beispiel frischen Rosenkohl oder Blattspinat zu kriegen, nehmen Sie Tiefkühlkost. Wenn keine Mandarinen mehr auf dem Markt sind, können Sie sie durch einen halben Apfel oder eine Handvoll Beerenobst ersetzen. Oder Pfirsiche: Ein Pfirsich entspricht im Kaloriengehalt einem Apfel.

Bei Eiern sind wir für unsere Berechnung immer von „Gewichtsklasse 4" ausgegangen. Als Milchprodukte haben wir hauptsächlich Magermilchjoghurt verwendet, eingekauft als 150-Gramm-Becher, oder fettarme Dickmilch im 500-Gramm-Becher. Crème fraîche hat 30 % Fettgehalt.

Beim Einkauf von Zitronen sollten Sie darauf achten, daß sie eine unbehandelte Schale haben, denn die abgeriebene Zitronenschale verwenden wir häufig. Wenn wir die Mengenangabe für Gemüsebrühe (Instant) geben, dann ist damit immer die Flüssigkeit gemeint, nicht das Pulver.

Wir erwähnen es bei den Rezepten nicht extra, gehen aber natürlich davon aus, daß jedes frische Gemüse vor der Zubereitung gründlich gewaschen wird.

Die Kartoffeln kochen wir fast immer in der Schale, um nicht durchs Schälen wertvolle Nährstoffe zu verlieren, die direkt unter der Schale sitzen.

Und: Bitte, lesen Sie die Rezepte für den nächsten Diättag immer am Abend vorher durch, damit Sie zum Beispiel das TK-Beerenobst rechtzeitig zum Auftauen bereitstellen. Sonst gibt's natürlich Frust.

SÜSSTOFF: Unter der Bezeichnung Süßstoff gibt es verschiedene Produkte: Cyclamate, Saccharin, Saccharin-Cyclamat-Mischungen, Aspartame. Haben Süßstoffe Nebenwirkungen? Über sie ist immer wieder zu lesen. Allerdings beziehen sich diese Meldungen meist auf Tierversuche, in denen Ratten hohe Dosen von Süßstoffen verabreicht wurden. In Deutschland sind diese Süßstoffe vom Bundesgesundheitsamt zugelassen - mit der Empfehlung einer täglichen Höchstmenge (die wir bei unserer Diät übrigens niemals auch nur annähernd erreichen). Die sieht so aus: bei Saccharin 2,5 Milligramm pro Kilogramm Körpergewicht, bei Cyclamat 12,34 Milligramm pro Kilogramm Körpergewicht. Für eine Saccharin-Cyclamat-Mischung bedeutet das bei den handelsüblichen Süßtabletten: bei 60 Kilo Körpergewicht rechnet man pro Tag höchstens 18 Tabletten, bei 70 Kilo Körpergewicht höchstens 21 Tabletten, bei 80 Kilo Körpergewicht höchstens 24 Tabletten.

Bei dem Süßstoff Aspartame (NutraSweet) handelt es sich um ein Produkt aus Eiweißbausteinen. Es ist etwa 200mal süßer als Zucker, aber längst nicht so stabil. Bei längerer Lagerung oder bei Hitze zerfällt es. Fest steht, daß Aspartame für Menschen mit einer angeborenen Stoffwechselkrankheit namens Phenylketonurie schädlich ist. Die für Aspartame genannte tägliche Höchstmenge sind 40 Milligramm pro Kilo Körpergewicht.

Wenn Sie eine der Süßstoffarten öfter oder regelmäßig benutzen, sollten Sie also auf die Menge achten - das gilt besonders, wenn Sie ein Fan von „Light"-Getränken sind (s. auch S. 37).

HUNGER: Mit fünf Mahlzeiten, die über den Tag verteilt sind, sollte Hunger gar nicht erst aufkommen. Wenn Sie trotzdem Magenknurren spüren, knabbern Sie zwischendurch Rohkost (Möhren, Sellerie, Kohlrabi) oder Obst (Äpfel). Auch ein Vollkornkeks ist o.k. Das bringt zwar den Kalorienstand geringfügig in die Höhe, ist aber immer noch besser als das große Unwohlsein. Ein weiterer Trick: ein Glas Mineralwasser füllt den Magen schon mal ein bißchen vor. Und: langsam essen! Bis der Magen die Botschaft „satt!" ans Gehirn funkt, vergehen bis zu 20 Minuten. Geben Sie ihm die Chance dazu.

GEWICHTSKONTROLLE: Natürlich wollen Sie wissen, ob die Diät „greift". Zumindest am Anfang sind für die meisten Frauen Erfolgserlebnisse wichtig. Dazu ist es am besten, sich immer zur gleichen Tageszeit zu wiegen, morgens vor dem Frühstück, nach dem Besuch des stillen Örtchens. Wer will, kann sich auch eine Tabelle malen. Allerdings ist bei so genauer Kontrolle Vorsicht geboten, weil man sich allzu leicht unter Druck setzt.

EINLADUNGEN: Sie müssen während der Diät keine Einsiedlerin werden. Wenn Sie auswärts essen, können Sie vorher dem Hunger durch ein Glas Mineralwasser oder etwas Salat die Spitze abbrechen. Dann nur wenig von der Hauptmahlzeit nehmen (bei den feinen teuren Gerichten ist häufig sowieso nicht viel auf dem Teller ..). Dazu am besten einen gespritzten Weißwein trinken. Das Dessert durch Kaffee und einen Keks ersetzen.

KINDER UND JUGENDLICHE: Der Nährstoffgehalt der BRIGITTE-Diät ist völlig ausreichend für erwachsene Frauen (Männer: siehe Seite 25). Jugendliche brauchen zum Aufbau des Knochengerüsts noch mehr Kalzium, sie kommen bei unseren Tagesplänen also zu kurz. Faustregel: Pro Diättag braucht ein Kind etwa 400 Milligramm Kalzium zusätzlich. Das entspricht etwa einem halben Liter Trinkmilch (Magerstufe) oder Buttermilch oder zwei Bechern Joghurt (Magerstufe). Sprechen Sie in jedem Fall mit Kinderarzt/-ärztin oder mit einer Ernährungsberaterin, wenn Sie finden, daß Ihr Kind Diät halten sollte.

SCHWANGERSCHAFT: Wenn Sie ein Baby bekommen oder ein Baby stillen, keine Diät! Ihr Kind würde gefährdet, denn die Nährstoffversorgung reicht für Sie beide nicht aus. Warten Sie mit der Diät, bis Sie abgestillt haben.

CHOLESTERIN: Die meisten unserer Gerichte sind cholesterinarm oder sogar cholesterinfrei. Wer gegen erhöhte Cholesterinwerte kämpft, sollte Crème fraîche durch kaltgepreßtes Öl ersetzen oder auf die Fettzugabe ganz verzichten. Als Streichfett verwenden Sie dann am besten nur hochwertige Pflanzenmargarine. Tierische Fette sind verboten - auch die in Wurst und Käse versteckten. Innereien, zum Beispiel Hähnchenleber, sollten Sie ebenfalls streichen und von Eiern nur das Eiweiß essen (Dotter enthält eine hohe Konzentration von Cholesterin).

Günstig sind alle Vollkornprodukte. Zusammen mit dem ballaststoffreichen Müsli mit Haferkleie haben sie einen guten Einfluß auf den Cholesterinspiegel.

VITAMINTABLETTEN: Wenn Sie sich an unser Diätprogramm halten oder sich selbst kein allzu einseitiges zusammenstellen, brauchen Sie im allgemeinen kein zusätzliches Vitaminpräparat. Vorausgesetzt, Sie sind gesund. Sollten Sie bereits zu Beginn der Diät an Vitaminmangel leiden, sieht das allerdings anders aus. Sprechen Sie unbedingt mit Ihrem Arzt darüber.

EISEN: Wenn Sie sich häufig schlapp fühlen und Ihnen die Lust abgeht, etwas Neues anzufangen, könnte Ihnen möglicherweise Eisen fehlen. Von Eisenmangel sind Frauen eher betroffen als Männer, schon allein wegen des monatlichen Blutverlusts durch die Regel. Dagegen hilft (nach ärztlicher Rücksprache) ein Multivitamin- und ein FE-II-Eisenpräparat. Auch wenn Sie während der Diät in länger anhaltende depressive Stimmungen fallen sollten: Gehen Sie zum Arzt und lassen Sie - unter anderem - ein Blutbild machen. Die Diät soll Ihnen schließlich helfen, sich besser zu fühlen. Wenn das nicht passiert, dann stimmt etwas nicht.

NOCH FRAGEN ...

WANN KANN DIÄT ZUR QUAL WERDEN?

Wenn beispielsweise junge Frauen der - irrigen - Ansicht sind, sie seien viel zu dick, und sich durch Abhungern ihre Traumfigur erzwingen wollen. Der Körper empfindet das als Untergewicht und geht mit allen Mitteln dagegen an. Man hat ständig Hunger, der Kampf geht um jedes Gramm (wir sprechen hier nicht von Magersucht oder Bulimie, s. nächste Frage). Hinzu kommt etwas, das noch nicht allgemein bekannt ist: wer ständig Diät macht, riskiert, unfruchtbar zu werden. Der Körper wehrt sich gegen den verordneten „Hunger" und drosselt auch seine Hormonausschüttung. Fruchtbarkeitsstörungen entstehen, weil der weibliche Zyklus schon bei geringen Gewichtsabnahmen empfindlich reagieren kann. Das betrifft besonders die jungen Frauen. Allerdings: kann der Körper sein normales Gewicht wieder erreichen oder behalten, verschwindet die Fruchtbarkeitsstörung innerhalb weniger Wochen wieder.

FÜHRT DIÄT ZUR MAGERSUCHT?

Inzwischen ist bekannt, daß Magersucht (Anorexia nervosa) und Eß-/Brechsucht (Bulimia nervosa) schwere psychische Störungen sind, die besonders junge Mädchen und Frauen betreffen. Der Grund dieser Erkrankungen liegt in allen Fällen in der Familiensituation. Die jungen Mädchen und Frauen brauchen dringend Hilfe; eine Therapie ist langwierig. Dabei ist Diät niemals der Grund für Anorexie oder Bulimie. Aber: sie wird häufig als Einstieg in die Magersucht benutzt. Wenn Sie sich weiter informieren wollen, wenden Sie sich an den BRIGITTE-Leserdienst, Postfach 110011, 2000 Hamburg 11. Von dort bekommen Sie Adressen hilfreicher Anlaufstellen genannt.

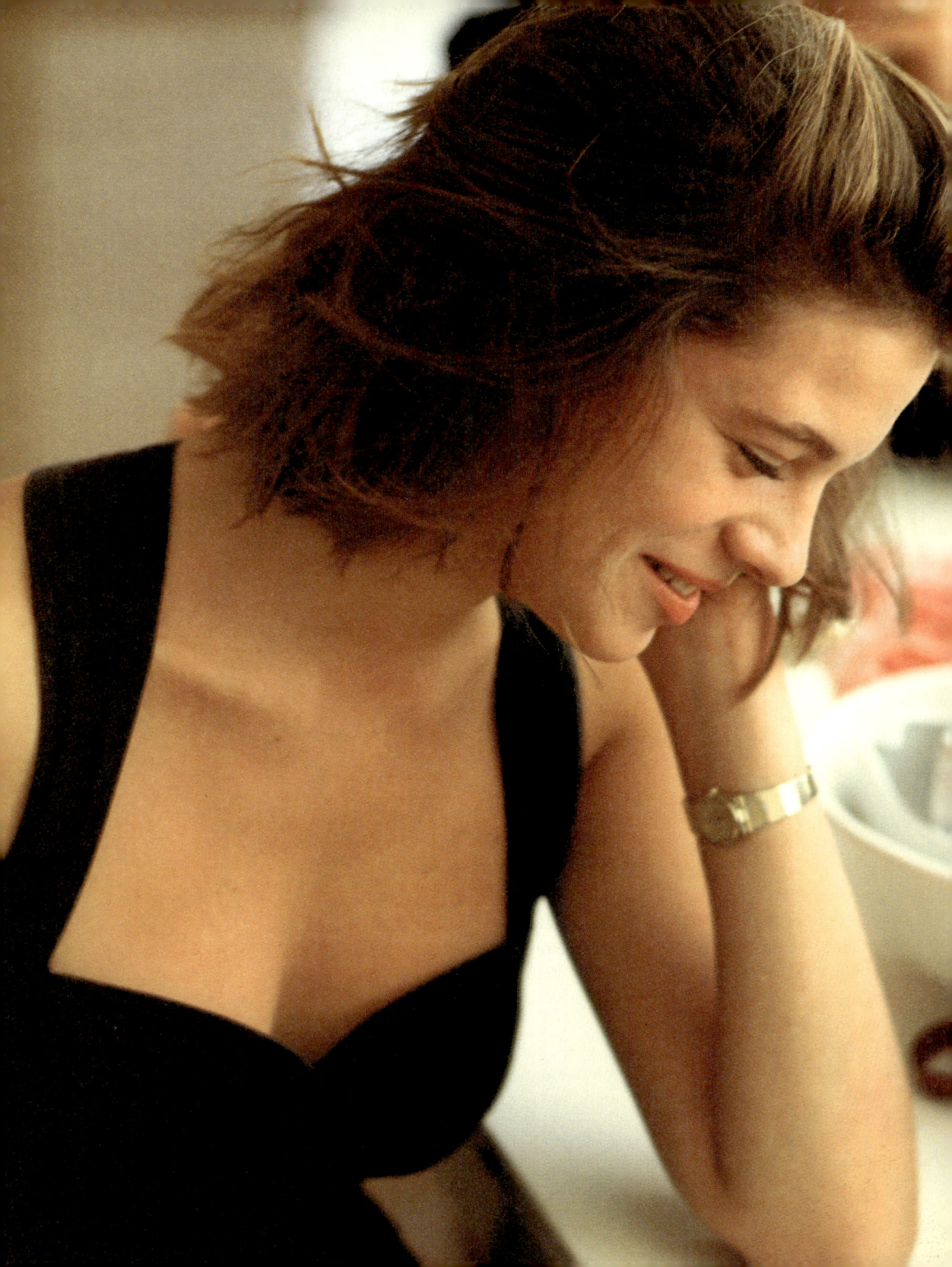

Wie erfolgreich kann Diät sein?

Auf Wunderdiäten fallen Sie sicher längst nicht mehr herein. Wer sich mit dem Thema ein wenig beschäftigt, sich über die Zusammenhänge zwischen Gewicht, Stoffwechsel und Kalorienverbrennung informiert hat, der weiß: Es gibt keine leichten Lösungen, kein Patentrezept, keine „schnelle Schlankheit". Und doch, wer möchte nicht auf ein Mini-Mirakel hoffen, auf eine Neuentdeckung - ein Super-Enzym vielleicht, das bisher niemand bemerkt hat und das die ganze Diäterei überflüssig macht?

Nichts als Illusionen. Denn jede Wunderpille, jedes Diätwunder hätte immer einen mächtigen Gegner: die Natur. Das ist nur logisch. Unser Körper ist fürs Überleben ausgerüstet - eine Mitgift der Evolution. Er reagiert entsprechend anpassungsfähig auf Ausnahmesituationen wie Streß, Kälte, Hunger. Wenn ihm zum Beispiel nur noch wenig Nahrung angeboten wird, setzen Mechanismen ein, um aus der Mangelware das Letzte herauszuholen. Das heißt, der Körper verbraucht jetzt zum Funktionieren weniger Kalorien, der Stoffwechsel verlangsamt sich. Diese Reaktion zur Verteidigung des Körperfetts tritt in jedem Falle ein und bei jeder Diät.

Das erklärt, warum man irgendwann immer weniger oder gar nicht mehr abnimmt. Der Körper hat sich mit weniger Kalorien abgefunden. Nun heißt die Lösung aber keineswegs, noch weniger essen, um so den Körper zum Einlenken zu zwingen. Obwohl das immer wieder versucht wird.

Denn das dicke Ende kommt zum Schluß - und das ist wörtlich zu nehmen! Sobald man nämlich wieder einigermaßen normal ißt, nimmt der Körper das als Nahrungsüberfluß wahr. Und speichert, speichert, speichert. Er hat ja inzwischen geübt, mit viel weniger auszukommen.

So ist der Diätfrust, den viele erleben, ganz einfach zu erklären. Eine Diät nach der anderen, womöglich immer strenger und reduzierter, kann nur zu einem Zickzack in der Gewichtskurve führen, mit der schlimmen Aussicht, daß man schließlich immer weniger und langsamer abnimmt, aber immer schneller und mehr zulegt. Für das Thema

Wunderpille bedeutet das: Schon möglich, daß irgendwann mal jemand eine Pille entwickelt, die das Fett aus dem Körper schleust. Aber was kommt danach? Wie wollen Sie dann wieder essen, ohne zuzunehmen? Wie soll es zu einer Balance zwischen Nahrungsaufnahme und Körpergewicht kommen, wenn man so radikal in die Stoffwechselvorgänge eingreift? Leidgeprüfte wissen: Abnehmen ist selten das größte Problem. Das Gewicht halten - das ist's!

REALISTISCH RANGEHEN

Die „Traumfigur" verfolgt wohl jede von uns. Selbst die Frauen, die sie zu haben scheinen, sind oft nicht zufrieden, wollen unten schlanker, oben fülliger sein. Eine Umfrage unter Fotomodellen hat gezeigt, daß diese vielbeneideten Schönheiten an ihrem Körper genau soviel auszusetzen haben wie wir „Normalfrauen". Ist das nun tröstlich oder nicht?

Was ist wirklich „zu dick"? Zunächst einmal, die Anatomie des weiblichen Körpers ist von der Natur sehr sinnvoll ausgerüstet: Hüften, Po und Oberschenkel haben Fettpölsterchen, um für eine Schwangerschaft vorbereitet zu sein. Daß hier Fettzellen sitzen, ist absolut normal! Was letztlich darüber entscheidet, ob jemand wirklich zu dick ist, ist der - wie die Wissenschaftler sagen - Anteil der stoffwechselaktiven Körpermasse. Damit ist alles gemeint, was nicht Fett ist: die „magere" Körpermasse also (englisch: lean body mass), die zum großen Teil aus Muskeln besteht. Da Muskeln ebenfalls Gewicht haben, sind Gewichtstabellen ziemlich unsinnig. Denn niemand würde beispielsweise einen muskulösen Sportler allein auf Grund seines Gewichts als zu dick bezeichnen. Schlanke junge Frauen können einen Fettanteil von 22 bis 24 Prozent haben, bei Männern dagegen ist er von Natur aus niedriger: 12 bis 15 Prozent. Das ist wichtig, und wir wiederholen: Wenn Ihr Körper zu etwa einem Viertel aus Fettzellen besteht, gehören Sie immer noch zu den Schlanken! Allerdings: Je mehr Fettzellen die Muskeln verdrängen, desto eher rutscht man in die Kategorie Übergewicht. Und das wirkt sich auch auf den Kalorienbedarf aus, denn nun kommt der Knackpunkt. Wieviele Kalorien ein Körper zu seiner Ernährung braucht, ohne zuzunehmen, richtet sich nach dem Anteil der „mageren" Körpermasse. Fett, das als Speicher und Puffer fungiert, braucht nämlich kaum Kalorien zu seiner Erhaltung. Oder andersrum: je mehr Fettpölsterchen man im Verhältnis zu den Muskeln hat, desto weniger Kalorien braucht man täglich. Deshalb können junge Männer essen wie die Scheunendrescher - ohne dick zu werden. Und deshalb ist bei Frauen über 50 spätestens dann ein Umdenken in der Ernährung angesagt, wenn sie von Jahr zu Jahr zunehmen. Denn ältere Frauen kommen - den Stoffwechsel-Experten zufolge - mit erstaunlich wenigen Kalorien aus, in manchen Fällen mit nur rund 1000 Kalorien täglich. Aber auch hier heißt es: nicht übertreiben, denn ein paar Rundungen haben in den späteren Lebensjahren durchaus ihr Gutes (s. S. 37).

SIND DIE GENE SCHULD?

Die Erbmasse bestimmt unseren Körperbau. Ob Sie von der Natur stämmige Beine, gerundete Hüften, wenig Busen mitbekommen haben, oder wenig Po, viel Busen, dicke Waden - das ist Ihr „Bauplan", und den können Sie in seiner Grundausführung nicht neu entwerfen. Die Figur durch Diät nach Belieben verändern, gezielt dort abnehmen, wo's am meisten stört, das ist schier unmöglich. Obwohl vor einigen Jahren in Presse und Diätbüchern noch solche Träume unterstützt wurden. Da schien alles nur ein Rechenexempel zu sein nach dem Motto: Wer soundsogroß ist, darf soundsoviel wiegen, der Rest ist abzunehmen.

Von dieser Ansicht hat man sich mittlerweile völlig gelöst. Es gibt inzwischen mehr Informationen darüber, wie der Stoffwechsel arbeitet, welche Aufgabe die Fettzellen haben und wie die Gene bei dem Ganzen mitspielen. Auch die These von den guten und den schlechten Futterverwertern wurde vor einigen Jahren totgesagt - heute weiß man, daß sie stimmt. Stellen Sie sich zwei Menschen vor, die gleich groß, gleich alt und gleich schwer sind. Mit einem Unterschied: bei einem ist der Fettanteil in der Körpermasse höher, beim anderen der Muskelanteil. Wenn beide dieselbe Menge essen, wer nimmt zu? Der mit dem höheren Fettanteil, denn der braucht ja grundsätzlich weniger Kalorien - der Rest kommt sozusagen aufs Sparkonto.

Vom Begriff Idealgewicht haben sich die Wissenschaftler inzwischen ebenfalls verabschiedet. Tun Sie es auch! Wonach man sich richten kann, grob über den Daumen gepeilt, ist das sogenannte „Normalgewicht". Das errechnet sich so: Körpergröße in Zentimetern minus hundert. Mit diesem Normalgewicht läßt sich im allgemeinen gut leben. Nur bei sehr kleinen und sehr großen Menschen stimmt die Rechnung nicht mehr ganz. Um das aufzufangen, gibt es eine Formel, die etwas komplizierter zu errechnen ist, dafür aber die Größe mehr berücksichtigt. Das ist der sogenannte BMI, Abkürzung für das englische „Body Mass Index". Für den BMI wird das eigene Körpergewicht (in Kilo) durch die Körpergröße im Quadrat geteilt. Zum Beispiel: 70 Kilo : 2,89 qm (1.70 m x 1.70 m). Der BMI ist danach 24,2. Als Faustregel gilt: Ein BMI zwischen 18 und 25 ist normalgewichtig. BMI zwischen 25 und 30 bedeutet leichtes Übergewicht. BMI über 30 bedeutet Übergewicht, das die Gesundheit gefährdet. BMI unter 18 signalisiert Untergewicht, das ebenfalls gefährlich ist.

WIE IST DAS MIT DER „TRAUMFIGUR"?

Soviel zum medizinischen Standpunkt. Nun geht es bei Frauen, die Diät machen, in den meisten Fällen nicht um die Gesundheit, sondern um die Kleidergröße. Wie wir aus der Statistik wissen, möchten viele Frauen eine 38erin sein. Der wichtige Punkt scheint zu sein, einen Balance-Akt zwischen Idealvorstellung (dem inneren Bild) und der Wirklichkeit (dem Spiegelbild) hinzukriegen. Und daran hat manche Frau ziemlich zu knacken.

Vergessen wir die Traumfigur, sie steht uns nur im Weg. Wie weit sich Ihre Figur beeinflussen lassen wird, können Sie selbst am besten beurteilen. Wie ist Ihre Veranlagung (wie sehen Mutter, Schwester, Großmutter aus?), und was haben Sie aus dieser Veranlagung bisher gemacht? Zwar hat die Psyche eine Menge damit zu tun, wie wir unser Leben gestalten, aber wenn es um Fett und Muskeln geht, ist die Biologie immer noch der Hauptfaktor.

Wenn Sie Ihren Körper daraufhin betrachten, an welchen Stellen ein paar Muskeln die Fettpolster ersetzen könnten, sind Sie schon einen Schritt weiter. Und es leuchtet ein, daß eine Diät idealerweise mit etwas Sport kombiniert werden sollte. Wo Muskeln sich ent-wickeln, bleibt für Fett weniger Platz. Tatsache ist: eine Diät, mit der man gezielt die Fettzellen nur an den Oberschenkeln entleeren kann, die gibt es nicht und wird es nie geben. Diät kann - bestenfalls - etwas Fett abbauen. Wo das passiert, das bestimmt jeder Körper selbst.

Hinzu kommt ein Naturmechanismus: Das Fett, das der weibliche Körper an Hüften, Po und Oberschenkeln speichert, verteidigt er auch in Mangelzeiten am hartnäckigsten. So kommt es, daß viele Frauen beim Diäthalten zuerst im Gesicht, am Dekolleté, an den Oberarmen und am Busen abnehmen, während die Pfunde an den Schenkeln wie festgeklebt scheinen. Daraus folgt: Frauen, die relativ schlank sind und nur etwa fünf Kilo abnehmen möchten, um in die kleinere Kleider-größe zu passen, haben es am schwersten. Ihr Körper kämpft um jedes Gramm, weil er ja - biologisch gesehen - seine Reserven für Notzeiten aufgeben soll. Und bei diesem Kampf läßt er sich viel einfallen. Heißhunger auf Fettreiches und Süßes beispielsweise ist so eine Strategie. Frauen mit mehr Übergewicht haben dagegen zu Anfang die tollsten Erfolgserlebnisse. Die ersten Kilos purzeln fast mühelos. Bei ihnen setzt der zähe Kampf um die Reserven später ein.

FALLSTRICKE VERMEIDEN

Diät halten will gelernt sein. Das klingt vielleicht seltsam für manche Menschen, die denken, es sei doch ganz einfach, weniger zu essen, den Hunger zu bezwingen, Disziplin zu halten. Falsch! Diäthalten braucht ein realistisches Ziel und den richtigen Zeitpunkt. Nur so können Sie vermeiden, daß aus einem einmaligen Entschluß ein Dauerbrenner wird. Ideal wäre: Die Diät, die Sie anfangen, sollte die letzte sein, die Sie machen.

UNMÖGLICHES: Schätzen Sie Ihr Ziel mit klarem Kopf ein, mit Blick auf Ihre Veranlagung und Ihren Lebensstil. Setzen Sie im Zweifelsfalle die Marke eher etwas zu niedrig an, so vermeiden Sie Frust.

FALSCHER ZEITPUNKT: Der Anfang kann schon über Erfolg oder Mißerfolg entscheiden. In Streß-Zeiten verdoppelt eine Diät die Anspannung, und das ist sinnlos. Frauen reagieren Gefühle häufig über die Magen-Darm-Nerven ab. Mancher Magen ist bei Streß wie zugeschnürt, andere Frauen essen dann mehr als normal. Daß diese Phase kein guter Diät-Einstieg ist, leuchtet ein. Besser ist es, einen Zeitpunkt abzuwarten, der relativ wenig Belastungen erwarten läßt.

ILLUSIONEN: „Mit dieser Diät bin ich sechs Kilo in sechs Tagen los " – eigentlich wissen Sie, daß das nicht stimmen kann. Wer sich zu einer Diät entschließt, muß sich klarmachen, daß ein Schritt dem anderen folgen muß, daß es Rückschläge geben mag und daß man nicht jederzeit glücklich mit dem Ergebnis sein muß. Wie im richtigen Leben.

UNGEDULD: Schnell geht das Abnehmen nie - auch wenn Sie immer mal wieder von blitzartigen Gewichtsverlusten lesen. Die sind meist erfunden. Denken Sie daran, daß die Fettzellen sich ja auch nicht über Nacht aufgebläht haben, daß viele Monate Speicher-Tätigkeit dahinterstecken. Also: langsam rauf, langsam runter. Ideal ist ein durchschnittlicher Gewichtsverlust von einem Pfund pro Woche, über Monate hinweg. Auch das erklärt sich durch die Körper-Biologie: In den ersten Tagen einer Diät holt der Organismus die Energiereserven von den Zucker-Depots aus Leber und Muskeln. Da mit jedem Gramm Zucker drei- bis viermal soviel Wasser zusammenhängt, kommt es in den ersten Tagen zum großen Flüssigkeitsverlust. Das sind die Pfunde, die bei Crash-Kuren so purzeln! Ein Scheinerfolg, denn das Fett sitzt immer noch in den Zellen. Erst nach einer knappen Woche sind die Fett-Depots dran, und die leeren sich entschieden langsamer. Wer also eine Diät beginnt, dann abbricht, wieder beginnt, wieder abbricht, befindet sich ständig in der Phase des Flüssigkeitsverlustes. Darum können Kurzdiäten auf Dauer nie erfolgreich sein!

VERZWEIFLUNG: Sie machen grade Diät und haben einem Heiß-hungeranfall nachgegeben? Jetzt kommt das schlechte Gewissen, und Sie wollen alles hinschmeißen? Dieses Alles oder Nichts-Denken ist Un-sinn. Kein Kilo Fett setzt sich von Montag auf Dienstag wieder in Ihrem Körper fest. Auch Gewichtszunahme dauert. Rückfälle lassen sich also ausgleichen. Vielleicht brauchen Sie sogar ab und zu einen Ausrut-scher, um dann besser weitermachen zu können. Ist der Hunger auf Süßes beispielsweise mal gestillt worden, können Sie zur Diät zurück-kehren. Mit anderen Worten: ein Fehler ist nur ein Fehler und keine Katastrophe.

STRAFE: Viele Frauen setzen Diäthalten mit Verzicht und Entbeh-rung gleich. Dem Körper wird etwas vorenthalten, weil er sich erlaubt hat, dicker zu werden als sie es sich wünschen. Eine Strafaktion also. Von diesem Gedanken sollten Sie sich trennen. Der Körper erhält uns am Leben und macht eigentlich alles mit, was wir wollen. Deshalb soll-ten wir ihn mögen, ihn gut behandeln. Wenn Sie Ihren Körper hassen, arbeiten Sie gegen ihn, nicht mit ihm. Auch wenn Ihr Körper momen-tan nicht genau die Form hat, die Sie sich wünschen, pflegen Sie ihn. Beobachten Sie, wie wunderbar er funktioniert - abgesehen von dem bißchen Übergewicht. Spannen Sie die Muskeln an, bewegen Sie die Zehen, strecken Sie die Arme aus. Sie können laufen, sitzen, Treppen hinauf- oder hinuntergehen - und das alles, ohne groß darüber nach-denken zu müssen. Ist das eine Selbstverständlichkeit?

CELLULITE: Die sogenannte Orangenhaut mit ihren Dellen an Ober-schenkeln und Po ist keine Krankheit. Fettzellen, die gerade an diesen Stellen besonders gierig speichern, haben sich ausgedehnt und drük-ken gegen die Oberhaut. So werden die feinen Blutgefäße zusammen-gequetscht, und das Gewebswasser kann nicht richtig durchfließen. Darum kann wirkliche Abhilfe nur darin bestehen, einerseits Fett abzu-bauen und andererseits wieder Muskeln zu entwickeln. Also wird eine Diät allein kaum helfen können. Die ideale Lösung ist hier ein zusätzli-ches Bewegungsprogramm wie unser sanftes Dauerlaufen (s. S. 31). Durch den Sport wird der Blutkreislauf angeregt, es kommt mehr

Sauerstoff ins Blut, und die Muskeln werden wieder aufgebaut - lauter schwere Geschütze gegen Fettzellen. Wenn Sie dann zusätzlich Ihre Haut noch regelmäßig massieren, mit oder ohne Spezialcreme, sehen Sie nach ein paar Wochen echte Fortschritte.

STILLSTAND: Wenn sich kein Gramm rührt, und das seit Tagen oder Wochen, obwohl Sie sich an die Diät gehalten haben - was dann? Offensichtlich haben Sie einen Punkt erreicht, an dem Ihr Körper nicht mehr auf seine Reserven zurückgreift, sondern mit der angebotenen Kalorienmenge auskommt (weil sich der Stoffwechsel verlangsamt hat). Wer jetzt meint, durch noch weniger Kalorien den Körper überlisten zu können, irrt. Weil sich das spätestens nach Ende der Diät rächt. Die Lösung liegt darin, den Stoffwechsel anzuregen (durch Sport) oder abzuwarten, bis der Stoffwechsel sich wieder etwas normalisiert hat. Je nach vorangegangener Diätzeit kann das eine oder mehrere Wochen dauern. Verlieren Sie jetzt nicht die Geduld. Ihre Diät schmeckt Ihnen doch, und Sie haben ja schon einigen Erfolg gehabt! Gönnen Sie Ihrem Körper die Atempause.

MÄNNER UND DIÄT: Männer haben einen höheren Grundumsatz als Frauen. Grundumsatz (oder Ruheumsatz) heißt der Energiebedarf, den der Körper hat, um sich und seine Funktionen in Ruhestellung zu erhalten - einem Motor im Leerlauf vergleichbar. Der Unterschied zwischen den Kalorien, die Männer und denen, die Frauen verbrauchen, liegt also in der Menge, nicht in der Qualität. Folglich wird ein Mann bei der BRIGITTE-Diät schneller abnehmen als eine Frau, weil ihn ein 1000-Kalorien-Angebot pro Tag vermutlich hungrig vom Tisch aufstehen läßt. Hunger können Sie vermeiden, indem Sie Ihrem diätwilligen Mann oder Freund zum Beispiel beim Mittagessen oder beim Imbiß doppelte Portionen anbieten. So bekommt er pro Tag bis zu 600 Kalorien mehr - kein Problem, er nimmt trotzdem ab. Weil ein größerer Körper und mehr Muskeln nach mehr Energie (Kalorien) verlangen.

Sie werden auch feststellen, daß Ihr Mann seine Speckpolster um Bauch und Hüften („Rettungsring") häufig schneller los wird als Sie die Ihrigen an Po und Schenkeln. Der Unterschied ist naturgegeben: Auf der Oberfläche der Fettzellen sitzen Rezeptoren. Die einen - die Alpha-Rezeptoren - regen die Ansammlung von Fett an, die anderen - die Beta-Rezeptoren - stimulieren die Abgabe von Fett. Männer haben mehr Betas auf ihren Fettzellen, Frauen mehr Alphas. Daß das gerecht ist, wollen wir nicht behaupten ...

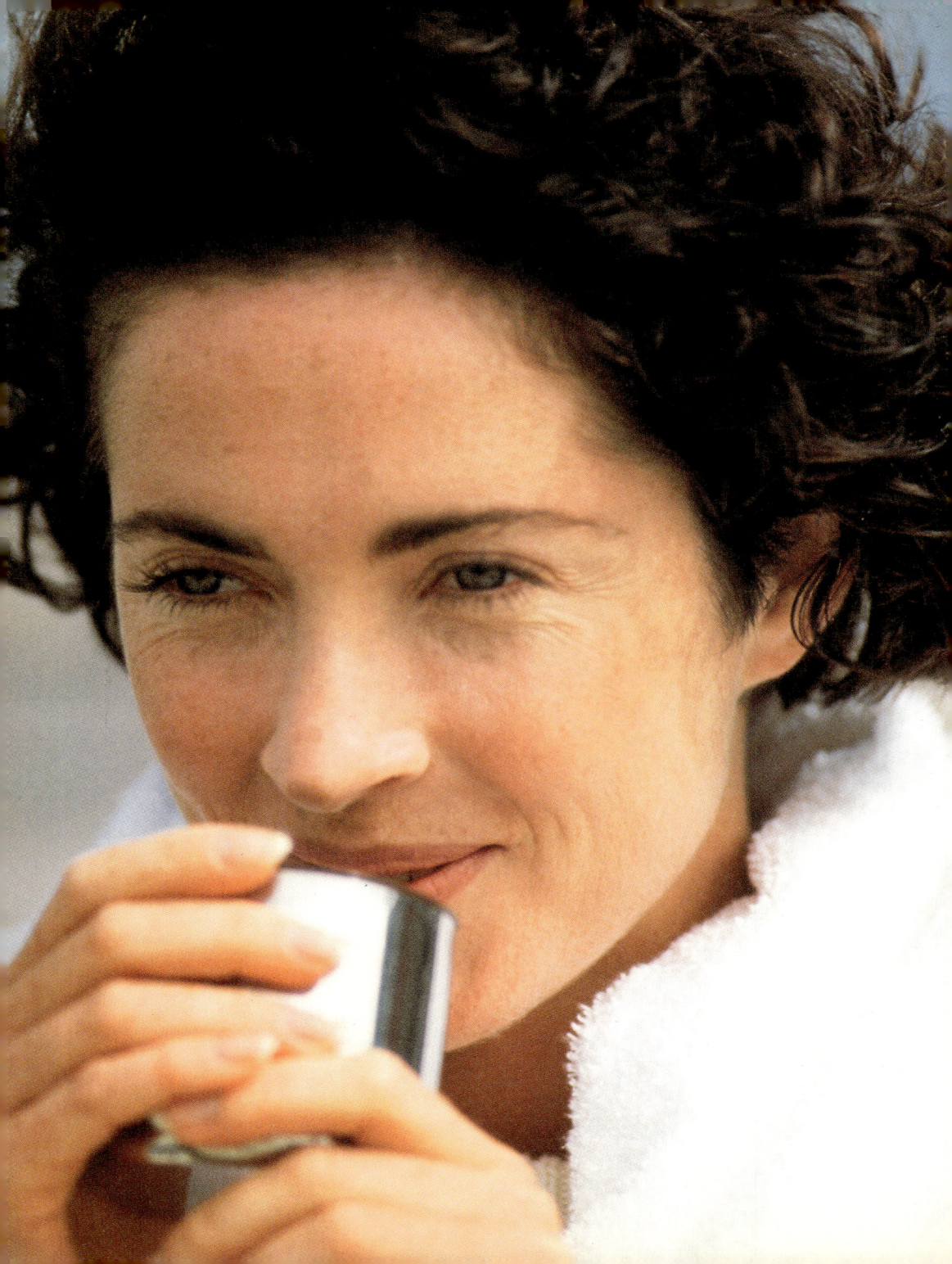

Was macht eine gute Diät aus?

Das ist schnell gesagt: Sie soll in ausreichender Menge dem Körper alles anbieten, was er braucht. Und soll gleichzeitig so wenige Kalorien enthalten, daß der Körper an seine Fett-Depots gehen muß. Ernährungswissenschaftler nennen das eine kalorienreduzierte, ausgewogene Mischkost.

Dabei ist die Zusammensetzung der Diät besonders wichtig. Denn wenn die Nahrungsmenge kleiner wird, muß der verbleibende Rest trotzdem möglichst alle Mineralstoffe, Spurenelemente, Vitamine und auch ausreichend Kohlenhydrate, Eiweiß und, ja, auch Fett enthalten. Aus diesem Grund sind alle FdH-„Diäten" ungünstig. Wird die normale Nahrungsmenge einfach halbiert, halbieren sich auch die Nährstoffe.

STICHWORT NÄHRSTOFFE:

In den letzten Jahren wurde von den Ernährungswissenschaftlern der schon erwähnte Begriff „Nährstoffdichte" geprägt. Damit ist gemeint, wie wertvoll ein Lebensmittel seiner Zusammensetzung nach ist. Als Faustregel kann man sagen: fettige und süße Lebensmittel sind weniger nährstoffdicht als zum Beispiel Gemüserohkost und Vollkornprodukte, Hülsenfrüchte oder Kartoffeln.

Allerdings ist ebenso eindeutig, daß es kein einziges Lebensmittel gibt, mit dem allein sich unser Nährstoff-Bedarf decken ließe. Im Klartext heißt das: am besten von allem etwas essen, eine ausgewogene Mischkost eben.

STICHWORT FETT:

Diät und Fett - das scheint sich zu widersprechen. In der Tat können Wissenschaftler belegen, daß sich die meisten Menschen zu fett (und zu süß) ernähren. Fett ist auch ein Geschmacksträger - die sahnigen, cremigen Verführer beweisen das. Ehe wir nun das Fett völlig verteufeln, stop! Genau wie alle anderen Nährstoffe ist es für uns lebenswichtig. Hätten wir beispielsweise keinerlei Fett in unserem Gewebe, wären wir arm dran. Jeder Stoß könnte uns die Knochen brechen, Kälte könnten wir nicht abwehren, die Haut wäre spröde und würde schnell aufplatzen. Klar also, daß jeder Mensch sein Fett braucht. Auf die Menge kommt es an!

Fettkalorien zum Beispiel werden sofort in den Depots abgespeichert, während die Kalorien, die der Körper durch Kohlenhydrate bezieht, zusätzlich verbrannt werden und damit Ernergie freisetzen. Ein Linseneintopf ohne Speck ist daher längst nicht so ein Dickmacher wie ein dickes Steak mit Kräuterbutter! Ganz abgesehen davon, daß Fett ins Blut eindringt, ehe es gespeichert wird.

Ideal ist, wenn unser Nahrungsfett zur Hälfte aus pflanzlichen Quellen stammt, weil hochwertiges Pflanzenfett aus einfach oder mehrfach gesättigten Fettsäuren besteht. Diese Fettsäuren senken den Cholesterinspiegel des Blutes. Distel-, Walnuß-, Sonnenblumen-, Soja-, Lein- und Keimöle enthalten derartige Fettsäuren. Sonnenblumen-, Soja- und Keimöl kann man zum Braten verwenden, die anderen drei nur für Salate.

Gutes Olivenöl hat einfach ungesättigte Fettsäuren und erhöht die HDL-Werte (High-Density-Lipoprotein) des sogenannten „guten" Cholesterins. Wer an Fett denkt, muß aber auch die versteckten Fette in unserer Nahrung im Auge behalten. Zum Beispiel enthält eine „unverdächtige" 100-Gramm-Leberwurst 41 Gramm Fett! (Salami: 50 Gramm, Schokolade: 32 Gramm Fett).

STICHWORT EIWEISS:

Unser Stoffwechselfeuer braucht einen Heizer. Diese Rolle hat das Eiweiß übernommen, das man mit mit einem Blasebalg vergleichen kann. Verbrannt werden sollen Fette und Kohlenhydrate. Allerdings: zuviel Eiweiß ist auch nicht gut, es belastet die Nieren. Eiweißmangel dagegen ist heute kein Thema mehr. Wir haben genügend in unserer täglichen Nahrung.

Ideal ist, wenn das Eiweiß je zur Hälfte aus tierischen und aus pflanzlichen Quellen stammte, wenn wir also tierisches Eiweiß (Eier, Milch, Milchprodukte, Fleisch, Fisch) mit pflanzlichem (Kartoffeln, Getreide, Hülsenfrüchte, Nüsse) auf dem Teller kombinieren. Gute Beispiele sind: Pellkartoffeln mit Quark, Kartoffelsuppe mit Rindfleisch. Für Vegetarierinnen ist beispielsweise das Sojaprodukt Tofu ein vollwertiger Ersatz für die Eiweißträger Fleisch und Fisch.

STICHWORT KOHLENHYDRATE:

Eine Diät ohne Kohlenhydrate wäre eine Tortur, denn Kohlenhydrate sind es, die am schnellsten satt machen. Sie enthalten Stärke und Ballaststoffe, die im Magen aufquellen. Durch ihre Masse funken sie ans Gehirn: Ich bin satt, Appetit laß nach! Daß diese Wirkung für alle, die Diät halten, wichtig ist, liegt auf der Hand. Ständiger Hunger muß zermürben. Natürlich haben die komplexen Kohlenhydrate noch andere wichtige Aufgaben: Sie enthalten viele Vitamine und Mineralien und kaum Fett. Das gilt für Getreideprodukte genauso wie für Gemüse, Obst oder Hülsenfrüchte. Die Kartoffel - früher oft als Dickmacher verschrien - ist ein wahrer Schatz. Sie ist reich an Eiweiß, Phosphor und Eisen, aber auch an Vitamin C und an B-Vitaminen.

VERDAUUNG:

Was wir essen, soll nach etwa vierzehn Stunden verarbeitet und wieder draußen sein. Damit das so reibungslos abläuft, brauchen wir Ballaststoffe - die Fasern, Schalen und Zellwände von Pflanzen zum Beispiel, die bei ihrer Passage die Nervenenden im Darm anregen und den ganzen Verdauungsapparat in Bewegung bringen. Auf lange Sicht gesehen, ernähren Sie sich am gescheitesten, wenn Sie täglich von allen vier Ballaststoffgruppen (Getreide, Rohkost, Gemüse, Obst) etwas essen. Bei der Brigitte-Diät sollte es mit der Verdauung keine Schwierigkeiten geben. Dazu soll auch das Müsli beitragen, das wir anbieten. Klappt es dennoch mal nicht recht, nehmen Sie zusätzlich täglich einen Eßlöffel Leinsamen oder Weizenkleie, zusammen mit reichlich Wasser. Weichen Sie auf gar keinen Fall auf Abführmittel aus!

NOCH FRAGEN ...

WAS IST LOS, WENN SIE WÄHREND DER DIÄT KOPFSCHMERZEN HABEN?

Häufig hängt das damit zusammen, daß der Mineralstoff- und Wasserhaushalt des Körpers gestört ist. Kopfschmerzen, Schwindel, Konzentrationsschwäche können dann die Folge sein. Wenn Ihnen das passiert, versuchen Sie unbedingt, Ihre drei Liter Mineralwasser pro Tag zu trinken. Bei Diäten mit sehr wenigen Kohlenhydraten kann ein Mangel an Serotonin auftreten (trifft für die BRIGITTE-Diät nicht zu!). Serotonin ist ein sogenannter Botenstoff für Nervenimpulse. Gibt's davon zu wenig, verfällt man in eine depressive Stimmung.

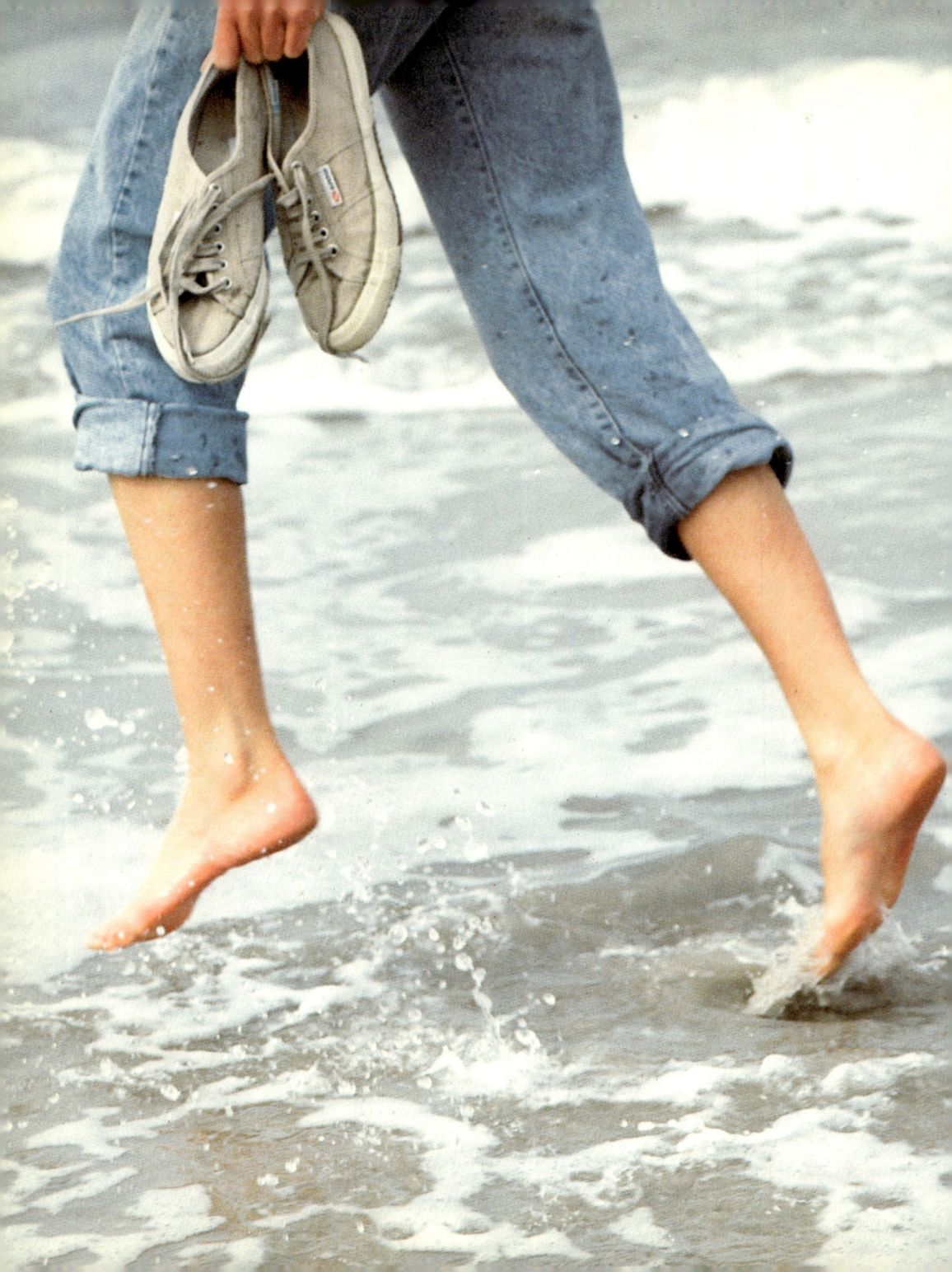

Bewegung

WENN'S EIN ERFOLGSGEHEIMNIS GIBT, HIER IST ES:

Sind Sie eine „Couchpotato"- wie die Amerikaner das nennen: eine „Sofa-Kartoffel"? Was so spaßig klingt, ist der Grund für manches Übel, denn Bewegungsfaulheit leistet nicht nur verspannten Muskeln Vorschub. Sobald dem menschlichen Körper keine Leistung mehr abgefordert wird, baut er ab. Die Blutversorgung wird schlechter, die Muskeln verkümmern, die kleinste Anstrengung bringt aus der Puste. Kein Wunder, daß das positive Körpergefühl langsam verschwindet und mit ihm das Selbstvertrauen.

Mehr Bewegung macht aber nicht nur lockerer und leistungsfähiger. Ein bißchen Sport, gut eingeplant, verstärkt auch den Erfolg einer Diät, macht die Figur garantiert ansehnlicher und - das Allerwichtigste - sorgt dafür, daß Sie nach Abschluß der Diät nicht wieder zunehmen. Das Erfolgsrezept zum Abnehmen und um danach das Gewicht zu halten, ist also ein kombiniertes Diät- und Sportprogramm!

Nun müssen Sie bei dem Begriff Sport nicht zusammenzucken. Wir meinen damit keinen Leistungssport und keine Tortur an Kraftmaschinen von Fitness-Studios. Wir meinen damit ein sanftes Laufen oder Jogging. Warum? Laufen ist unsere natürlichste Bewegungsform. Wir müssen es nicht erst lernen oder lange üben, wir können es schon, und zwar überall, bei jedem Wetter, ohne Vorbereitung, ohne Geräte, ohne Kosten. Und das Schönste daran ist - Laufen ist unglaublich wirkungsvoll:

SANFTES DAUERLAUFEN hat den größten gesundheitlichen Wert, denn es fördert den Kreislauf optimal, ohne ihn allzu stark zu belasten. Sanftes Dauerlaufen bewirkt, daß der Körper mehr Fett verbrennt als Kohlenhydrate. Das ist beim Sprinten anders - da geht's erst an die Kohlenhydrat-(Zucker)Reserven. Das bedeutet auch, daß man nach gemäßigtem Rennen weniger Hunger hat als etwa ein Schnelläufer. Sanftes Dauerlaufen hat den für's Abnehmen wichtigsten Effekt: Der Stoffwechsel arbeitet noch bis zu 12 Stunden nach dem Sport auf Hochtouren. Das bedeutet nicht nur, daß das Blut besser mit Sauerstoff versorgt wird, sondern daß auch mehr Kalorien verbrannt werden. Ein wichtiger Punkt für Diätler! Außerdem fördert sanftes Dauerlaufen den Muskelaufbau. Erinnern Sie sich an den Ausdruck „magere Körpermasse" von Seite 20? Wenn Sie der Fettanteil in Ihrem Körper nervt, was liegt da näher, als ihn, da wo es möglich ist, durch Muskeln zu ersetzen? Wo Muskeln sind, ist für Fett kein Platz mehr. Sanftes Dauerlaufen ist ein Supermittel gegen Cellulite. Die Orangenhaut entsteht durch Einlagerungen von Fett-Tröpfchen zwischen den Bindegewebssträngen. Bewegungsfaulheit fördert das noch. Dann ist die Durchblutung schlecht, die Haut sieht blaß und eingedellt aus. Beim Laufen werden nicht nur die Muskeln wieder entwickelt, sondern die aktivere Durchblutung sorgt für mehr Sauerstoff in den Zellen. Eine ideale Ergänzung zum Fettabbau. Sanftes Dauerlaufen ist aber allemal auch ein echtes Kreislaufmittel. Es wird auch gegen zu hohen Blutdruck, bei erhöhtem Cholesterinspiegel und sogar bei Diabetes empfohlen. Und natürlich hilft es gegen Streß. Wer seine Nerven beruhigen und seine gute Laune zurückhaben will, sollte sich auf die Socken machen.

UNSER LAUFPROGRAMM FÜR ANFÄNGERINNEN UND EINGEROSTETE EX-SPORTLERINNEN:

1. WOCHE:
Wir schlagen Ihnen insgesamt 15 Minuten Laufen und Gehen im Wechsel vor - und das zwei- bis dreimal pro Woche. Der beste Anfangsrhythmus ist eine Minute joggen, eine Minute gehen (zählen Sie einfach jedesmal bis 60). Zum Schluß kommt - ganz wichtig - das Stretchen, damit die ungeübten Muskeln keinen Ärger machen (S. 33).

2. UND 3. WOCHE: Je nachdem, wie Sie sich fühlen, steigern Sie die Laufphasen auf jeweils zwei Minuten. Das Gehen bleibt bei einer Minute, alles insgesamt 15-20 Minuten lang. Danach: Stretching.

4. WOCHE: Jetzt sollten Sie schon ziemlich fit sein und längere Laufzeiten bewältigen können, zum Beispiel vier Minuten Jogging, eine Minute Gehen, und so weiter. Insgesamt schaffen Sie möglicherweise bereits eine halbe Stunde. Das reicht. Abschließend nicht das Stretchen vergessen, etwa zwei Minuten lang, ohne nachzufedern.

Hören Sie immer ganz genau hin, wie Ihr Körper sich fühlt. Überanstrengung ist out! Lieber noch ein Weilchen langsam laufen, dafür regelmäßig. Sie sollten Ihr Programm ohne Anstrengung durchziehen können. Wenn das Herz übermäßig pumpt oder wenn Ihnen das Blut ins Gesicht schießt - stop! Nur weitergehen, nicht rennen. Sie werden merken, wie Ihre Kondition sich bessert. Wenn Ihnen das Laufen nicht jedesmal denselben Riesenspaß macht - das ist ganz natürlich. Nach einer Weile, so sagen Laufgewöhnte, stellt sich ein deutliches Wohlbehagen ein, und man möchte das Jogging gar nicht mehr missen.

WAS SIE BRAUCHEN: Ganz wenig: einen Jogginganzug und gut passende, flexible Laufschuhe. Die sind überhaupt das Wichtigste, damit Sie sich nicht verletzen. Denn 75 % der Belastung müssen die Füße tragen. Außerdem raten wir, möglichst auf Wald- oder Sandboden zu laufen, nicht gleich auf Asphalt. Wer am Anfang noch ein paar Pfunde zuviel mitschleppen muß, kann auch erst mal zügig gehen oder radfahren. Und mit dem Laufen erst später anfangen.

STRETCHING - GANZ WICHTIG!

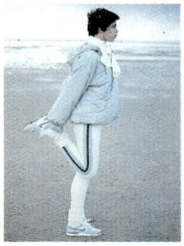 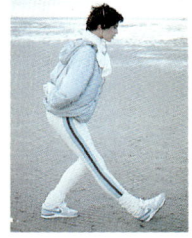 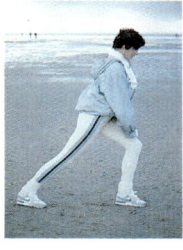 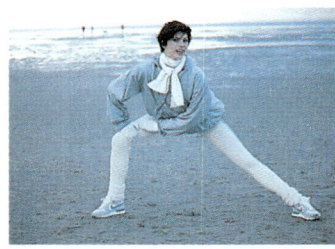

1. Oberschenkel-Stretching (vorn)
In Schulterhöhe mit einer Hand abstützen. Mit der anderen den Fußknöchel fassen und die Ferse behutsam zum Po ziehen. Jetzt die Anspannung halten, 20 Sekunden lang. Die Schultern dabei zurücknehmen. Dasselbe mit dem anderen Bein.

2. Knie-Stretching
Die Hände auf den Rücken legen. Das Standbein leicht beugen, das andere Bein vorstrecken, Fußspitze zeigt nach oben. Ferse bleibt auf dem Boden. Jetzt den Rücken, ganz gerade, langsam nach vorn beugen. 20 Sekunden halten, dann das Standbein wechseln und dasselbe nochmal.
Nicht nachfedern!

3. Waden-Stretching
Ein Bein so weit wie möglich nach hinten stellen. Die Ferse steht auf dem Boden. Das andere Bein beugen, die Hände umfassen dabei das Knie. Dehnen, nicht nachfedern, 20 Sekunden lang. Währenddessen bilden Kopf, Po und hintere Ferse eine Linie. Dasselbe mit dem anderen Bein.

4. Oberschenkel-Stretching (innen)
Ein Bein weit zur Seite strecken, Das Knie des anderen Beines beugen. Beide Fersen bleiben währenddessen am Boden, beide Fußspitzen zeigen in dieselbe Richtung wie die Knie. 20 Sekunden anspannen, nicht federn.
Dasselbe zur anderen Seite.

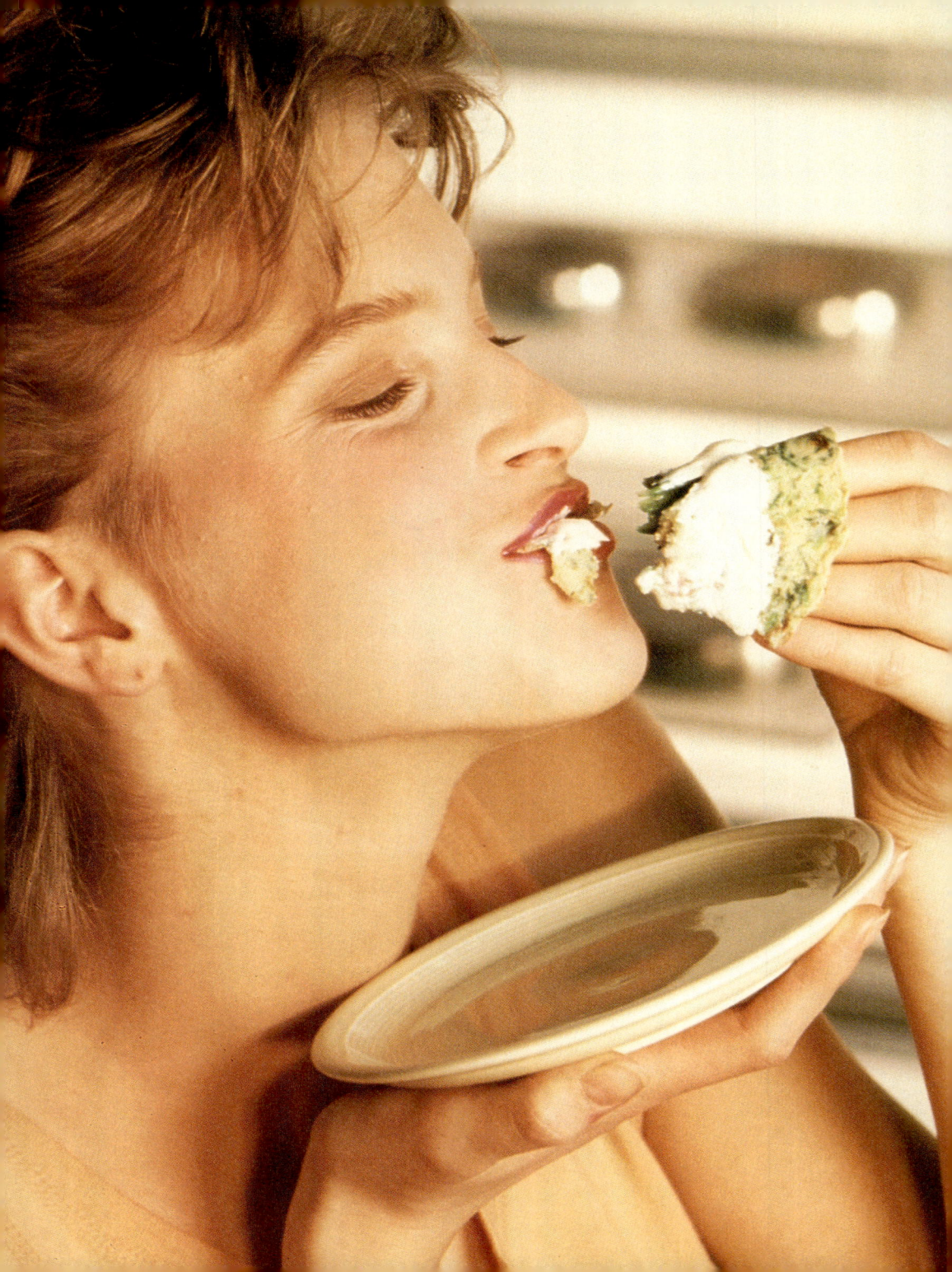

Hunger auf Süßes

Hier ist der Stolperstein Nummer Eins für so manchen Diätversuch: Bei einer Umfrage von BRIGITTE gaben 52 Prozent der befragten Frauen an, daß ihnen während der Diät die Gier auf Süßes das Leben verbittert. Und: je jünger die Befragte war, desto weniger konnte sie sich gegen diesen süßen Drang wehren. Abgesehen davon, daß auch ohne Diät viele Frauen täglich eine starken Süßhunger erleben.

Woher kommt das? Was bewirkt diese offensichtliche Ohnmacht einer Tafel Schokolade oder einem Stück Sahnetorte gegenüber? Sie hat biologische und psychologische Gründe, und diese Kombination ist es, die den Drang nach Süßem so überwältigend macht.

Zunächst einmal ist der Zucker, der ins Blut gerät, eine Energiequelle für den Körper, die er sofort anzapfen kann, sozusagen wie ein Kraftfutter. Denken Sie an Sportler, die ihre Power durch einen Schokoriegel oder - noch deutlicher - durch eine Dosis Traubenzucker schnell wieder aufheizen. Wenn im Laufe des Tages der Blutzuckerspiegel zu tief absinkt, fühlt man sich schlapp und ausgelaugt, ist vielleicht dazu noch nervös und unkonzentriert. Und hungrig. Wer jetzt Kohlenhydrate zu sich nimmt, fühlt sich gleich besser, denn der Blutzuckerspiegel kann wieder ansteigen. Das bewirken die sogenannten „komplexen" Kohlenhydrate (Brot, Gemüse, Kartoffeln, Hülsenfrüchte) zwar auch, aber langsamer als die „isolierten" (Zucker). Es gibt die Theorie, daß der Körper bei vielen Menschen auf Zucker „gedrillt" sein könnte: Wer häufig seinen Hunger - als kleine Stärkung zwischendurch - mit Süßem stillt (Pausensnack!), trainiert den Organismus möglicherweise darauf, seinen Energiebedarf nun als Süßhunger auszudrücken.

Der zweite biologische Grund für die dauernde Gier nach Süßem ist ein Ausgleichsmechanismus des Körpers. Wenn bei niedrigem Blutzuckerspiegel (Unterzuckerung) das Kraftfutter Zucker gegessen wird, wird der Blutzuckerspiegel plötzlich gewaltig erhöht (nicht langsam, wie bei den „komplexen" Kohlenhydraten). Das bedeutet Alarm für die Bauchspeicheldrüse, die Insulin ausschüttet, und zwar kräftig, um den Blutzuckerspiegel zu senken - schnellstens und heftig, bis hin zur

Unterzuckerung. Schon lebt der Hunger auf Süßes wieder auf, und der ganze Kreislauf beginnt von vorn.

Grund Nummer drei liefert die Seele: Süßes verwöhnt nicht nur die Geschmacksknospen auf der Zunge, sondern bedeutet viel mehr. Lob, Trost und Belohnung, Geborgenheit wie in Kindertagen, ein Pflaster für innere Verletzungen, eine Beruhigungspille im Streß. So ist es denn verständlich, daß sich viele der Lust auf Süßes hilflos ausgeliefert fühlen.

Was also tun? Wir glauben, wer die Gründe für diesen Heißhunger durchschaut, hat eine Chance, besser mit ihm fertig zu werden. Zum Beispiel so:

DEN MAGEN nie richtig leer werden lassen. Verschiedene kleine Mahlzeiten helfen dabei, daß der Blutzuckerspiegel gar nicht erst zu tief absinkt. Dazu gibt es dann noch die bewährte Möglichkeit, rasch eine Möhre oder einen Apfel zu essen.

AKTIV BLEIBEN. Wenn Sie eine interessante Arbeit haben und/oder sich körperlich einsetzen, ist die Gefahr der Süßattacke geringer. Langeweile oder Verdrossenheit machen Appetit auf Süßes.

VORAUSPLANEN. Legen Sie sich möglichst keine verführerischen süßen Sachen in den Kühlschrank. Was dort liegt, bleibt im Gedächtnis und wird ständig in Ihrem Kopf kreisen, bis ...

IST DER SÜSSHUNGER ÜBERMÄCHTIG, befriedigen Sie ihn! Das hört sich als Diätratschlag seltsam an, ist aber ernst gemeint. Denn es ist besser, Sie schlagen einmal kräftig zu und gehen dann wieder zur normalen Tagesordnung (Diät) über, ehe Sie sich tagelang zermürben. Manchen Frauen hilft es auch, sich regelmäßig - in Maßen - etwas Süßes zu genehmigen. Dazu haben wir ab Seite 206 eine Reihe von Süßspeise-Rezepten anzubieten, die Sie mit einplanen können. Diese süßen Sachen verstehen wir als ZUsatz zur Diät (dadurch wird der Kalorienverbrauch etwas höher), nicht als ERsatz (dann stimmen die Nährstoffe nicht mehr).

SÜSSE ALTERNATIVEN sind frische Früchte und ungeschwefeltes Trockenobst. (Trockenobst wird nur geschwefelt, damit es besser aussieht. Aber Schwefel zerstört das Vitamin B 1, das ohnedies knapp ist.) Müsliriegel oder Vollkornkekse sind ebenfalls hilfreich. Bei Zuckeraustauschstoffen ist Vorsicht geboten, denn Fruchtzucker, Sorbit oder Xylit haben in etwa die gleiche Kalorienzahl wie weißer Haushaltszucker. Auch Honig hat sie! Dagegen sind Süßstoffe wie Aspartame (Nutra-Sweet) oder eine Mischung aus Saccharin und Cyclamat so gut wie kalorienfrei (s. auch Seite 15).

NOCH FRAGEN ...

KÖNNEN FETTPOLSTER AUCH IHR GUTES HABEN?

Ja, in Maßen. Für die Gesundheit sind sie sogar manchmal von Vorteil: Beispielsweise sind etwas rundlichere Frauen ab 40 weniger durch Osteoporose gefährdet. So heißt der Knochenschwund, bei dem das Knochengewebe mit der Zeit rissig und spröde wird. Ursache ist ein Abbauprozess im Knochen. Er wird mit dem natürlichen Östrogenschwund während der Wechseljahre in Verbindung gebracht. Im Fettgewebe kann der Körper dagegen weiterhin Östrogene bilden.

HELFEN „LIGHT"-PRODUKTE BEIM ABNEHMEN?

Kaum, denn das „Light"-Angebot ist eher verwirrend. So ist der Begriff „light" oder „leicht" gesetzlich nicht geschützt und muß darum nicht unbedingt kalorienreduziert bedeuten. Man muß also schon sehr genau hingucken und das Kleingedruckte lesen. Kalorienreduzierte Lebensmittel müssen eine Nährwertanalyse auf der Packung haben, mit allen Zutaten und Kalorienangaben pro 100 Gramm oder 100 Milliliter. Dort sollte auch stehen, wieviel Fett in 100 Gramm enthalten ist, denn nur so kann man vergleichen. Echte Butter hat beispielsweise etwa 80 Prozent Fett. Wenn ein Streichfett dann mit dem Aufdruck „50 % weniger Fett als Butter" verkauft wird, hat es immer noch 40 % Fett.

WAS SIND LEERE KALORIEN?

Enthält ein Nahrungsmittel kaum Nährstoffe (Mineralien, Vitamine oder Spurenelemente), so hat es „leere" Kalorien. Das beste Beispiel dafür ist weißer Haushaltszucker: 100 Gramm haben rund 400 Kalorien, sonst kaum etwas. Das gilt auch - neben Süßigkeiten - für Backwaren aus Weißmehlen (Weißbrot, Kuchen, Torten, Kekse) und alkoholische Getränke.

WAS BEDEUTET „SETPOINT"?

Es gibt eine Theorie, nach der jeder Körper ein Sollgewicht hat, auf das er sich immer wieder einpendelt. Aber die Theorie ist umstritten, denn wäre sie korrekt, müßte es ja im Gehirn eine Instanz geben, die Gewicht und sogar Fettanteil eines Körpers messen kann - um das Gewicht zu steuern. Daß die existiert, konnte noch nicht bewiesen werden. Allerdings hat der Körper Puffer-Mechanismen, mit denen er Gewichtsveränderungen abfedern kann. Zum Beispiel: Ißt man hin und wieder übermäßig viel, muß sich das nicht gleich in den Fettdepots speichern - der Überfluß wird erst mal „verstoffwechselt". Experten gehen davon aus, daß so ein Puffer-Mechanismus bis zu zehn Prozent nach oben oder unten auffangen kann. Auch dabei kommt es drauf an, ob man ein guter oder schlechter Futterverwerter ist.

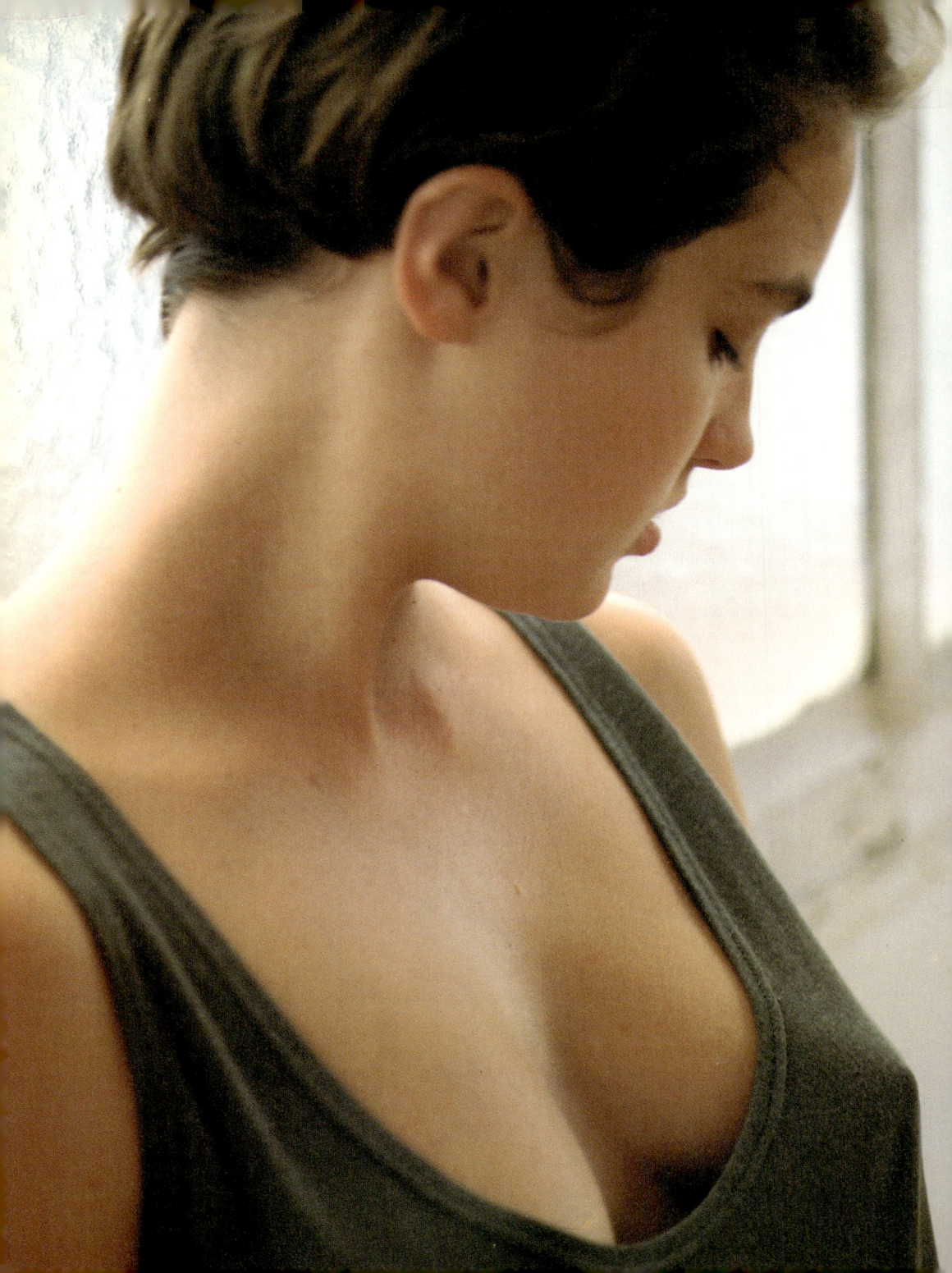

Nach der Diät

Der Tag ist endlich da. Die Diät ist beendet, Sie hatten Ihr Erfolgs-erlebnis. Die Pfunde, die Sie störten, sind weg oder jedenfalls annä-hernd weg. Zeit zur Besinnung. Während der Diät haben Sie gemerkt, daß sich Ihre Ernährung - verglichen mit dem, was zu „normalen" Zeiten bei Ihnen auf den Tisch kam - etwas verändert hat. Sie haben gezielt Lebensmittel mit hoher Nährstoffdichte gegessen und dafür Lebensmittel mit den sogenannten leeren Kalorien weggelassen. Wir wetten, daß sich auch Ihr Ernährungsbewußtsein geschärft hat und daß Ihnen inzwischen Dinge schmecken, die Sie früher gar nicht in Erwägung gezogen hätten. Unser Rat ist simpel: Bleiben Sie bei dieser Art von Ernährung. Behalten Sie das Müsli bei, lassen Sie möglichst oft Fett weg, verwerten Sie weiterhin die komplexen Kohlenhydrate. Wenn die BRIGITTE-Diät Ihre Eßgewohnheiten in dieser Richtung beeinflußt hat, war sie - auch ohne sensationellen Gewichtsverlust - ein voller Erfolg! Eßgewohnheiten lassen sich nur schwer ändern. Wenn Sie es geschafft haben, auch nur eine oder zwei positiv umzupo-len - herzlichen Glückwunsch. Warum der Wechsel so schwer fällt? Eßgewohnheiten wurden in der frühen Kindheit gelernt, und - einmal verinnerlicht - wird man sie so leicht nicht wieder los. Essen ist ja nicht nur Nahrungsaufnahme, sondern bedeutet häufig Zuwendung, Liebe, Gesellligkeit, Spaß, Unterhaltung oder Trost. Tat das Knie weh, schob Mutter einen Schokoriegel drüber. Kein Wunder also, daß wir lernen, Schmerz und Unwohlsein mit Essen zu vertreiben. Wer hat nicht ein Lieblingsgericht, bei dem er glücklich die Augen verdreht, und das schon seit Kindertagen?!

Für die Zeit nach der Diät soll Ihnen die Freude am Essen nicht vermiest werden. Eher wollen wir Sie mit ein paar praktischen Ratschlägen auf Unnötiges aufmerksam machen:

DIE UMSTELLUNG von Diät auf „normal" muß unbedingt Schritt für Schritt vor sich gehen. Und so langsam wie möglich. Essen Sie in der ersten Woche nach Diätende nur etwa 1200 bis 1300 Kalorien, und steigern Sie die Kalorienmenge ganz behutsam. Ihr Stoffwechsel hat sich während der niedrigeren Kalorienzufuhr verlangsamt. Er muß sich jetzt erst wieder einpendeln, und das braucht Zeit. Experten haben herausgefunden, daß der Stoffwechsel nach vier Wochen Diät mindestens eine Woche dazu braucht. Wer länger Diät gehalten hat, muß wissen, daß auch der Körper Wochen braucht, um wieder einigermaßen normal zu funktionieren. Außerdem ist dieser Vorgang bei jedem Menschen unterschiedlich lang. Das erklärt, wie wichtig ein Sportprogramm ist, das Sie in Ihren Alltag einbauen! Bewegung fördert den Stoffwechsel und hilft bei der Umstellung.

VERSCHIEDENE KLEINE MAHLZEITEN über den Tag verteilen - bleiben Sie bei dieser Methode. So hat der Magen immer etwas zu tun, Ihr Blutzuckerspiegel sackt nie ganz in den Keller, und Sie brauchen sich vor Heißhungeranfällen nicht zu fürchten.

DER SATZ „ISS DEINEN TELLER LEER, SONST ...!" gilt nicht mehr. Wer nicht weiter ißt, ist nicht mehr hungrig. Das allein zählt. Ob der Essensrest nun in den Müll wandert oder in die Hundeschüssel, sollte egal sein. Besser, der Rest landet als Überschuß im Mülleimer als auf der Hüfte. Oder?

„NEHMEN SIE NOCH EIN STÜCK KUCHEN". Hier ist ein freundliches „Nein, danke", besser, als sich hinterher zu ärgern. Essen, um anderen einen Gefallen zu tun, obwohl man wirklich nicht mehr hungrig ist, das ist der denkbar dümmste Grund für Übergewicht.

MIT DEM KALORIENGEHALT der für Sie wichtigsten Lebensmittel sollten Sie sich vertraut machen. Wenn Sie eine Ahnung haben, wieviele Kalorien ein Brötchen mit Käse, eine Tafel Schokolade oder ein Steak enthalten, ist das hilfreich. Wir raten aber ab vom verbissenen Kalorienzählen. Wer seinen Bedarf etwa kennt, vor allem, wer weiß, wo das versteckte Fett lauert, kommt auf Dauer besser zurecht. Essen soll ja nicht bis ans Ende Ihrer Tage eine Rechenübung sein. Ihr Ziel ist ein lockerer und entspannter Umgang mit dem Überangebot an Nahrung.

BINSENWEISHEITEN, deren Wiederholung nicht schaden kann: Nicht mit hungrigem Magen einkaufen gehen. Keine Riesenvorräte an süßen Kalorienbomben anlegen. Nicht vor dem Fernseher gedankenlos knabbern. Nicht nur nach der Uhr essen, sondern dann, wenn man wirklich hungrig ist. Langsamer essen, damit der Magen Zeit hat, sein Sättegefühl anzuzeigen. Alles gut durchkauen, damit die Speichel- und Magensäfte ihre Wirkung entfalten können. Nicht aus Langeweile essen. Das Essen bewußt genießen - nicht dabei fernsehen oder lesen.

VORAUSPLANUNG HILFT: Machen Sie einen Menüplan für eine Woche im voraus, und kaufen Sie danach ein.

SIE SIND BEWEGLICHER geworden, als Sie es vor Beginn der Diät waren. Nutzen Sie es aus. Also: Auto stehen lassen und zu Fuß gehen. Treppen steigen statt Fahrstuhlfahren. Größere Strecken radeln, statt mit dem Bus fahren.

VERBIETEN SIE SICH KEINE SPEISE. Wer sich ständig streng diszipliniert, stellt sich selbst eine Psycho-Falle. Wer sich zum Beispiel sagt: Ich darf nie wieder Walnußeis essen, macht aus Walnußeis ein Hauptthema, um das die Gedanken nun kreisen. Wenn Walnußeis im Moment so attraktiv ist ... essen Sie es. Wie schon gesagt: Kein Mensch nimmt über Nacht wegen einer gelegentlichen Kalorienbombe ein paar Kilo zu!

VIEL MINERALWASSER zu trinken, ist eine gute Gewohnheit. Behalten Sie sie bei. Trinken Sie es pur oder mit reinen Fruchtsäften gemischt. Für Frauen ist viel Flüssigkeit besonders wichtig, weil sie eher zu Blasenentzündungen neigen als Männer. Die Flüssigkeit beugt dem vor - sie spült das Harnsystem gründlich durch.

KEIN TERROR DURCH DIE WAAGE! Wiegen Sie sich höchstens einmal in der Woche. Noch besser ist es, wenn Sie nur Ihrem Körpergefühl vertrauen oder danach gehen, wie Ihre Kleidung sitzt. Gewichtsschwankungen von zwei bis drei Kilo sind ganz normal und kein Anlaß zur Panik. Außerdem klettert das Gewicht auch, wenn sich zeitweise mehr Wasser im Gewebe speichert. Meist geschieht das vor der Periode.

PROBIEREN SIE neue Rezepte aus, oder wandeln Sie unsere Diätrezepte nach Belieben ab. Probieren Sie neue Getreidesorten aus, experimentieren Sie mit der Müsli-Zusammensetzung. Abwechslung macht Spaß, nicht dick!

WENN SIE DER FRUST BEUTELT, zaubern Sie sich eine der Süßspeisen ab Seite 206 auf den Tisch. Das hilft vielleicht. Was aber bestimmt hilft, ist ein halbes Stündchen sanftes Laufen (s. S. 31) Das läßt trübe Gedanken verschwinden!

BEWUSSTSEIN ist das Schlüsselwort für Ihre neue Einstellung zur Ernährung. Das bedeutet, daß Sie sich Ihr Eßverhalten wirklich bewußt machen. Es bedeutet nicht, von ihm besessen sein! Entspannen Sie Ihr Verhältnis zum Essen, auch zum Essen vom Kalorienbomben. Denn Schlankheit kann kein Lebensziel sein, sonst würden Sie viele interessante Dinge im Leben verpassen. Außerdem sind Frauen, die sich über nichts anderes unterhalten als Kalorien und ihre mögliche Auswirkung, nun wirklich die langweiligsten Gesprächpartnerinnen! Hat sich Ihr Gewicht einmal eingependelt und haben Sie das Gefühl, damit ganz gut leben zu können - dann lassen Sie's gut sein. Schließen Sie Frieden mit Ihrem Körper.

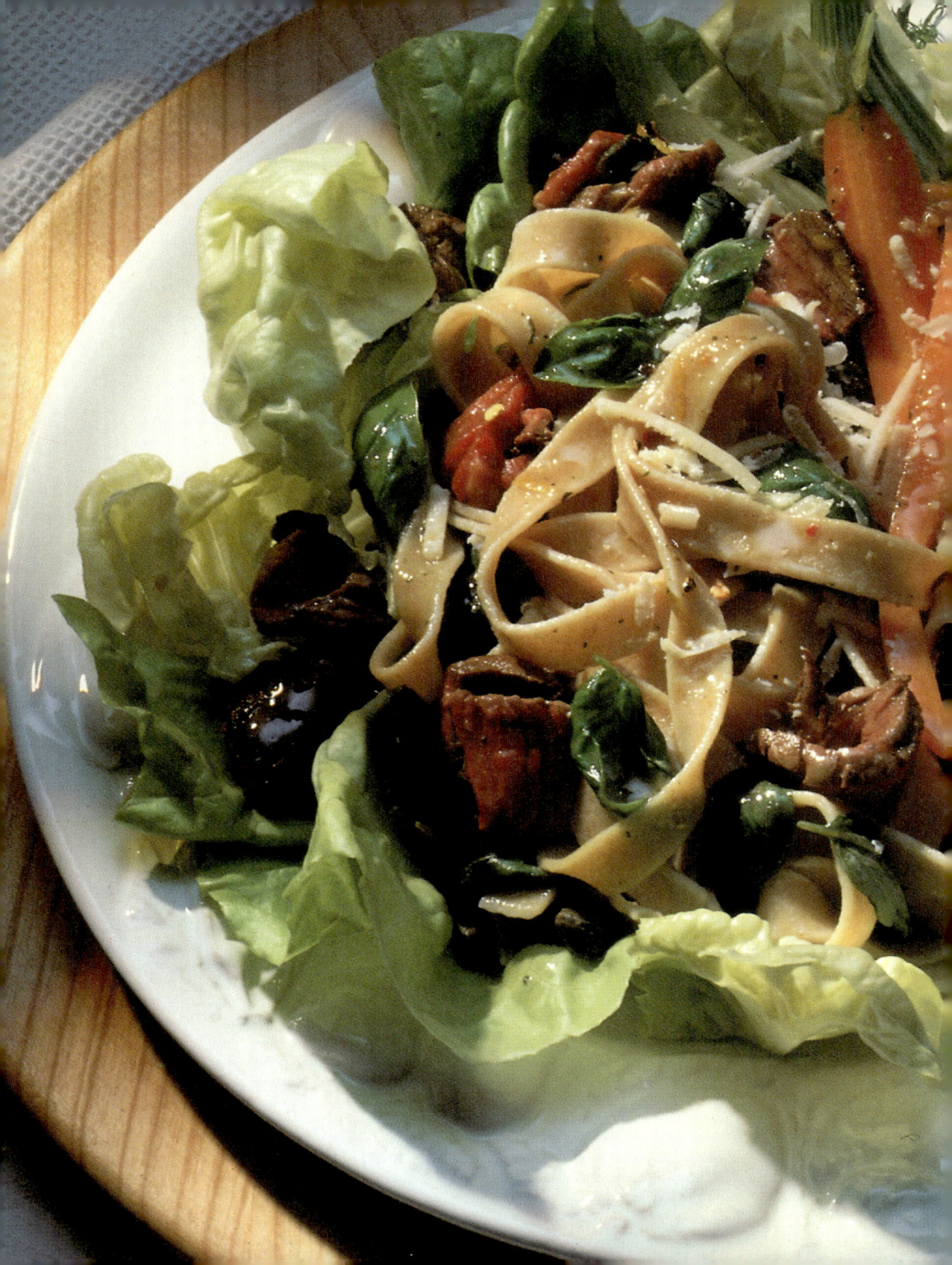

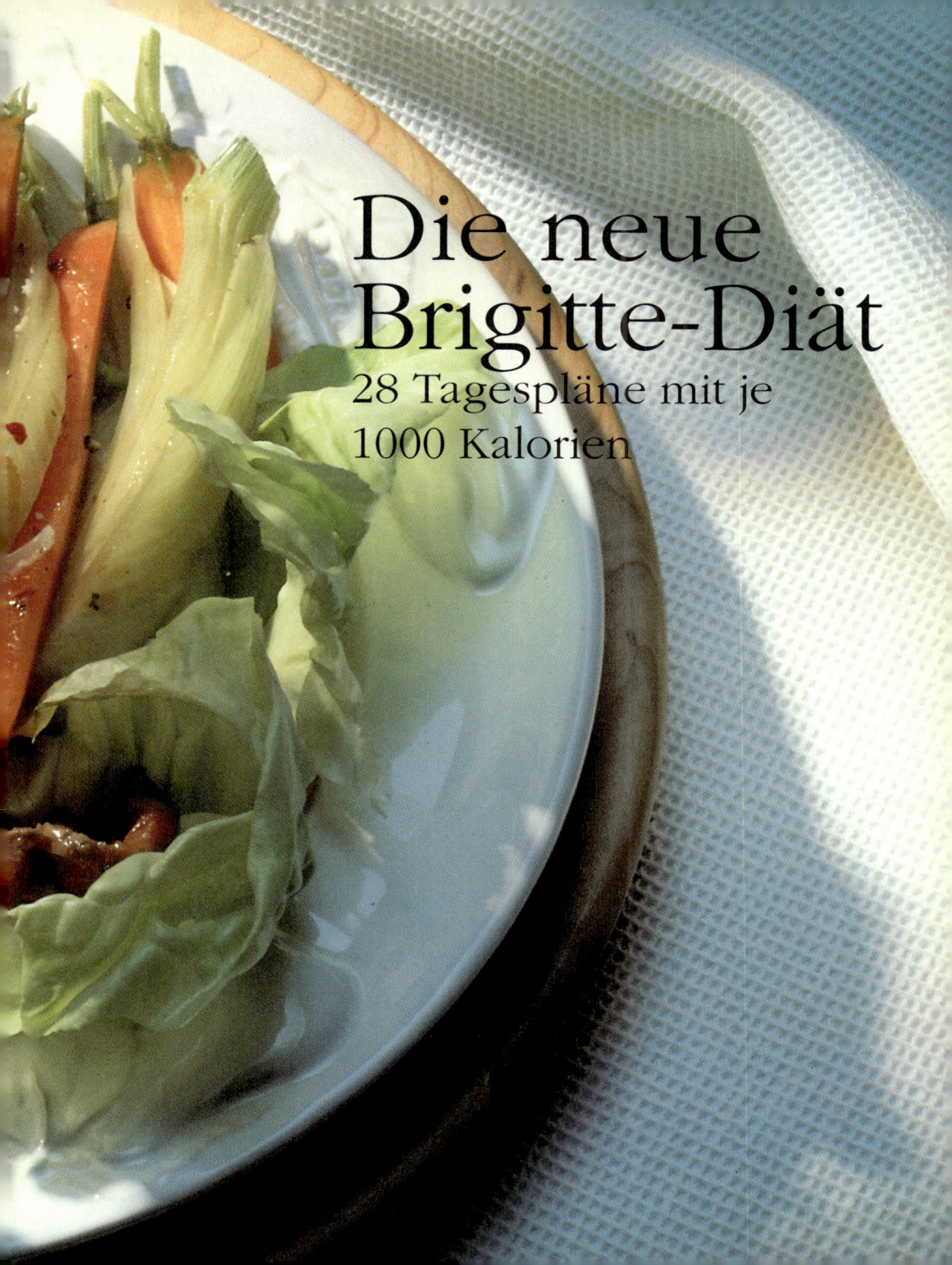

Die neue Brigitte-Diät

28 Tagespläne mit je

1000 Kalorien

Sonntag

ZUTATEN

(ca. 1000 Kalorien)

1 Hähnchenkeule,
1 Ei, 2 Teelöffel Öl,
1 Scheibe Vollkorn-
brot, 1 Scheibe Voll-
kornknäckebrot,
2 Eßlöffel Müsli,
1 Teelöffel Marmelade
(ohne Zuckerzusatz),
3 Eßlöffel Natur-
reis (45 g), Gemüse-
brühe (Instant),
1 Teel. Tomatenmark,
2 mittelgroße Äpfel,
1 Kiwi, 1/2 Orange,
1 Kopf Blattsalat
(2 Portionen),
2 kleine Möhren,
4 kleine Tomaten,
1 mittelgroße Zwiebel,
frische Kräuter,
Cayennepfeffer,
Majoran (getrocknet
oder frisch), Pfeffer,
Salz, Streuwürze,
Zitrone.

FRÜHSTÜCK
Brot mit Ei und Apfelsalat

Eine halbe Scheibe Vollkornbrot mit einem Teelöffel Tomatenmark bestreichen. Mit Streuwürze und Kräutern bestreuen. Dazu gibt es ein gekochtes Ei und einen geraspelten, mit Zitronensaft beträufelten Apfel. Wer's hat, schmückt ihn noch mit Melisseblättchen.

EXTRA
Orangenmüsli

Eine halbe Orange auspressen und den Saft mit zwei Eßlöffel Müsli mischen (s. S. 73).

WARME MAHLZEIT
Hähnchen mit Reis und Salat

Drei Eßlöffel Naturreis (45 g) in Salzwasser aufkochen und mit wenig Hitze 30 bis 40 Minuten quellen lassen. Eine Hähnchenkeule mit Salz und Cayennepfeffer einreiben, in die kalte Pfanne legen und mit einem Deckel verschlossen auf mittlerer Wärmestufe langsam braten. Je eine Zwiebel und Möhre kleinschneiden. Nach 15 Minuten das ausgebratene Fett abgießen, Gemüse, etwas Majoran und eine halbe Tasse Brühe in die Pfanne geben. Das Fleisch wenden und weitere 15 Minuten braten. Eine Tomate fein würfeln und mit zwei Teelöffel Öl, Zitronensaft, Salz und Pfeffer verrühren. Die Hälfte davon mit einer Portion Blattsalat mischen, die andere

Hälfte aufheben. Reis, Hähnchenkeule und Salat auf einen Teller geben, die Soße etwas einkochen und nachwürzen. Nach Geschmack mit frischen Kräutern bestreuen.

TIP: Kochen Sie für morgen und übermorgen die dreifache Menge Reis, also insgesamt neun Eßlöffel in knapp einem halben Liter Salzwasser. Die restliche Salatsoße gibt es heute abend.

VEGETARISCHER TIP: *Braten Sie statt der Hähnchenkeule eine Scheibe Tofu (etwa 125 - 150 g) in einem Teelöffel Öl. Gut schmeckt hier Kräuter-Tofu.*

EXTRA
Fruchtiges Knäckebrot

Eine Scheibe Vollkornknäckebrot mit einem Teelöffel Marmelade bestreichen. Einen halben Apfel in Scheiben schneiden und darauflegen.

IMBISS
Bunter Salat

Einen halben Apfel und eine Möhre raspeln. Eine Kiwi und drei kleine Tomaten kleinschneiden und mit einer Portion Blattsalat und der restlichen Salatsoße von heute mittag mischen. Mit frischen Kräutern bestreuen. Dazu gibt es eine halbe Scheibe Vollkornbrot.

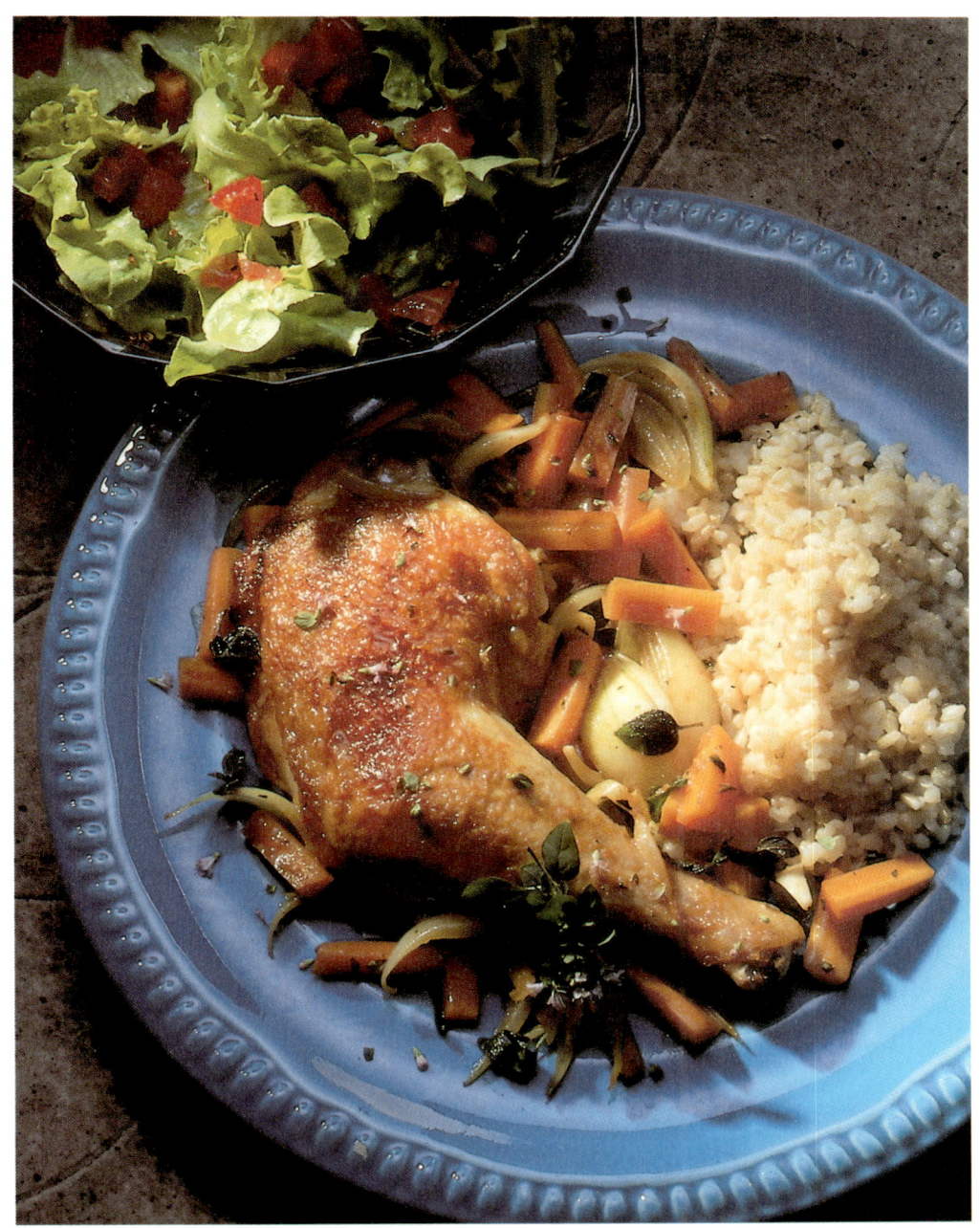

HÄHNCHEN MIT REIS UND SALAT

Montag

ZUTATEN

(ca. 1000 Kalorien)

210 g Dickmilch
(1,5 %),
3 Teel. Crème fraîche,
1/4 l Buttermilch
(250 g),
2 Scheiben
Käse (30 %),
1 Teelöffel Öl,
1 Scheibe Vollkorn-
brot, 1 Vollkorn-
zwieback,
2 Eßlöffel Müsli,
150 g gekochter
Naturreis
(45 g Rohgewicht),
1 schwach gehäufter
Teelöffel Sonnen-
blumenkerne,
Gemüsebrühe
(Instant),
4 Teel. Tomatenmark,
1 Birne, 1/2 Orange,
1 mittelgroße
Aubergine (200 g),
1 kleine Möhre,
1 kleine Tomate,
Kresse, Rosmarin
(frisch oder getrock-
net), Cayennepfeffer,
Pfeffer, Salz,
Zimt, Zitrone.

FRÜHSTÜCK
Fruchtmüsli

Zwei Eßlöffel Müsli mit sieben Eßlöffel Dickmilch (ca. 105 g) mischen und je eine halbe klein-geschnittene Orange und Birne unterheben.

EXTRA
Ein Viertelliter Buttermilch

WARME MAHLZEIT
Auberginen-Reispfanne

Eine Aubergine in einem ge-schlossenen Topf zehn Minuten mit etwas Salzwasser vorgaren, zwischendurch einmal umdre-hen. Die Hälfte vom gestern zu-sätzlich gekochten Reis (45 g Rohgewicht) mit einer gehackten Möhre mischen. Die vorgegarte Aubergine und eine Tomate in Scheiben schneiden, eine Scheibe Käse würfeln. Gemüsescheiben mit Reis in eine Pfanne schichten. Zwei Teelöffel Tomatenmark, Rosmarin, Salz und Pfeffer mit einer halben Tasse Gemüsebrühe verrühren, über das Pfannen-gericht gießen. Käsewürfel und einen schwach gehäuften Tee-löffel Sonnenblumenkerne darü-berstreuen. Zugedeckt einige Mi-nuten erhitzen. Dazu gibt es eine Soße aus sieben Eßlöffel Dick-milch (ca. 105 g), einem Teelöffel Öl, Zitronensaft, Salz und Ca-yennepfeffer.

Sahne-Zwieback

Einen Vollkornzwieback mit drei Teelöffel Crème fraîche bestrei-chen und mit Zimt bestreuen.

IMBISS
Käsebrot mit Birne

Eine Scheibe Vollkornbrot mit zwei Teelöffel Tomatenmark be-streichen. Eine halbe Birne in Scheiben schneiden und mit einer Scheibe Käse aufs Brot legen. Mit frisch gemahlenem Pfeffer und gehackter Kresse be-streuen.

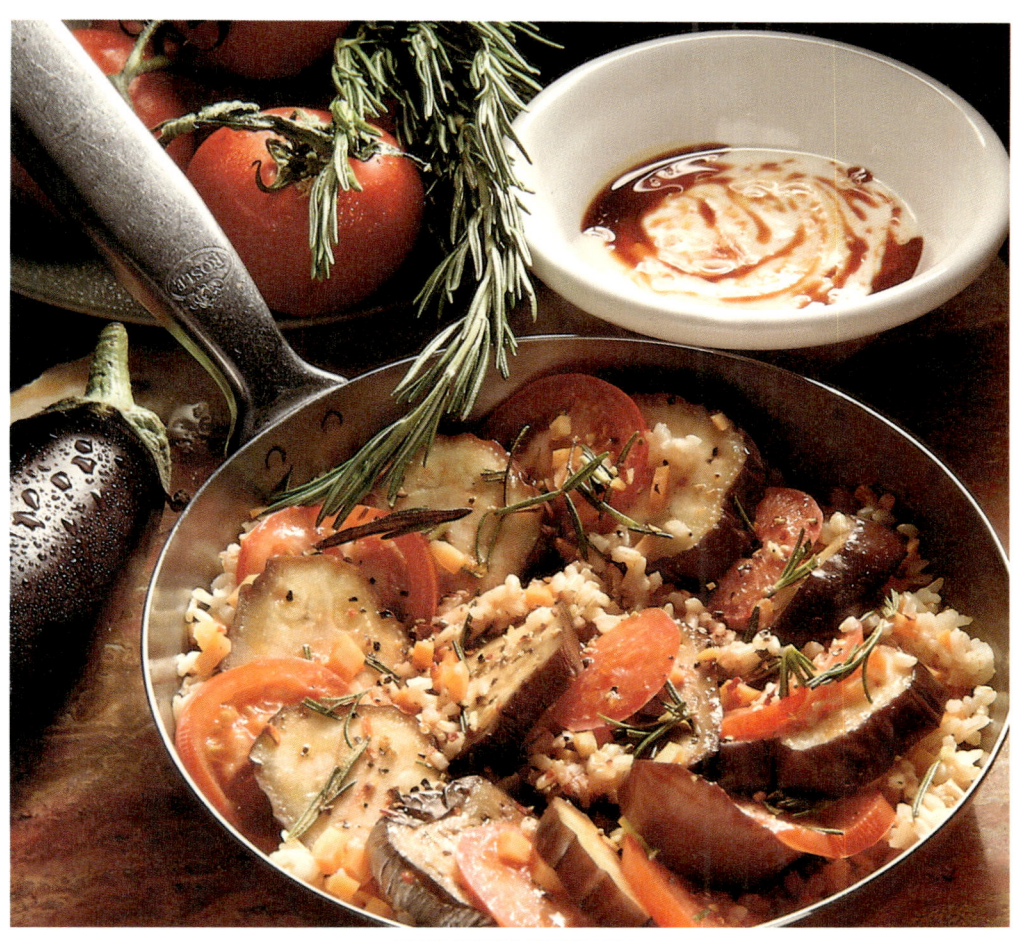

AUBERGINEN-REISPFANNE

Dienstag

ZUTATEN

(ca. 1000 Kalorien)

**3 Scheiben gekochter Schinken (60 g),
7 Eßlöffel Dickmilch (1,5 %, 105 g),
1/4 l Butter-milch (250 g),
1 Scheibe Schnittkäse (30 %),
2 Teelöffel Öl,
1 Scheibe Vollkorn-brot, 2 Eßlöffel Müsli,
150 g gekochter Naturreis (45 g Rohgewicht),
Gemüsebrühe (Instant), Sojasoße,
1 kleine Mandarine,
1/2 Paket tiefgekühlte grüne Bohnen (150 g),
3 mittelgroße Kartoffeln, 1/2 Bund Radieschen,
1 kleine Tomate,
1 mittelgroße Zwiebel,
Bohnenkraut (frisch oder getrocknet),
Petersilie,
Schnittlauch,
Pfeffer, Salz,
Zitrone.**

FRÜHSTÜCK

Käsebrot mit Mandarine

Das Vollkornbrot mit den Schei-ben einer Tomate und einer Scheibe Schnittkäse belegen. Frische Kräuter darüberstreuen. Dazu gibt es eine Mandarine.

EXTRA

Dickmilch-Müsli

Zwei Eßlöffel Müsli mit sieben Eßlöffel Dickmilch (etwa 105 g) verrühren.

WARME MAHLZEIT

Pellkartoffeln mit Bohnen und Schinken

Drei Kartoffeln in Salzwasser kochen. Die grünen Bohnen garen (wie auf der TK-Packung angegeben). Eine Zwiebel klein-schneiden und in einer halben Tasse Gemüsebrühe mit etwas Pfeffer und Zitronensaft kochen. Bohnen abgießen und die Hälfte zu den Zwiebeln geben. Mit viel Petersilie und frischem Bohnen-kraut bestreuen. Einen Teelöffel Öl dazugeben. Drei magere Scheiben gekochten Schinken eine Minute lang auf dem Ge-müse erwärmen, Kartoffeln pel-len und dazu essen.

TIP: Kochen Sie insgesamt elf Kartoffeln und ein ganzes Paket Bohnen. Sie brauchen beides morgen und übermorgen.

EXTRA

Ein Viertelliter Buttermilch

IMBISS

Reissalat

Ein halbes Bund Radieschen in dünne Scheiben schneiden und mit 150 Gramm gekochtem Reis (vom Sonntag, 45 Gramm Rohge-wicht), Schnittlauchröllchen, ge-hackter Petersilie, Zitronensaft, etwas Sojasoße und einem Tee-löffel Öl mischen.

VEGETARISCHER TIP: *So ersetzen Sie den gekochten Schinken: eine Scheibe Käse (30 %, 20 g) mit einem Teelöffel Tomatenmark bestreichen, mit Basilikum be-streuen und eine zweite Käse-scheibe drauflegen. Mit Pfeffer und einem Teelöffel Sesamsamen bestreuen und auf den Bohnen erwärmen.*

PELLKARTOFFELN MIT
BOHNEN UND SCHINKEN

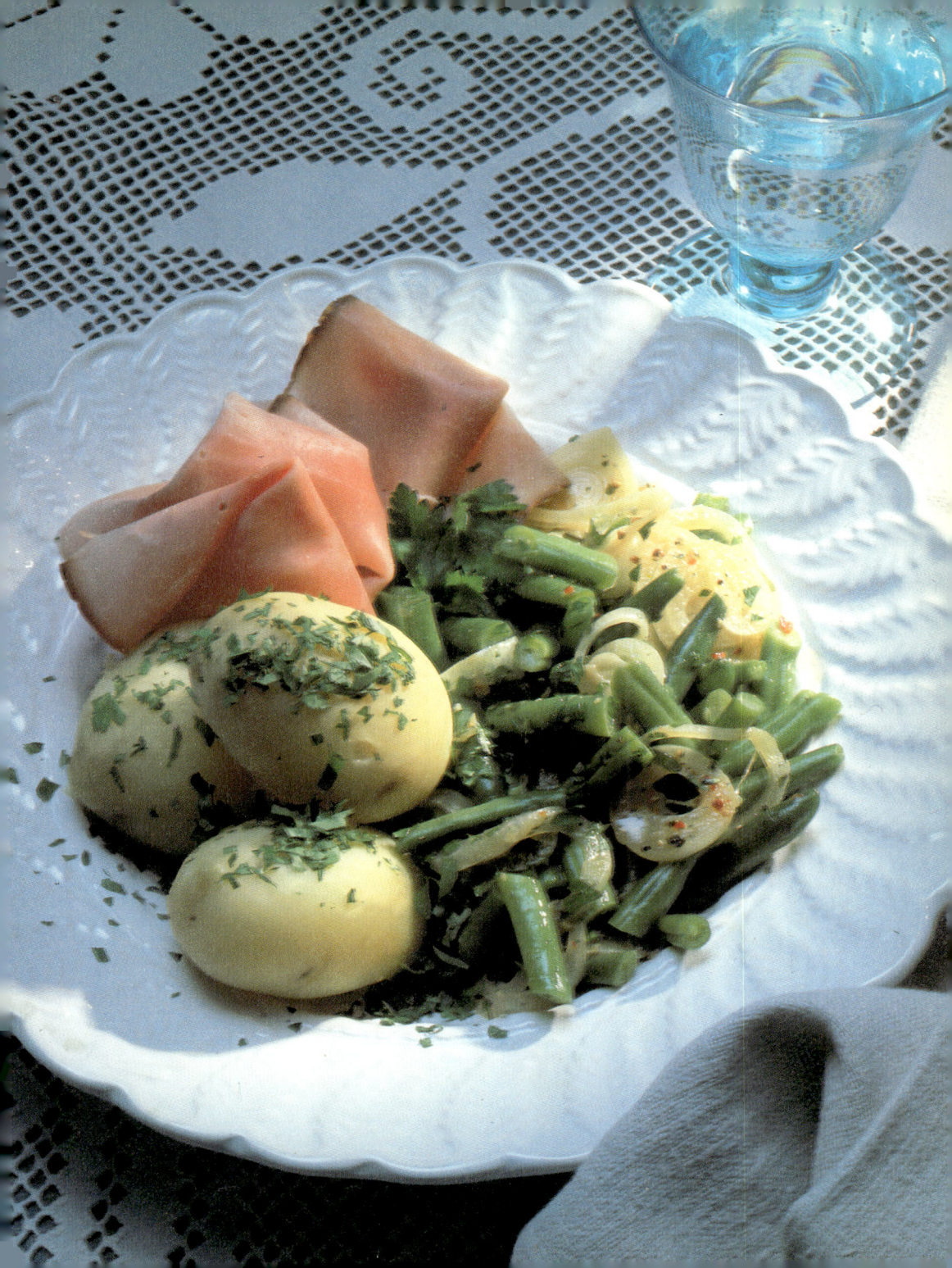

Mittwoch

ZUTATEN

(ca. 1000 Kalorien)

185 g Dickmilch
(1,5 %),
2 Scheiben Käse
(30 %),
1/2 Paket Magerquark,
2 Teel. Crème fraîche,
2 1/2 Teelöffel Öl,
1 Scheibe Vollkorn-
brot, 2 Eßlöffel Müsli,
Gemüsebrühe
(Instant), Essig,
1 mittelgroßer Apfel,
1 kleine Banane,
150 g gekochte
grüne Bohnen
(1/2 TK-Paket),
3 gekochte Kartoffeln,
2 kleine Möhren,
1/2 Bund Radieschen,
2 kleine Tomaten,
1 mittelgroße Zwiebel,
Basilikum,
Petersilie (glatt),
Schnittlauch, Kumin,
Pfeffer, Salz, Süßstoff,
Zimt, Zitrone.

FRÜHSTÜCK
Apfelmüsli

Die restliche Dickmilch (ca. 185 g) mit zwei Eßlöffel Müsli und einem geraspelten Apfel mischen und Zimt darüberstreuen.

EXTRA
Eine Banane

WARME MAHLZEIT
Gemüsetopf

Eine Zwiebel, zwei Möhren, eine Scheibe Käse und drei gekochte Kartoffeln (von gestern) kleinschneiden. Zwiebeln und Möhren in einer halben Tasse Gemüsebrühe mit einer Teelöffelspitze Kumin und einem Teelöffel Essig fünf Minuten kochen. 150 Gramm gekochte Bohnen (von gestern) und die Kartoffelwürfel unterheben und erhitzen. Mit Pfeffer, Salz, zwei Teelöffel Öl und viel glatter Petersilie würzen. Die Käsewürfel darüberstreuen.

EXTRA
Zitronenquark

Ein halbes Paket Magerquark mit zwei Teelöffel Crème fraîche, Zitronensaft und etwas Zitronenschale verrühren.

IMBISS
Radieschen-Tomaten-Salat

Zwei Tomaten und ein halbes Bund Radieschen kleinschneiden, mit Schnittlauch, Salz, Pfeffer, Zitronensaft und einem halben Teelöffel Öl vermengen. Dazu gibt es eine Scheibe Vollkornbrot mit einer Scheibe Käse und Basilikumblättern.

GEMÜSETOPF

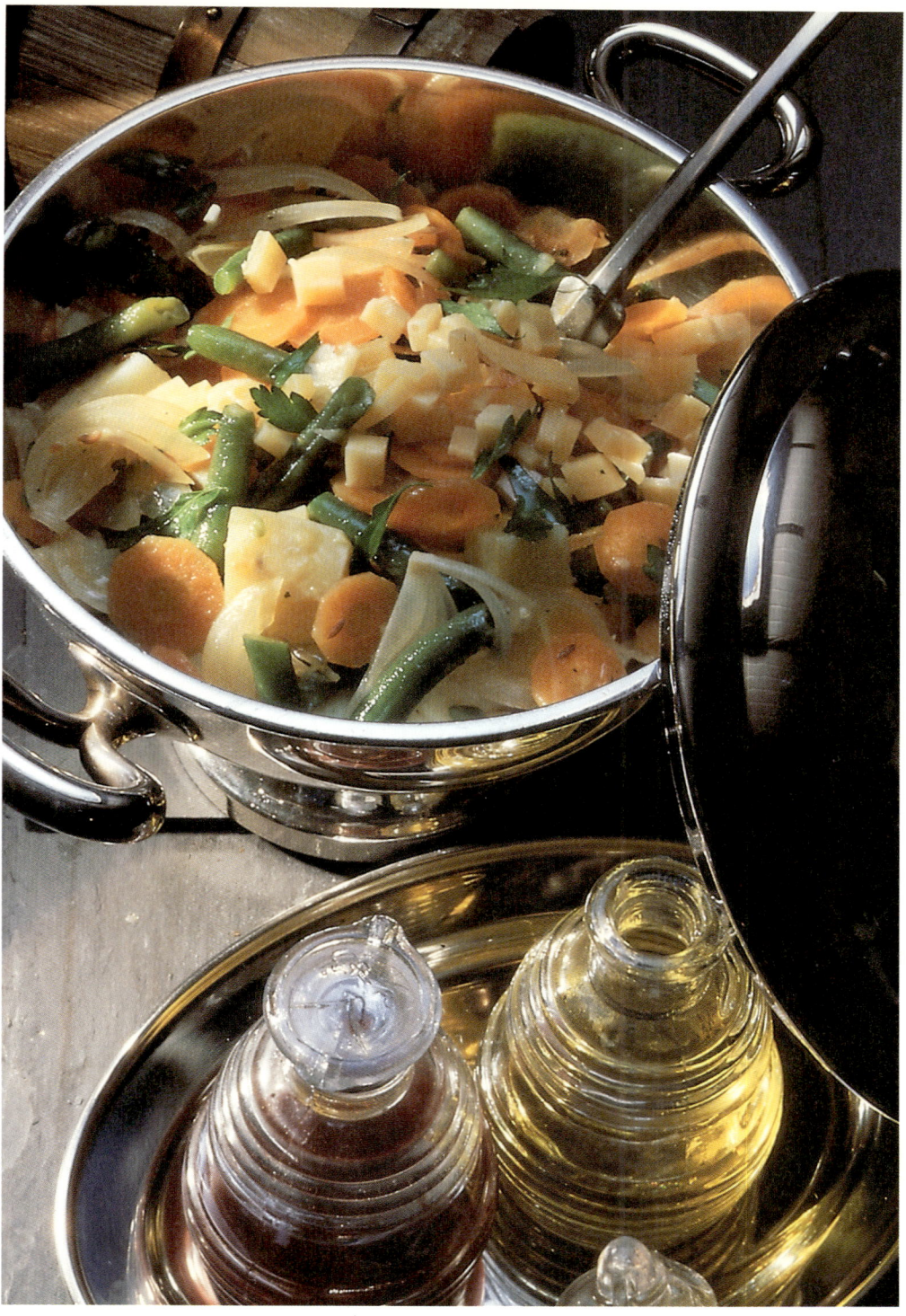

Donnerstag

ZUTATEN

(ca. 1000 Kalorien)

**2 Scheiben gekochter
Schinken (40 g),
1 Becher Mager-
milchjoghurt,
1/2 Paket Magerquark,
2 Teelöffel Crème
fraîche,
1 Teelöffel Butter oder
Margarine,
2 Teelöffel Öl,
1 Scheibe Vollkorn-
brot, 2 Eßlöffel Müsli,
Kaffeepulver (Instant),
1 Eßlöffel Kürbiskerne,
Gemüsebrühe
(Instant),
1 Teelöffel Kapern,
1 Teelöffel Senf,
1 Teelöffel Tomaten-
mark, 2 mittelgroße
Birnen,
1 kleine Mandarine,
5 gekochte Kartoffeln,
1 Lauchzwiebel,
1 kleine Möhre,
1/2 Dose Sauer-
kraut (ca. 140 g),
1 kleine Tomate,
Kresse, Petersilie,
Schnittlauch,
1 Lorbeerblatt,
Edelsüß- und
Rosenpaprika,
Pfeffer, Salz, Streu-
würze, Süßstoff,
Zitrone.**

FRÜHSTÜCK
Kressebrot

Eine Scheibe Vollkornbrot mit je
einem Teelöffel Butter oder Margarine und Tomatenmark bestreichen, mit viel gehackter Kresse,
einem Eßlöffel Kürbiskernen und
Streuwürze bestreuen.

EXTRA
Kaffeemüsli

Einen Becher Magermilchjoghurt
mit zwei Eßlöffel Müsli vermischen und Kaffeepulver darüberstreuen. Wer mag, kann ein paar
Tropfen Süßstoff unterrühren.

WARME MAHLZEIT
Bratkartoffeln mit
Sauerkraut und Schinken

Eine halbe Tasse Gemüsebrühe
mit je einer Teelöffelspitze Rosenpaprika und Edelsüß-Paprika
und einem Lorbeerblatt aufkochen.   Eine   kleingeschnittene
Lauchzwiebel, eine halbe kleine
Dose Sauerkraut und eine Birne
in der Brühe 10 bis 15 Minuten
auf mittlerer Wärmestufe dünsten. Inzwischen drei gekochte
Kartoffeln kleinschneiden und in
einem Teelöffel Öl braten. Zwei
Scheiben   gekochten   Schinken
dazugeben. Alles mit viel gehackter Petersilie bestreuen.

EXTRA
Kräuterquark

Ein halbes Paket Magerquark mit
Streuwürze und gehackten Kräutern verrühren.

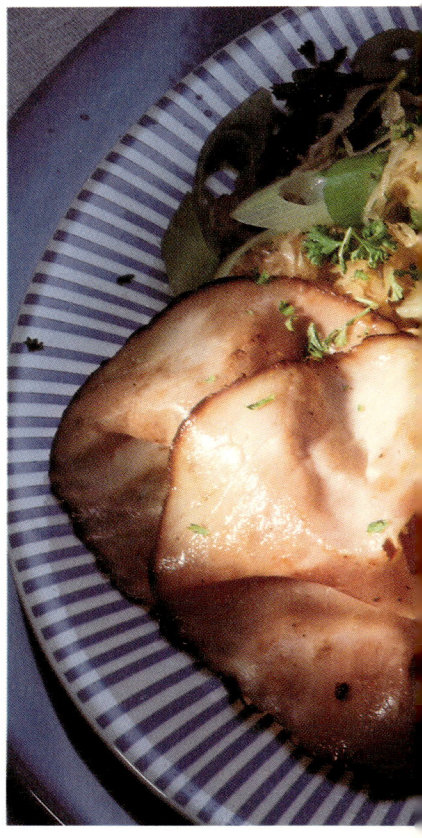

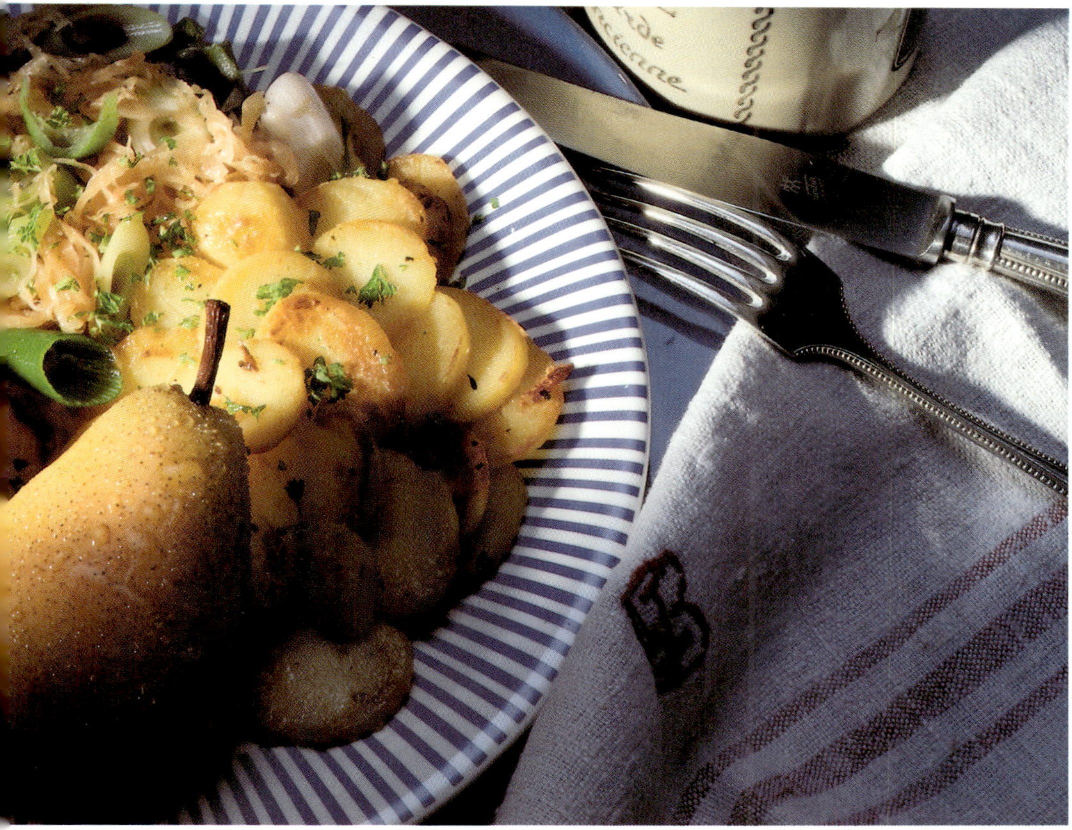

BRATKARTOFFELN MIT SAUERKRAUT UND SCHINKEN

IMBISS
Kartoffel-Mandarinen-Salat

Zwei gekochte Kartoffeln, eine
Möhre und eine Tomate kleinschneiden, eine Mandarine in
Spalten teilen. Alles mit je einem
Teelöffel Öl, Senf und Kapern
mischen und mit Salz, Zitrone,
Pfeffer, Schnittlauch und Petersilie würzen und etwas ziehen
lassen.

VEGETARISCHER TIP: *Nehmen
Sie für die warme Mahlzeit statt
Schinken zwei dünne Scheiben
geräucherten Tofu (etwa 100 g),
und braten Sie sie mit den Kartoffeln.*

53

Freitag

ZUTATEN

(ca. 1000 Kalorien)

**125 g Rotbarschfilet,
1/2 Becher Mager-
milchjoghurt,
1 Teelöffel Butter oder
Margarine,
2 Teelöffel Öl,
1 Scheibe Vollkorn-
brot, 1 Scheibe
Vollkornknäckebrot,
2 Eßlöffel Müsli,
1 Teelöffel Marme-
lade, 50 g Vollkorn-
nudeln, Gemüsebrühe
(Instant),
1 mittelgroßer Apfel,
2 Orangen,
1 kleine Möhre,
1 mittelgroße Stange
Porree (150 g),
1/2 Dose Sauerkraut
(ca. 140 g),
Dill, Petersilie,
Schnittlauch,
Fenchelsamen,
Rosenpaprika,
Pfeffer, Salz,
Zitrone.**

FRÜHSTÜCK
Orangen-Apfel-Müsli

Eine halbe Orange auspressen und mit einem halben Becher Magermilchjoghurt und zwei Eßlöffel Müsli mischen. Die zweite Orangenhälfte und einen halben Apfel kleinschneiden und unterheben.

EXTRA
Marmeladenknäcke

Ein Vollkornknäckebrot mit je einem Teelöffel Butter oder Margarine und Marmelade bestreichen.

WARME MAHLZEIT
Nudel-Fischtopf

Eine Tasse Gemüsebrühe mit je einer Teelöffelspitze Fenchelsamen und Rosenpaprika aufkochen. Eine Stange Porree und eine Möhre fein würfeln und mit 50 Gramm Vollkornnudeln in der Brühe acht Minuten zugedeckt kochen. Inzwischen das Rotbarschfilet in Stücke schneiden, salzen und mit einer Zitronenscheibe für weitere drei bis vier Minuten in den Fischtopf geben. Gehackte Kräuter und einen Teelöffel Öl unterrühren. Mit Pfeffer kräftig abschmecken.

TIP: Statt Rotbarsch eignet sich auch Seelachsfilet.

EXTRA
Eine Orange

IMBISS
Sauerkraut-Apfel-Salat

Einen halben Apfel raspeln, Schnittlauch und Petersilie hacken und mit einer halben kleinen Dose Sauerkraut, drei Eßlöffel Gemüsebrühe, Pfeffer und einem Teelöffel Öl mischen. Den Salat etwas ziehen lassen und dann auf einer Scheibe Vollkornbrot anrichten.

VEGETARISCHER TIP: *150 g Tofu würfeln, mit Zitronensaft und Currypulver würzen und anstelle des Fischfilets erwärmen.*

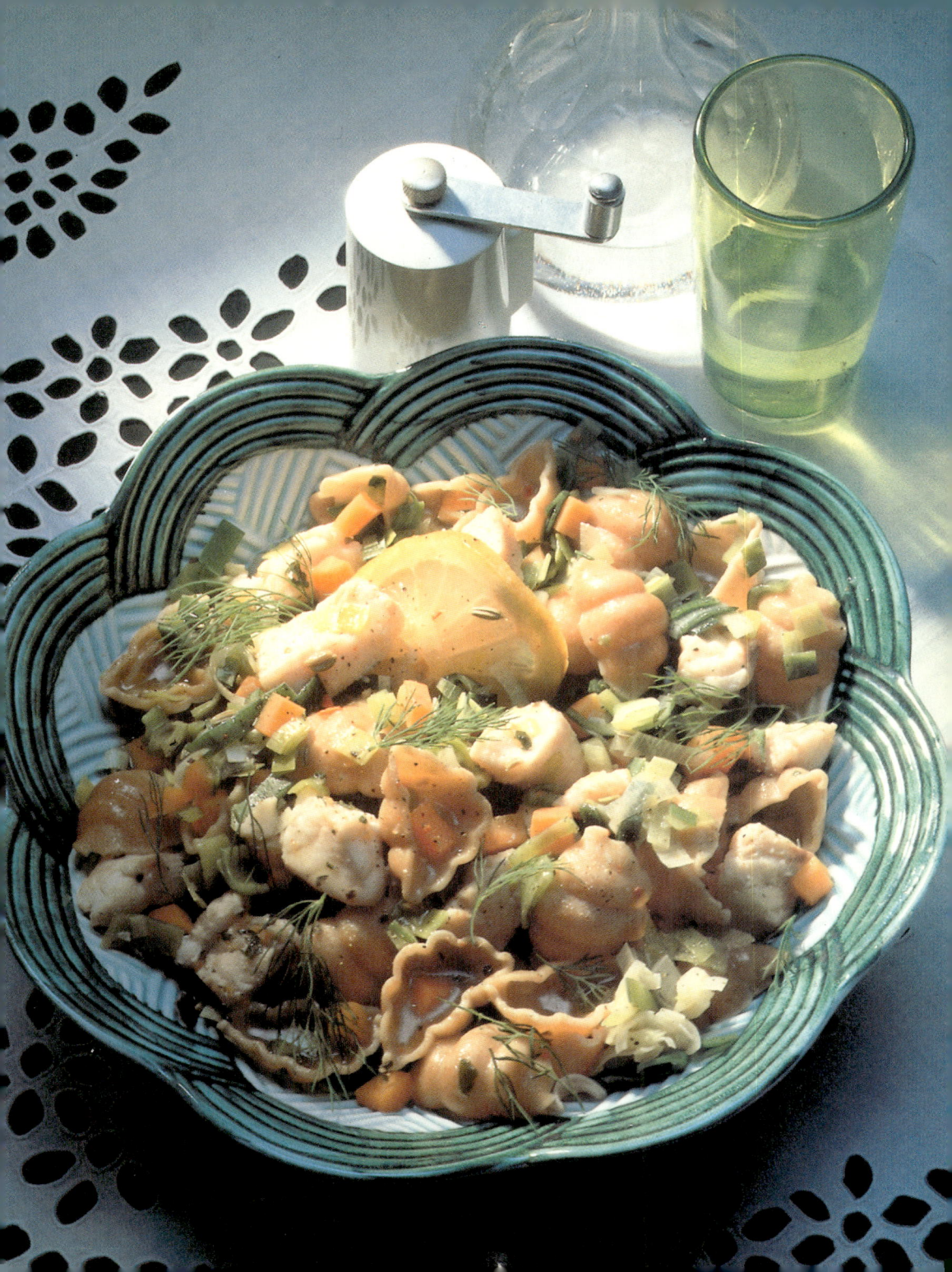

Samstag

ZUTATEN

(ca. 1000 Kalorien)

**100 g Beefsteakhack,
1/4 Ecke Schmelzkäse
(20 %), 1 Teelöffel
Butter oder Margarine,
2 Teelöffel Öl,
1 Roggenbrötchen,
2 Scheiben Vollkorn-
knäckebrot,
2 Eßlöffel Müsli,
1 Teelöffel Honig,
1 1/2 Teelöffel
Marmelade,
7 Eßlöffel Kartoffel-
püreeflocken (mit
Milch, 35 g),
2 Teelöffel Sonnen-
blumenkerne,
Gemüsebrühe
(Instant), 1 Teelöffel
Senf, 1 Grapefruit,
1 Mandarine,
125 g Champignons,
100 g Feldsalat,
1/2 Fenchelknolle,
1 kleine Möhre,
1 kleine Tomate,
Dill, Liebstöckel,
Schnittlauch,
Pfeffer, Salz,
Zitrone.**

FRÜHSTÜCK
Roggenbrötchen

Eine Brötchenhälfte mit einem Teelöffel Butter oder Margarine und eineinhalb Teelöffel Marmelade, die zweite Hälfte mit einer viertel Ecke Schmelzkäse bestreichen. Mit Tomatenscheiben belegen und Pfeffer und gehackte Kräuter darüberstreuen.

EXTRA
Grapefruitmüsli

Das Fruchtfleisch aus einer halben Grapefruit auslösen und mit dem dabei entstehenden Saft und zwei Eßlöffel Müsli vermischen.

WARME MAHLZEIT
Frikadelle mit Kartoffelbrei

Schnittlauch und Liebstöckel hacken. Mit zwei Teelöffel Sonnenblumenkernen, Salz, Pfeffer, etwas Zitronensaft und Zitronenschale und 100 Gramm Beefsteakhack vermischen. Ein oder zwei Frikadellen formen und in einem Teelöffel Öl auf jeder Seite eine Minute braten. Inzwischen eine Möhre sehr fein würfeln oder raspeln und mit einer randvoll gefüllten Tasse Salzwasser aufkochen. Sieben Eßlöffel Kartoffelpüree-Pulver einstreuen und umrühren. 50 Gramm geputzten Feldsalat auf einem Teller anrichten. Den Kartoffelbrei und die Frikadelle dazugeben. 100 Gramm kleingeschnittene Champignons mit drei Eßlöffel Gemüsebrühe in den Bratsud geben, aufkochen. Mit Zitronensaft, Salz und Pfeffer und einem Teelöffel Senf verrühren und über den Feldsalat gießen. Nach Geschmack mit Kräutern bestreuen.

TIP: Kochen Sie die doppelte Menge Kartoffelbrei, die Hälfte gibt es morgen. Also: 14 Eßlöffel in zwei Tassen kochendes Salzwasser einrühren und eine Möhre zusätzlich hineinraspeln.

VEGETARISCHER TIP: *Kräuter und Sonnenblumenkerne mit einem Ei und einem Eßlöffel Haferkleie vermengen, wie das Hack würzen (nur die Zitrone weglassen). In einem Teelöffel Öl braten.*

EXTRA
Honigknäcke

Eine Scheibe Vollkornknäckebrot mit einem Teelöffel Honig bestreichen. Dazu gibt's eine Mandarine.

IMBISS
Grapefruit-Fenchel-Salat

Eine halbe Grapefruit schälen, in Stücke teilen und den Saft auffangen. Vier Champignons (25 g) und eine halbe Fenchelknolle in dünne Scheiben schneiden. Alles mit 50 Gramm Feldsalat, einem Teelöffel Öl, Salz, Pfeffer, Dill und Schnittlauch mischen. Dazu gibt es eine Scheibe Vollkornknäckebrot.

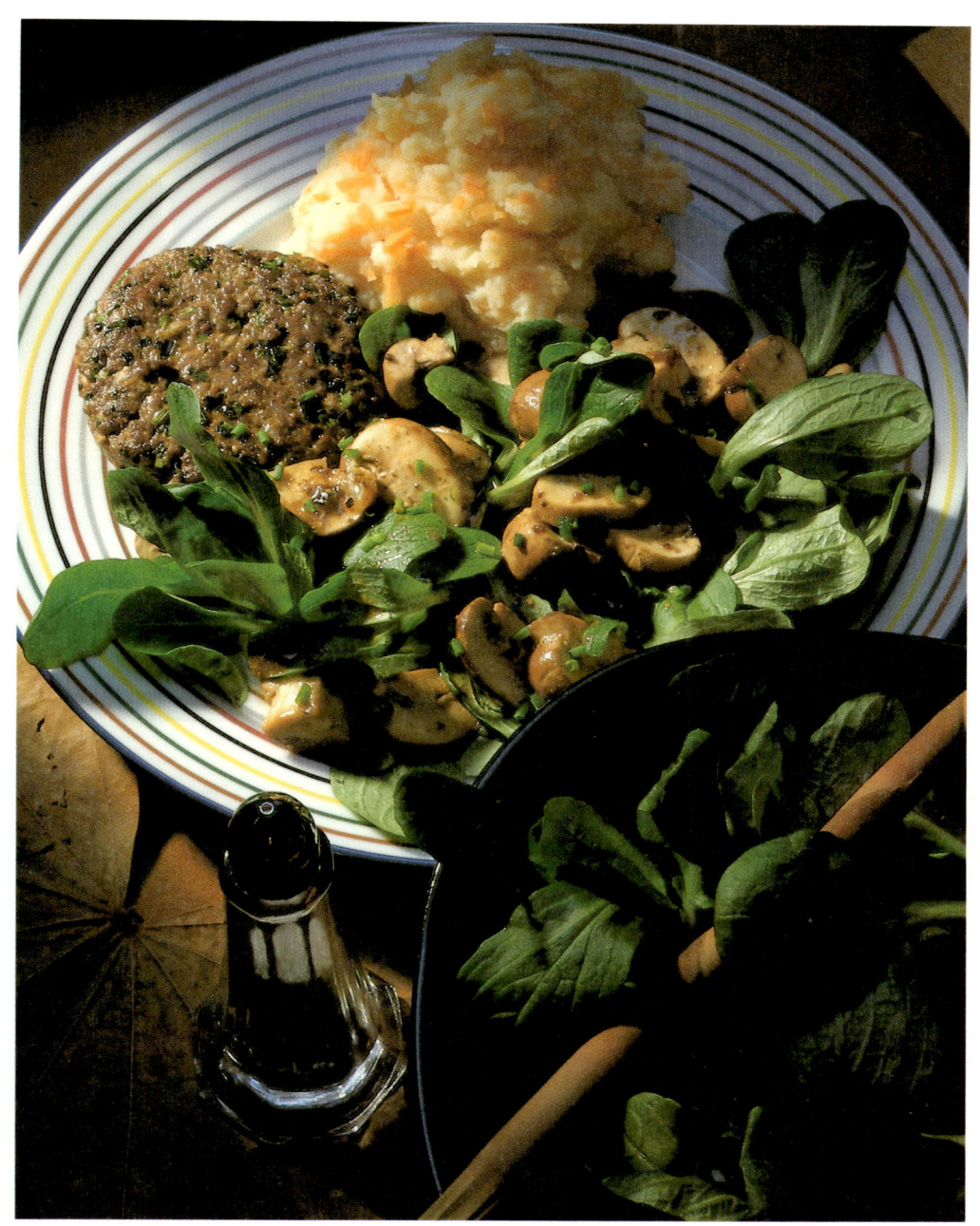

FRIKADELLE MIT KARTOFFELBREI

Sonntag

ZUTATEN
(ca. 1000 Kalorien)

**100 g Rinderfilet,
1/2 Becher Mager-
milchjoghurt,
1/4 Ecke Schmelz-
käse (20 %),
1 Teelöffel Butter oder
Margarine,
2 Teelöffel Öl,
1 Roggenbrötchen,
2 Vollkornzwiebäcke,
2 Eßlöffel Müsli,
1 Teel. Marmelade,
7 Eßlöffel Kartoffel-
püreeflocken (mit
Milch, 35 g),
50 g Vollkornnudeln,
Gemüsebrühe
(Instant),
1 Teelöffel Senf,
150 g TK-Himbeeren,
1 Portion Blattsalat,
1 Lauchzwiebel,
2 kleine Möhren,
1 mittelgroße rote
Paprikaschote,
2 kleine Tomaten,
Basilikum, Cayenne-
pfeffer, Koriander,
Pfeffer, Salz,
Streuwürze, Zitrone.**

FRÜHSTÜCK
Roggenbrötchen

Eine Brötchenhälfte mit einem Teelöffel Senf und einer viertel Ecke Schmelzkäse bestreichen und Basilikumblätter darüberstreuen. Auf die andere Hälfte kommt je ein Teelöffel Butter oder Margarine und Marmelade.

EXTRA
Himbeerzwieback

Von 100 Gramm aufgetauten Himbeeren einige zerdrücken, auf zwei Vollkornzwiebäcke geben und etwas einziehen lassen. Die restlichen Früchte auf den Zwiebäcken verteilen.

TIP: Die Himbeeren schmecken besonders lecker, wenn sie ein wenig erwärmt werden.

WARME MAHLZEIT
Rinderfilet mit Gemüse

50 Gramm Vollkornnudeln in Salzwasser bißfest kochen. Je eine rote Paprikaschote, Lauchzwiebel, Tomate und Möhre kleinschneiden und mit ein bis zwei Eßlöffel Gemüsebrühe in einen Topf geben. Mit Salz, Cayennepfeffer und einer Messerspitze Koriander würzen und etwa fünf Minuten zugedeckt garen. 100 Gramm Rinderfilet bei starker Hitze von jeder Seite eine bis zwei Minuten in einem Teelöffel Öl braten, Salz und Pfeffer darüberstreuen. Drei Eßlöffel Gemüsesud aus dem Topf in die Pfanne gießen, die Nudeln darin schwenken und zum Filet und Gemüse auf den Teller geben.

TIP: Kochen Sie statt 50 gleich 150 Gramm Nudeln, außerdem die doppelte Gemüsemenge, und braten Sie insgesamt 175 Gramm Rinderfilet. Das zusätzliche Fleisch und Paprikagemüse brauchen Sie morgen, die Nudeln morgen und übermorgen.

VEGETARISCHER TIP: *Eine Ecke Schmelzkäse (20 %) und einen Eßlöffel Magerquark mit der Gabel zerdrücken und in einer Pfanne mit dem abgegossenen Gemüsesud erhitzen. Wie angegeben würzen und einen Teelöffel Öl unterrühren. Nicht mehr kochen. Die Käsesoße mit dem Gemüse und den Nudeln vermischen.*

EXTRA
Joghurtmüsli mit Himbeeren

50 Gramm aufgetaute Himbeeren zerdrücken und mit einem halben Becher Magermilchjoghurt und zwei Eßlöffel Müsli mischen.

IMBISS
Kartoffelbrei auf Salat

Den Kartoffelbrei von gestern (sieben Eßlöffel Püreeflocken, eine gewürfelte Möhre und Wasser) in einem Teelöffel Öl braten. Eine Portion Blattsalat mit einer Soße aus Zitronensaft, etwas Gemüsebrühe, Kräutern und Streuwürze dazu essen.

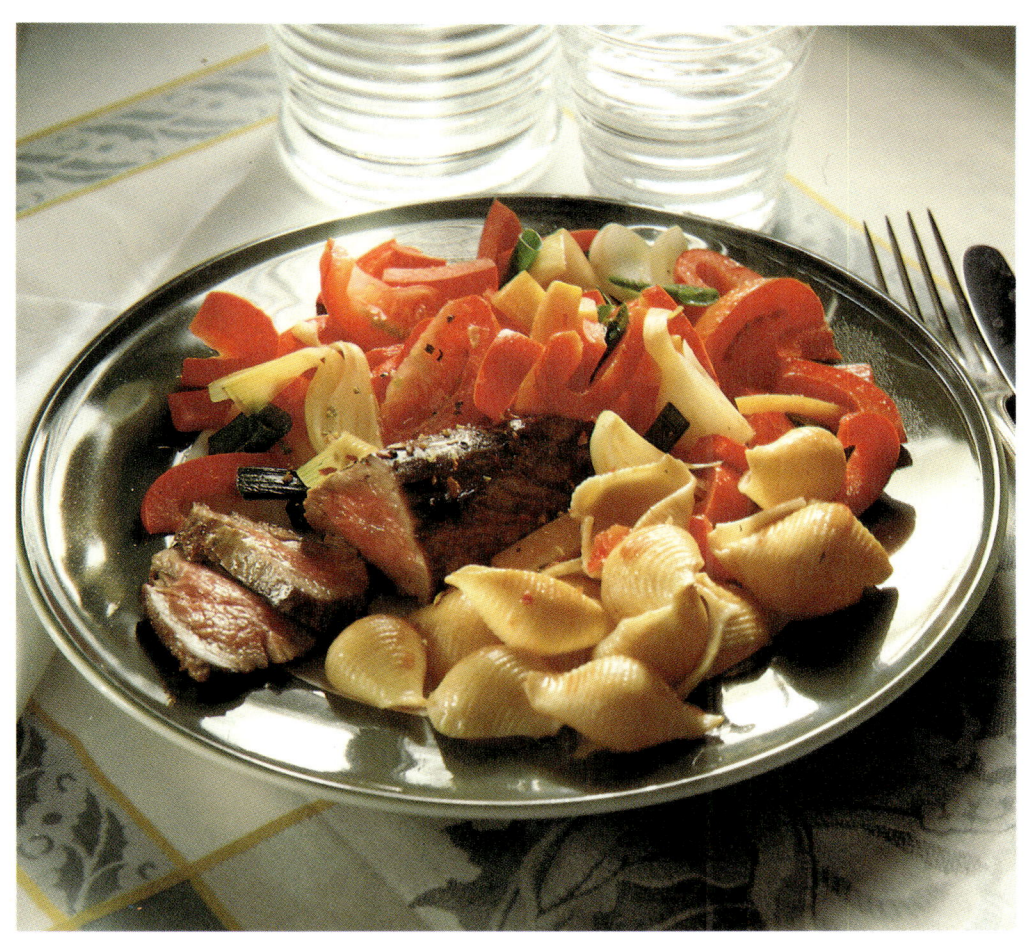

RINDERFILET MIT GEMÜSE

Montag

ZUTATEN
(ca. 1000 Kalorien)

**75 g gebratenes Rinderfilet,
1/2 Becher Magermilchjoghurt,
1 Teelöffel Parmesankäse, 2 Eßlöffel körniger Frischkäse (60 g), 2 Teelöffel Crème fraîche,
2 Teelöffel Öl,
1 Scheibe Vollkornbrot, 2 Eßlöffel Müsli, Kaffeepulver (Instant),
95 g gekochte Vollkornnudeln
(50 g Rohgewicht),
Gemüsebrühe (Instant),
1 Teelöffel Kapern,
1 kleine Banane,
1 mittelgroße Birne,
100 g TK-Himbeeren,
1 Portion Blattsalat,
1/2 Fenchel,
1 Lauchzwiebel,
2 kleine Möhren,
1 mittelgroße rote Paprikaschote,
1 kleine Tomate,
Basilikum,
Cayennepfeffer,
Koriander, Pfeffer,
Salz, Süßstoff,
Zitrone.**

FRÜHSTÜCK
Himbeer-Birnen-Müsli
100 Gramm aufgetaute Tiefkühl-Himbeeren, zwei Eßlöffel Müsli, einen halben Becher Magermilchjoghurt und eine kleingeschnittene Birne mischen.

EXTRA
Mokkakäse
Zwei Eßlöffel körnigen Frischkäse mit zwei Teelöffel Crème fraîche, Süßstoff und Kaffeepulver verrühren.

WARME MAHLZEIT
Nudeln mit Fenchel und Rindfleisch
Einen halben Fenchel und eine Möhre vierteln. Eine halbe Tasse Gemüsebrühe in eine Pfanne gießen, mit Zitronenschale und Pfeffer würzen. Das Gemüse darin zugedeckt etwa fünf bis sieben Minuten dünsten, bis es gar ist. Inzwischen 75 Gramm gebratenes Rindfleisch in dünne Scheiben schneiden. Die Hälfte der gestern vorgekochten Nudeln (50 g Rohgewicht), je einen Teelöffel Öl und Kapern, das Rindfleisch und die Basilikumblätter zum Gemüse rühren und erhitzen. Alles auf einer Portion Blattsalat anrichten und mit einem Teelöffel Parmesankäse bestreuen.

EXTRA
Eine Banane

IMBISS
Vollkornbrot mit Paprika
Eine Scheibe Vollkornbrot mit Basilikumblättern belegen. Das gestern zusätzlich gekochte Paprikagemüse (je eine rote Paprikaschote, Lauchzwiebel, Tomate, Möhre, gewürzt mit Salz, Cayennepfeffer und Koriander) mit einem Teelöffel Öl verrühren und auf dem Brot verteilen.

TIP: Gut schmeckt das Paprikabrot auch, wenn das Gemüse erwärmt wird.

VEGETARISCHER TIP: *So ersetzen Sie das Rindfleisch: Das Gemüse garen, herausnehmen und warm stellen. In den Sud 100 Gramm Magerquark und zusätzlich einen halben Teelöffel Öl einrühren. Alles mit den Nudeln erhitzen und kräftig nachwürzen. Nicht mehr kochen.*

NUDELN MIT FENCHEL UND RINDFLEISCH

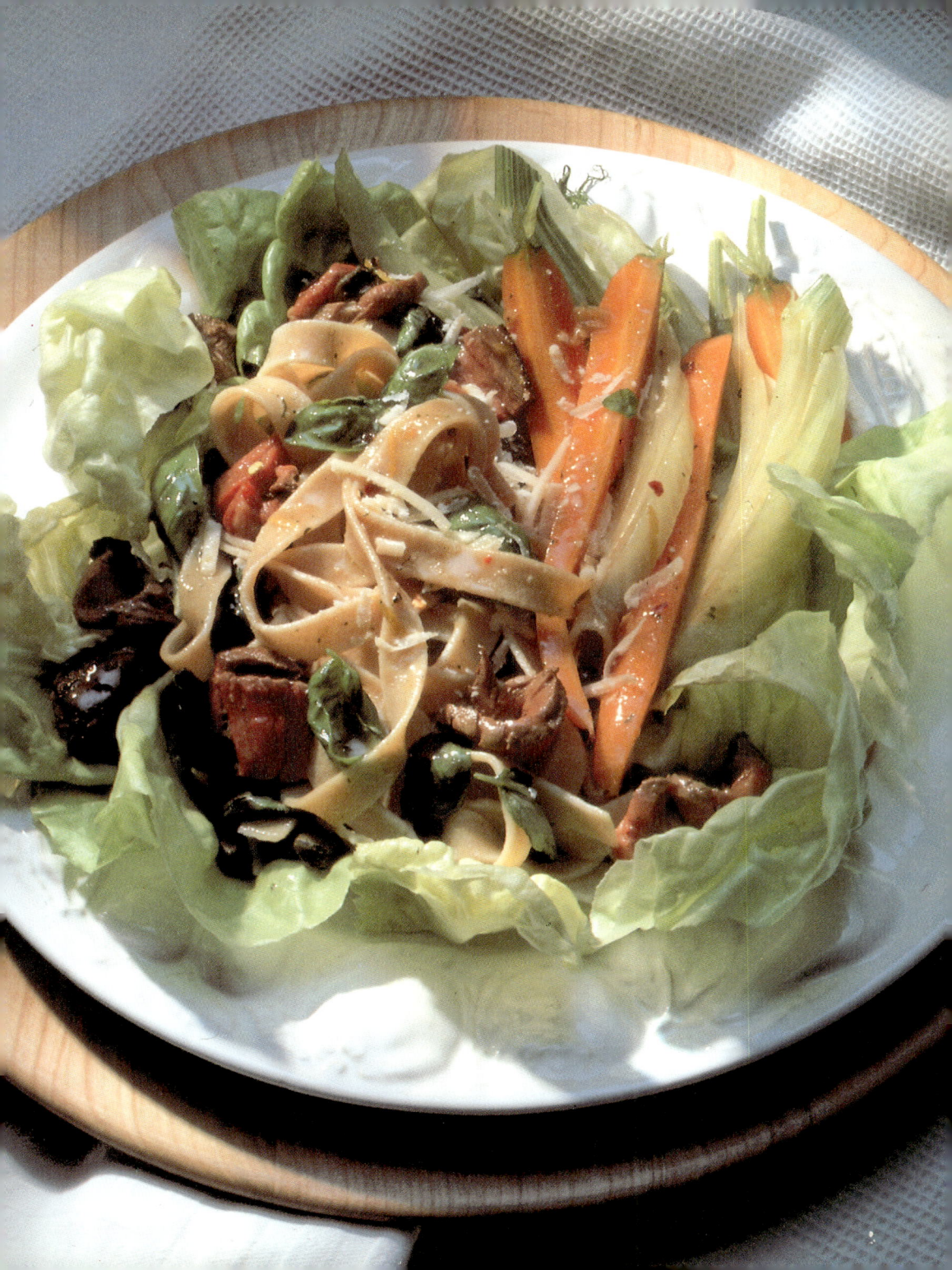

Dienstag

ZUTATEN
(ca. 1000 Kalorien)

1/2 Becher Mager-
milchjoghurt,
1/2 Ecke Schmelzkäse
(20 %),
2 Eßlöffel körniger
Frischkäse (60 g),
1 Teel. Crème fraîche,
2 Teelöffel Öl,
1 Roggenbrötchen,
1 Scheibe
Vollkornknäckebrot,
2 Eßlöffel Müsli,
125 g gekochte
Vollkornnudeln
(50 g Rohgewicht),
1 Eßlöffel Kürbiskerne,
40 g Linsen,
Gemüsebrühe
(Instant), Essig,
100 g Chicorée,
100 g Gurke,
3 mittelgroße
Kartoffeln,
1 Lauchzwiebel,
2 kleine Tomaten,
1 Zucchini (150 g),
1/2 Zwiebel, Kresse,
Petersilie, Schnitt-
lauch, Cayennepfeffer,
Estragon (getrocknet
oder frisch),
1 Gewürznelke,
1 Lorbeerblatt, Pfeffer,
Salz, Zitrone.

FRÜHSTÜCK
Käsebrötchen

Ein Roggenbrötchen mit einem Teelöffel Crème fraîche und einer halben Ecke Schmelzkäse bestreichen, mit den Scheiben einer Tomate belegen und einen Eßlöffel Kürbiskerne und Kresse darüberstreuen.

EXTRA
Kräuterbrot

Einen Eßlöffel körnigen Frischkäse mit einem Teelöffel Öl mischen, auf ein Knäckebrot streichen und mit Kräutern und Streuwürze bestreuen.

WARME MAHLZEIT
Linsengemüse und Kartoffeln

Drei Kartoffeln in Salzwasser garen. Vier Eßlöffel Linsen (40 g) und eine Lauchzwiebel in einer halben Tasse Wasser mit einem Lorbeerblatt und einer Gewürznelke 15 Minuten kochen. Salzen. Eine der Länge nach halbierte Zucchini auf die Linsen legen und weitere zehn Minuten garen. Inzwischen einen halben Becher Magermilchjoghurt mit Cayennepfeffer, Zitronensaft, Schnittlauch und einem Teelöffel Öl verrühren. 100 Gramm Chicorée kleinschneiden, mit Zitrone beträufeln und mit dem Gemüse und den Kartoffeln auf den Teller geben. Petersilie darüberstreuen. Dazu gibt es die Joghurtsoße.

TIP: Kochen Sie heute neun Kartoffeln und die doppelte Menge Linsen (80 g) in einer Tasse Wasser. Die Kartoffeln sind für morgen und übermorgen, die Linsen gibt es morgen abend.

EXTRA
Zitronenmüsli

Zwei Eßlöffel Müsli mit Zitronensaft, einem Eßlöffel Mineralwasser und einem Eßlöffel körnigem Frischkäse verrühren.

IMBISS
Nudelsalat mit Gurke

Eine halbe Zwiebel würfeln und in knapp einer halben Tasse Gemüsebrühe, gewürzt mit Pfeffer, einem Teelöffel Essig und etwas Estragon, zwei Minuten kochen. Ein dickes Stück Gurke (100 g) und eine Tomate kleinschneiden. Marinade und Gemüse mit 125 Gramm gekochten Vollkornnudeln (50 g Rohgewicht) mischen. Mit frischen gehackten Kräutern bestreuen.

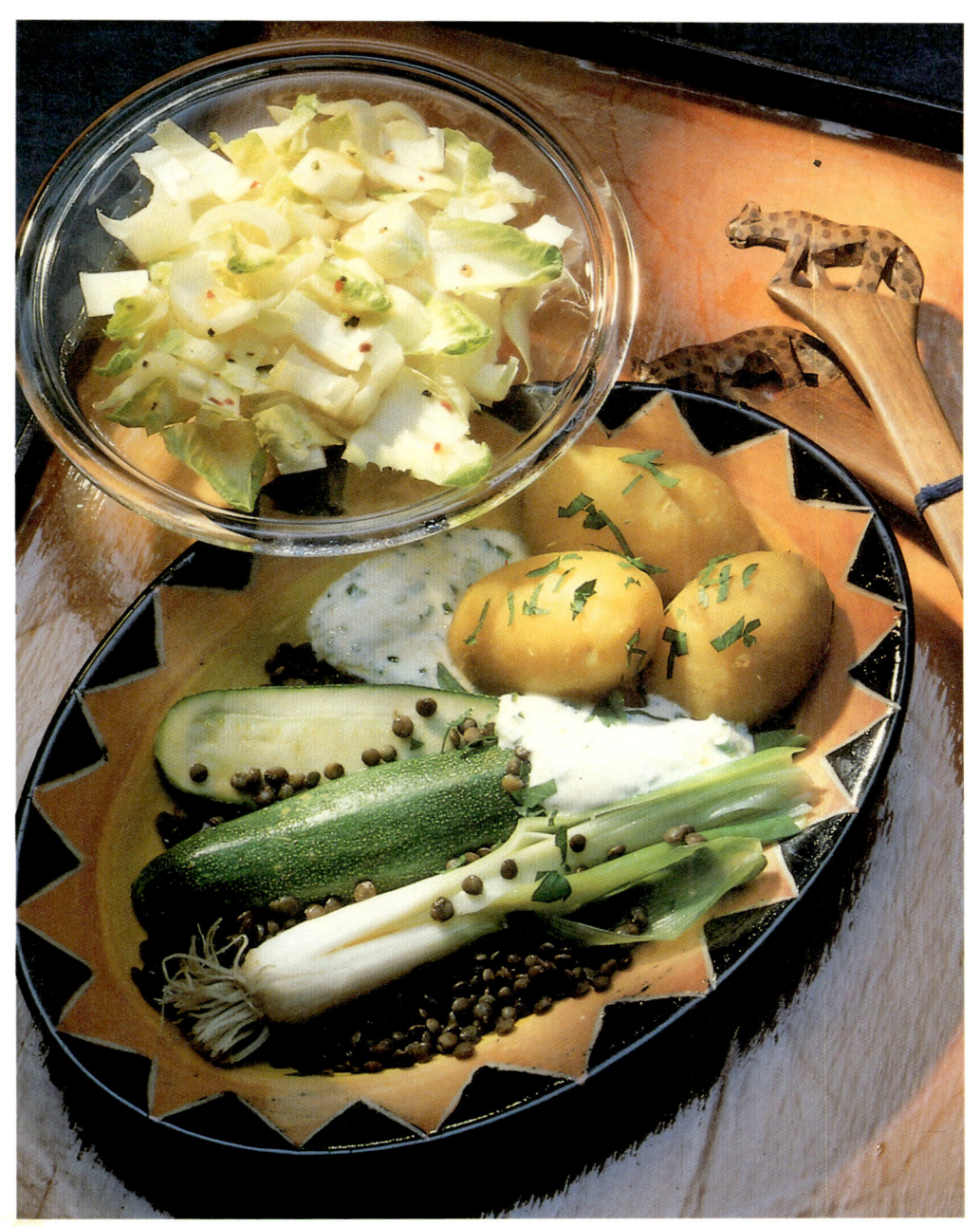

LINSENGEMÜSE UND KARTOFFELN

Mittwoch

ZUTATEN
(ca. 1000 Kalorien)

3 Scheiben Lachs-
schinken (ohne
Fettrand, 60 g),
80 g körniger Frisch-
käse, 3 Teelöffel Öl,
1/2 Scheibe Vollkorn-
knäckebrot,
1 Vollkornzwieback,
2 Eßlöffel Müsli,
1 Teelöffel Honig,
1 Teelöffel Sesam-
samen,
80 g gekochte Linsen
(40 g Rohgewicht),
2 Teelöffel Senf,
1 mittelgroßer Apfel,
1 Grapefruit,
100 g Chicorée,
200 g Gurke,
3 mittelgroße
gekochte Kartoffeln,
1/2 Zwiebel,
Ingwer (frisch oder
gemahlen), Kresse,
Petersilie, Schnitt-
lauch, Cayennepfeffer,
Majoran (getrocknet
oder frisch),
Pfeffer, Salz,
Süßstoff, Zitrone.

FRÜHSTÜCK
Grapefruitmüsli
Das Fruchtfleisch aus einer Grapefruit lösen. Einen halben Apfel raspeln und alles mit zwei Eßlöffel Müsli mischen.

EXTRA
Honig-Zwieback
Einen Vollkornzwieback mit einem Teelöffel Honig bestreichen und mit einem Teelöffel Sesamsamen bestreuen.

WARME MAHLZEIT
Majorankartoffeln mit Lachsschinken
Drei gekochte Kartoffeln und eine halbe Zwiebel würfeln. In einem Teelöffel Öl braten und mit Salz, Pfeffer und Majoran würzen. Für den Salat 100 Gramm Chicorée, einen halben Apfel und ein kleines Stück Gurke (100 g) kleinschneiden. Eine Soße aus zwei Teelöffel Senf, einem Teelöffel Öl, Salz, Cayennepfeffer, wenig Zitrone und viel Schnittlauch anrühren und über die Gemüse-Apfel-Würfel geben. Salat und Majorankartoffeln mit drei Scheiben Lachsschinken auf einem Teller anrichten.

EXTRA
Frischkäse mit Ingwer
Die restlichen 80 Gramm Frischkäse mit Süßstoff, Zitronensaft und Zitronenschale und mit etwas Ingwer verrühren.

IMBISS
Linsensalat
Die gestern zusätzlich gekochten Linsen (40 g Rohgewicht) mit einem Teelöffel Öl, Zitronensaft, Salz, Pfeffer, einem Stück geraspelter Gurke (100 g) und viel gehackter Petersilie, Schnittlauch und Kresse mischen. Dazu gibt es eine halbe Scheibe Knäckebrot.

VEGETARISCHER TIP: *Für die warme Mahlzeit die Salatsoße zusätzlich mit einem Becher Magermilchjoghurt und einem Teelöffel Sesamsamen verrühren. Das ersetzt den Lachsschinken.*

MAJORANKARTOFFELN
MIT LACHSSCHINKEN

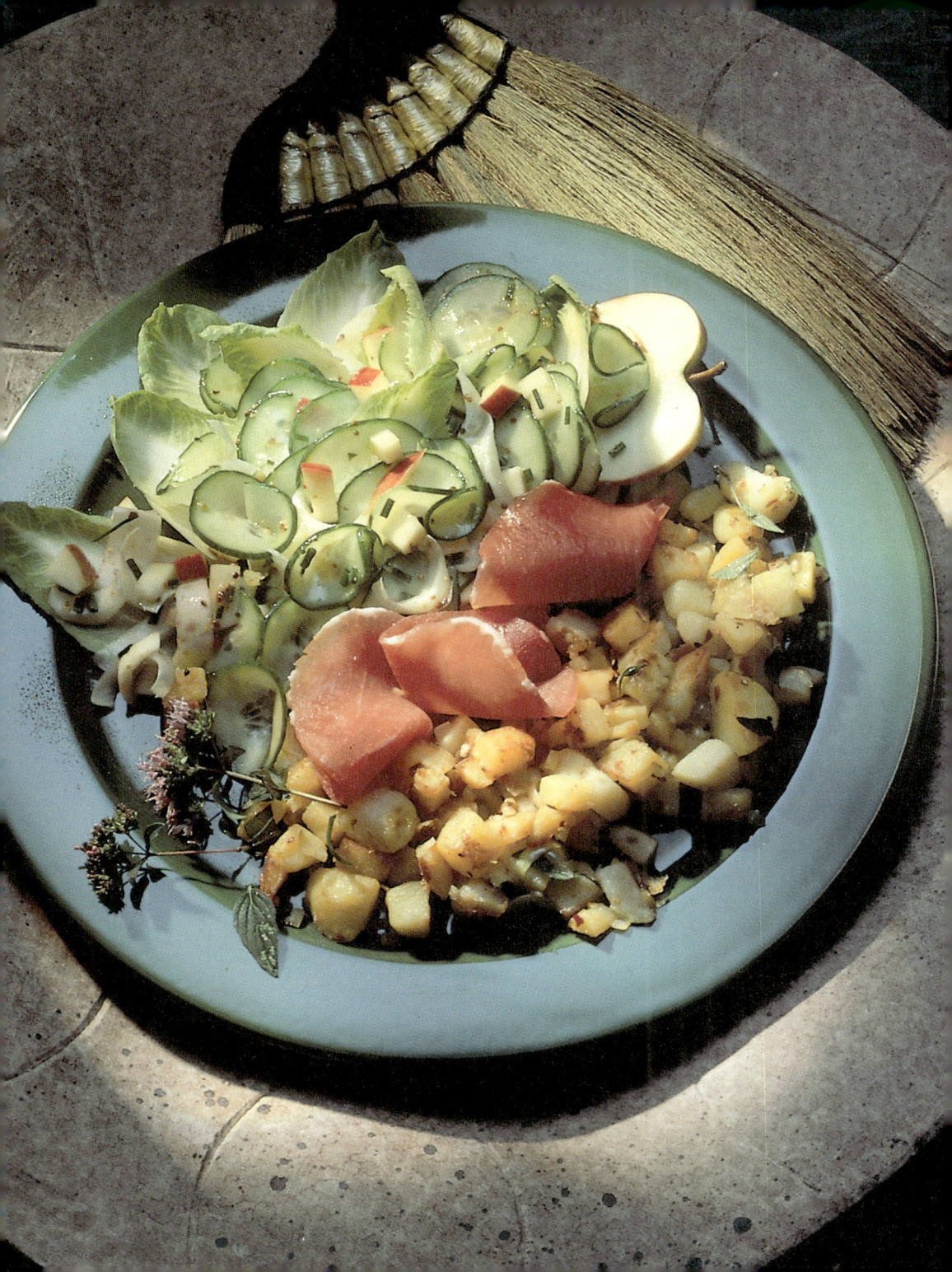

Donnerstag

ZUTATEN
(ca. 1000 Kalorien)

**75 g Beefsteakhack,
2 Scheiben Lachs-
schinken (ohne
Fettrand, 40 g),
7 Eßlöffel Dickmilch
(1,5 %, ca. 105 g),
1 Teelöffel Butter oder
Margarine,
1 Teelöffel Öl,
1 Scheibe Vollkorn-
brot, 1/2 Scheibe
Vollkornknäckebrot,
2 Eßlöffel Müsli,
50 g Gerstengraupen,
1 Eßlöffel Haferkleie,
Gemüsebrühe
(Instant), Sojasoße,
1 Teel. Tomatenmark,
1 Kiwi,
2 kleine Mandarinen,
150 g Brokkoli,
100 g Gurke,
3 gekochte Kartoffeln,
2 kleine Möhren,
1 Zwiebel, Dill,
Liebstöckel,
Petersilie (glatt),
Schnittlauch,
Cayennepfeffer,
Curry, Knoblauch,
Rosenpaprika,
Salz, Süßstoff, Zimt,
Zitrone.**

FRÜHSTÜCK
Schinkenbrot

Eine Scheibe Vollkornbrot mit einem Teelöffel Tomatenmark bestreichen, mit Petersilie und einer Scheibe Lachsschinken belegen. Zusätzlich gibt es eine halbe Scheibe Vollkornknäckebrot mit einem Teelöffel Butter oder Margarine bestrichen und mit frischen Kräutern bestreut.

EXTRA
Obst

Zwei Mandarinen und eine Kiwi

WARME MAHLZEIT
Curry-Gerste mit Hackklößchen

50 Gramm Gerstengraupen, eine gehackte Zwiebel, eine Messerspitze Curry und einen Achtelliter Gemüsebrühe aufkochen und 20 Minuten auf kleiner Wärmestufe quellen lassen. Zwei Möhren und 150 Gramm Brokkoli in wenig Salzwasser 15 bis 20 Minuten garen. 75 Gramm Beefsteakhack mit einem Eßlöffel Haferkleie, Liebstöckel, gehackter glatter Petersilie, Paprikapulver und Salz verkneten, kleine Klößchen formen und die letzten fünf Minuten auf dem Gemüse garen. (Lassen Sie die Klößchen nicht zu lange kochen, sie werden sonst trocken.) Knoblauch hacken, mit einer halben Tasse Gemüsewasser (vom Brokkoli) und etwas Zitronensaft und Zitronenschale in einer Pfanne aufkochen. Flüssigkeit bis auf zwei Eßlöffel verdampfen lassen. Einen Teelöffel Öl und das Gemüse in die Pfanne geben und darin schwenken. Herausnehmen und mit der Gerste und den Klößchen anrichten. Mit frischen Kräutern bestreuen.

TIP: Kochen Sie gleich die doppelte Menge Gerstengraupen, also 100 Gramm, mit zwei gehackten Zwiebeln, einem halben Teelöffel Curry in einem Viertelliter Gemüsebrühe und außerdem 300 Gramm Brokkoli. Die Graupen brauchen Sie Samstag, das zusätzliche Gemüse morgen abend.

EXTRA
Zimtmüsli

Zwei Eßlöffel Müsli mit sieben Eßlöffel Dickmilch verrühren und mit Zimt bestreuen. Nach Geschmack etwas Süßstoff dazugeben.

IMBISS
Kartoffelsalat mit Lachsschinken

Zwei Eßlöffel Gemüsebrühe mit Zitronensaft, Sojasoße und Cayennepfeffer mischen. Drei gekochte Kartoffeln (vom Dienstag) und ein dickes Stück Gurke (etwa 100 g) kleinschneiden und mit der Soße übergießen. Schnittlauch, Dill, Petersilie und eine Scheibe Lachsschinken hacken, darüberstreuen.

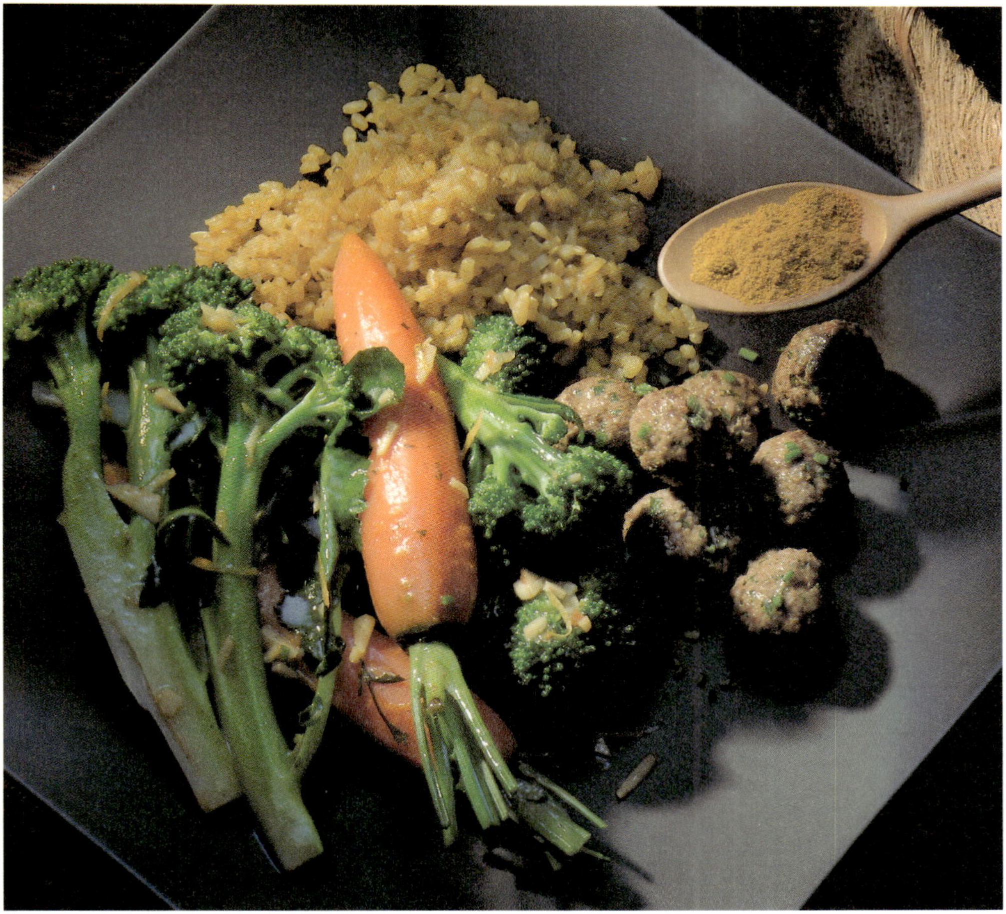

CURRY-GERSTE MIT HACKKLÖSSCHEN

VEGETARISCHER TIP: *Morgens den Schinken durch eine halbe Scheibe Käse (30 %) ersetzen. Statt Beefsteakhack Haferkleie und Gewürze mit 100 Gramm Magerquark und einem halben Teelöffel Öl verrühren. Kräftig abschmecken und im Wasserbad erwärmen. Auf dem Teller mit etwas Gemüsesud übergießen. Für den Imbiß die Salatsoße statt mit Brühe mit einem halben Becher Magermilchjoghurt anrühren.*

Freitag

ZUTATEN

(ca. 1000 Kalorien)

**125 g Lengfisch,
7 Eßlöffel Dickmilch
(1,5 %, etwa 105 g),
1 Teelöffel Butter oder
Margarine,
2 1/2 Teelöffel Öl,
1 Scheibe Vollkorn-
brot, 1 Scheibe
Vollkornknäckebrot,
2 Eßlöffel Müsli,
2 Eßlöffel Kartoffel-
püreeflocken
(mit Milch, 35 g),
2 Teelöffel
Sesamsamen,
2 Eßlöffel Kapern,
1 Teelöffel Senf,
2 Teelöffel Tomaten-
mark,
1 mittelgroßer Apfel,
2 kleine Bananen,
150 g gekochter
Brokkoli,
150 g Chinakohl,
100 g Gurke,
2 kleine Tomaten,
1 Zwiebel, Petersilie,
Ingwer, Knoblauch,
1 Lorbeerblatt, Pfeffer,
Salz, Streuwürze,
Zitrone.**

FRÜHSTÜCK
Ingwermüsli

Sieben Eßlöffel Dickmilch mit zwei Eßlöffel Müsli und etwas gemahlenem oder frisch geriebenem Ingwer verrühren. Eine Banane mit der Gabel zerdrücken und unterheben.

EXTRA
Knäckebrot mit Apfel

Eine Scheibe Vollkornknäckebrot mit einem Teelöffel Butter oder Margarine bestreichen. Einen halben Apfel in dünne Scheiben schneiden, auf das Knäckebrot legen, mit Zitrone beträufeln und mit einem Teelöffel Sesamsamen bestreuen.

WARME MAHLZEIT
Lengfisch auf Chinakohl

125 Gramm Lengfisch mit Salz, Pfeffer und geriebener Zitronenschale bestreuen. Eine Zwiebel, die restliche Gurke (100 g), 150 Gramm Chinakohl und einen halben Apfel kleinschneiden und im heißen Topf dünsten. Mit Streuwürze und einem Lorbeerblatt würzen, den Fisch aufs Gemüse setzen und zugedeckt etwa acht Minuten bei mittlerer Hitze garen. Inzwischen eine gut gefüllte Tasse Salzwasser in einen Topf gießen, aufkochen und mit Petersilie und sieben Eßlöffel Kartoffelpüreeflocken einen Kartoffelbrei rühren. Zwei Eßlöffel Kapern hacken. Fisch, Gemüse und Kartoffelbrei auf einen Teller geben.

Den Sud bis auf zwei Teelöffel Flüssigkeit einkochen, mit Kapern, einem Teelöffel Senf und 1 1/2 Teelöffel Öl mischen und über den Fisch geben.

TIP: Sie können auch Seelachsfilet nehmen.

EXTRA
Sesambanane

Eine Banane in wenig Zitronensaft dünsten und mit einem Teelöffel Sesamsamen bestreuen.

IMBISS
Brokkolisalat

Zwei Teelöffel Tomatenmark auf eine Scheibe Vollkornbrot streichen und mit Kräuterblättern belegen. Dazu gibt es einen Salat: 150 Gramm gekochten Brokkoli und zwei Tomaten kleinschneiden, mit einem Teelöffel Öl, Zitrone, etwas Knoblauch, Salz und Pfeffer mischen und ziehen lassen.

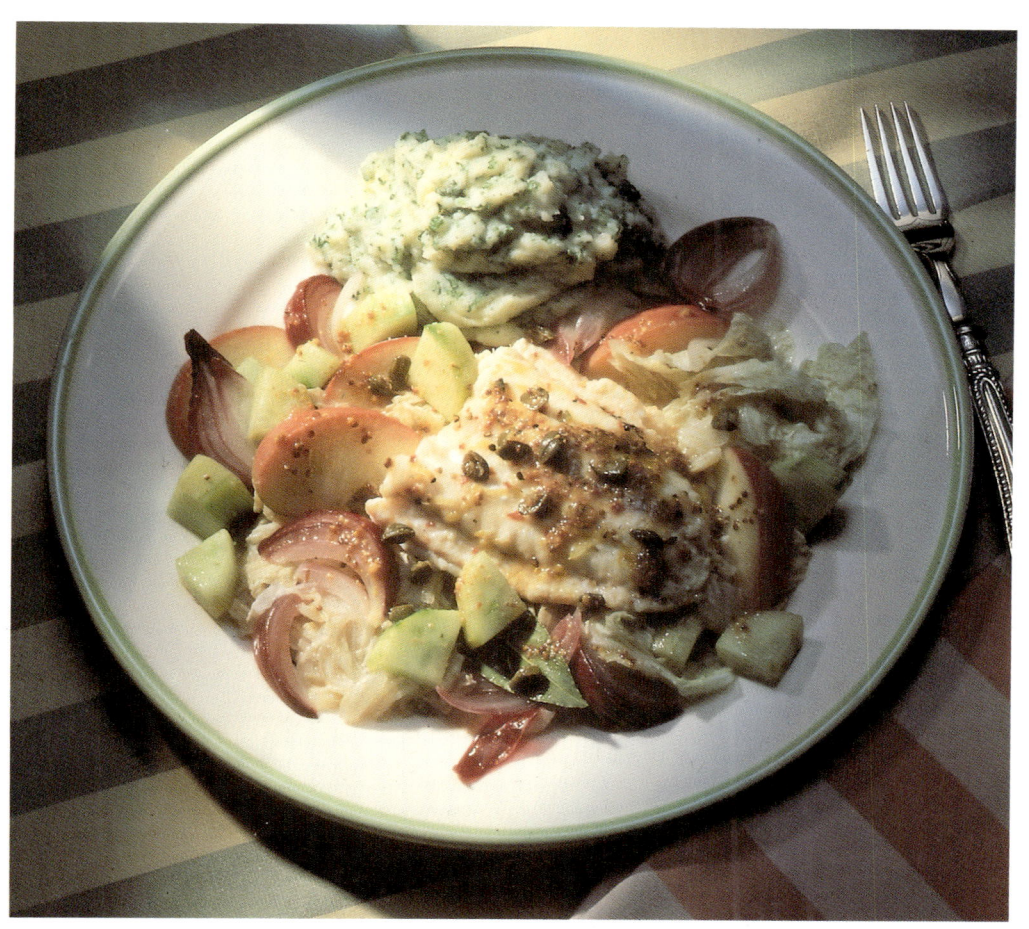

LENGFISCH AUF CHINAKOHL

Samstag

ZUTATEN

(ca. 1000 Kalorien)

1 Ei,
290 g Dickmilch
(1,5 %),
1 Becher
Magermilchjoghurt,
1 Teelöffel Öl,
1 Scheibe
Vollkornbrot,
2 Eßlöffel Müsli,
1 Teelöffel Honig
1 Teelöffel Marme-
lade, 5 Eßlöffel
Kartoffelpüreeflocken
(mit Milch, 25 g),
115 g gekochte
Gerstengraupen
(50 g Rohgewicht),
1 Teelöffel
Sesamsamen,
Gemüsebrühe
(Instant),
Sojasoße,
1 mittelgroßer Apfel,
1 Kiwi,
100 g Champignons,
150 g Chinakohl,
1 Bund Radieschen,
1 Zwiebel,
Petersilie,
Schnittlauch, Curry,
Knoblauch,
Pfeffer, Salz, Zimt,
Zitrone.

FRÜHSTÜCK
Marmeladenbrot mit Kiwi

Eine Scheibe Vollkornbrot mit einem Teelöffel Marmelade bestreichen. Dazu gibt's eine Kiwi.

EXTRA
Honig-Joghurt

Einen Becher Magermilchjoghurt mit einem Teelöffel Honig und etwas Zitrone verrühren.

WARME MAHLZEIT
Curry-Plinsen

115 Gramm gekochte Gerstengraupen (vom Donnerstag: 50 g Rohgewicht, mit einer Zwiebel, einer Messerspitze Curry in einem Achtelliter Gemüsebrühe gegart) mit einem Ei und Petersilie mischen und mit Curry und Salz nachwürzen. Mit einem Eßlöffel kleine Plinsen in eine Pfanne geben, flachdrücken und in einem Teelöffel Öl auf mittlerer Wärmestufe langsam braten. Neun Eßlöffel Dickmilch (ca. 135 g) mit geriebener Zitronenschale, gehacktem Knoblauch und Salz zu einer Soße verrühren. 150 g Chinakohl in feine Streifen schneiden, einen halben Apfel raspeln, mit Zitronensaft und einem Eßlöffel Gemüsebrühe mischen. Soße, Plinsen und Gemüse auf einen Teller geben.

EXTRA
Zimtmüsli

Sieben Eßlöffel Dickmilch (ca. 105 g) mit zwei Eßlöffel Müsli mischen und mit Zimt bestreuen.

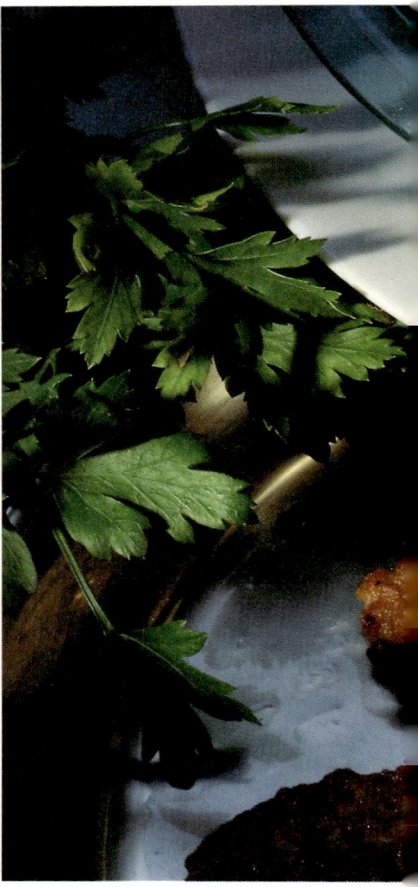

IMBISS
Champignon-Kartoffelbrei mit Zitronensoße

100 Gramm Champignons kleinschneiden und in einer knappen Tasse Wasser mit etwas Gemüsebrühe und Pfeffer aufkochen.

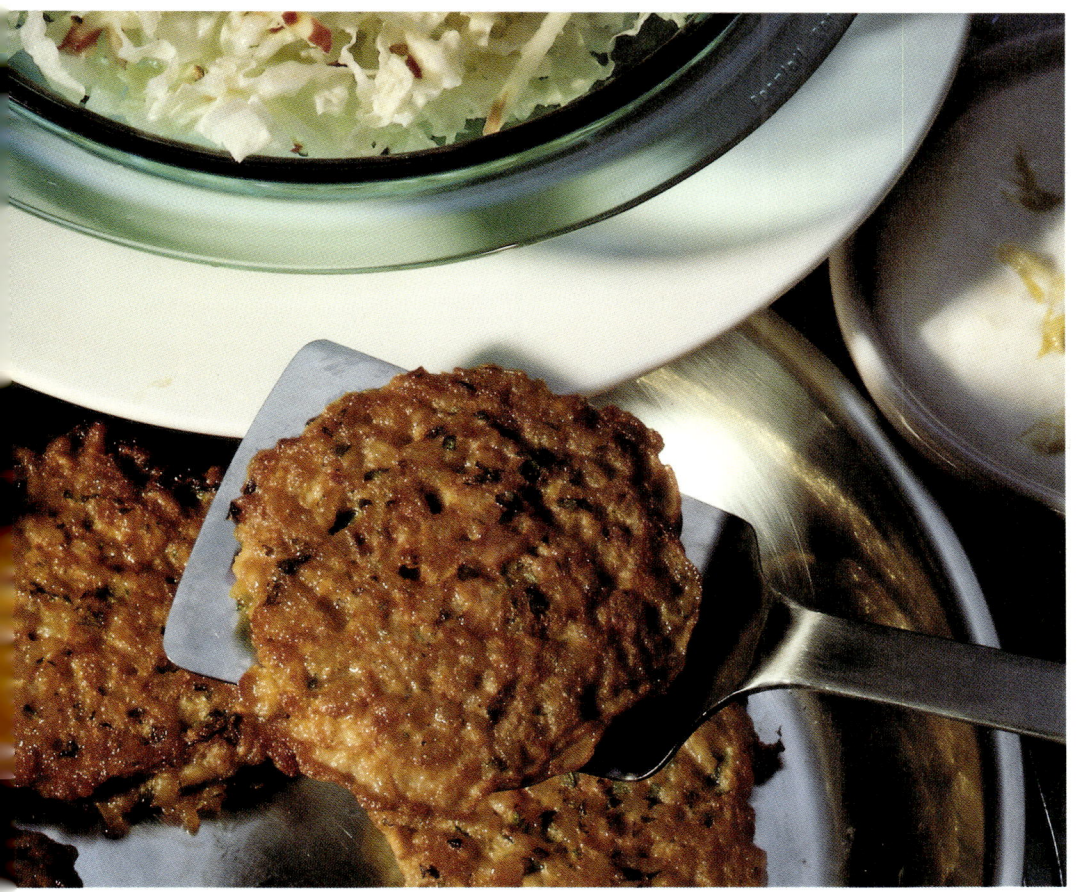

CURRY-PLINSEN

Fünf Eßlöffel Kartoffelpüreeflok-
ken und etwas gehackte Petersilie einstreuen. Die restliche
Dickmilch (drei Eßlöffel) mit Zitronensaft und Salz verrühren
und mit dem Kartoffelbrei auf
einen Teller geben. Dazu gibt es

einen Salat: einen halben Apfel
und ein Bund Radieschen raspeln, mit Zitronensaft, Sojasoße,
einem Teelöffel Sesamsamen und
Schnittlauch mischen.

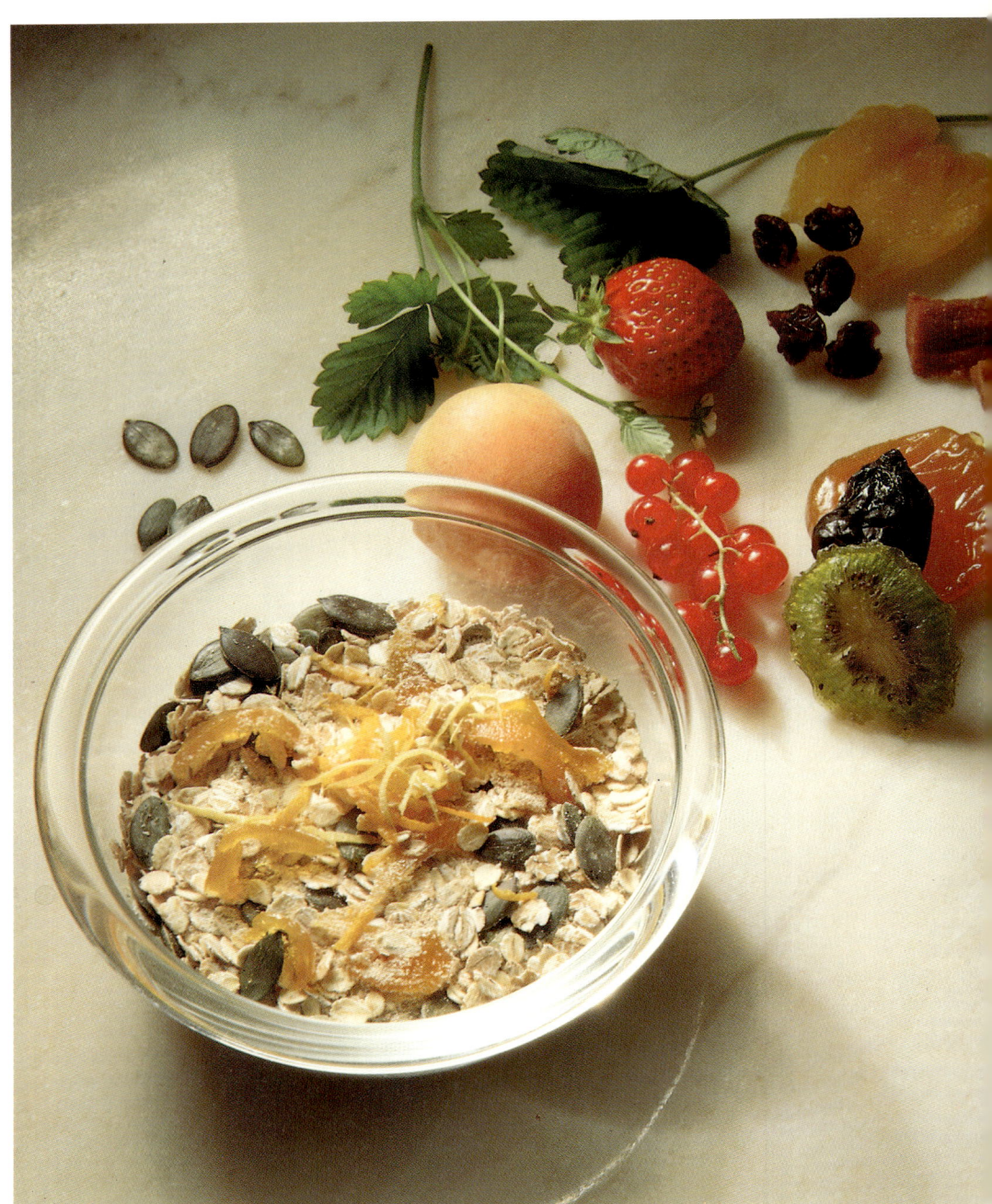

Das „Brigitte-Müsli"

Vier-Korn-Flocken und Kürbiskerne in einer trockenen Pfanne
nacheinander rösten.

Kürbiskerne und Aprikosen grob
hacken und mit den restlichen
Zutaten in einer Schüssel vermengen. Abkühlen lassen und in
eine gut verschließbare Dose füllen. Kühl und trocken lagern.

Diese Mischung ergibt 28 gestri-
chene (!) Eßlöffel oder 242
Gramm Müsli. Ein gestrichener
Eßlöffel sind 8 - 9 Gramm.

TIP: Durch den hohen Anteil an
Haferkleie ist das BRIGITTE-Müsli
besonders verdauungsfreundlich.
Wenn man es vor dem Essen
etwas quellen läßt, ist es noch
bekömmlicher.

Zutaten für 14 Tage:
10 Eßlöffel Vier-Korn-
Flocken (75 g),
7 - 8 Aprikosen,
getrocknet und unge-
schwefelt (50 - 60 g),
4 Eßlöffel Kürbiskerne
(32 g),
10 Eßlöffel Haferkleie
mit Keim (75 g) ,
abgeriebene Schale
von je einer Orange
und Zitrone.

VORRATSLISTE

Das sollten Sie im Hause haben:

Aprikosen (getrocknet und ungeschwefelt)	Lorbeerblatt
	Majoran
Bohnenkraut (getrocknet)	Marmelade (ohne Zuckerzusatz)
Butter oder Margarine	Mineralwasser
Cayennepeffer	Naturreis
Crème fraîche	Öl - zum Kochen
Curry	Öl - kaltgepreßt, für Salate
Essig	
Estragon	Edelsüß- und Rosenpaprika
Fenchelsamen	
Gemüsebrühe (Instant)	Parmesankäse
Gewürznelken	Pfeffer (schwarz)
Gerstengraupen	Rosmarin (getrocknet)
Haferkleie (mit Keim)	Salz
Honig	Senf
Ingwer (gemahlen oder frisch)	Sesamsamen
	Sojasoße
Kaffeepulver (Instant)	Sonnenblumenkerne
Kapern	Streuwürze
Kartoffelpürreeflocken mit Milch (Instant)	Süßstoff
	Tomatenmark
Knoblauch	Vier-Korn-Flocken
Koriander	Vollkornknäckebrot
Kräuter	Vollkornnudeln
(möglichst frisch):	Vollkornzwieback
- Basilikum	Zimt
- Bohnenkraut	Zitronen (unbehandelt)
- Dill	Zwiebeln
- Estragon	
- Kresse	
- Liebstöckel	
- Majoran	
- Petersilie (glatt oder kraus)	
- Rosmarin	
- Schnittlauch	
Kräutertee	
Kürbiskerne	
Kumin	
Linsen	

Einkaufsliste für die frischen Zutaten

Fisch Fleisch	Beefsteakhack (Gramm)
	Gekochter Schinken (1 Scheibe, 20 g)
	Hähnchenkeule (1 Stück, ca. 125 g)
	Lachsschinken (1 Scheibe, 20 g)
	Rinderfilet (Gramm)
	Lengfisch (Gramm)
	Rotbarschfilet (Gramm)
Brot Milch Eier	Eier (1 Stück, Gewichtsklasse 4)
	Buttermilch (1/2 l, 500 g)
	Dickmilch (1 Becher, 500 g, 1,5 %)
	Magermilchjoghurt (1 Becher, 150 g)
	Magerquark (1 Paket, 250 g)
	Körniger Frischkäse (1 Becher, 200 g)
	Schmelzkäse (1 Ecke, 62 g, 20 %)
	Schnittkäse (1 Scheibe, 20 g, 30 %)
	Roggenbrötchen (1 Stück, 40 g)
	Vollkornbrot (1 Scheibe, 50 g)
Gemüse Obst	Apfel (mittelgroß, 100 g)
	Banane (klein, 100 g)
	Birne (mittelgroß, 175 g)
	Grapefruit (1 Stück, 300 g)
	Himbeeren (TK-Paket, 250 g)
	Kiwi (1 Stück, 100 g)
	Mandarine (klein, 50 g)
	Orange (mittelgroß, 200 g)
	Aubergine (1 Stück, 200 g)
	Blattsalat (1 Portion, 50 - 100 g)
	Bohnen, grüne (TK-Paket, 300 g)
	Brokkoli (Gramm)
	Champignons (Gramm)
	Chinakohl (klein, 300 g)
	Chicorée (Gramm)
	Feldsalat (Gramm)
	Fenchel (mittelgroß, 200 g)
	Kartoffeln (mittelgroß, 75 g)
	Lauchzwiebeln (mittelgroß)
	Möhren (klein, 50 g)
	Paprikaschote (mittelgroß, 150 g)
	Porree (1 Stange, 150 g)
	Radieschen (1 Bund)
	Salatgurke (mittelgroß, 500 g)
	Sauerkraut (kl. Dose, 280 g)
	Tomate (klein, 50 g)
	Zucchini (klein, 150 g)

SO	MO	DI	MI	DO	FR	SA
						100
	3		2			
1						
					125	
1						
	250	250				
	210	105	185			
				1	1/2	
		125	125			
						1/4
	2	1	2			
						1
1	1	1	1	1	1	
2			1		1	
			1			
	1			2		
						1
1						
		1		1		1
1/2	1/2				2	
	1					
2						
		150	150			
						125
						100
						1/2
		3	3	5		
				1		
2	1		2	1	1	1
				1		
		1/2	1/2			
				1/2	1/2	
4	1	1	2	1		1

SO	MO	DI	MI	DO	FR	SA
				75		
		3	2			
100	75					
					125	
						1
				105	105	290
1/2	1/2	1/2				1
		60	60	80		
1/4		1/2				
1		1				
	1			1	1	1
			1		1	1
	1				2	
	1					
			1			
150	100					
				1		1
				2		
1	1					
				150	150	
						100
					150	150
		100	100			
	1/2					
		3	3	3		
1	1	1				
2	2			2		
1	1					
						1
		100	200	100	100	
2	1	2			2	
		1				

Sonntag

ZUTATEN
(ca. 1000 Kalorien)

1 Hähnchenbrustfilet,
1 Becher Magermilch-
joghurt,
1/3 Ecke Schmelzkäse
(20 %),
2 Teelöffel Butter oder
Margarine,
2 Teelöffel Öl,
1 Roggenbrötchen,
2 Eßlöffel Müsli,
1 Teelöffel
Marmelade,
Gemüsebrühe
(Instant),
Essig, 1 Teelöffel Senf,
3 Teel. Tomatenmark,
150 g TK-Heidel-
beeren,
1 Portion Blattsalat,
5 mittelgroße
Kartoffeln,
1 kleine Möhre,
200 g Spargel (oder
Schwarzwurzeln),
1 kleine Tomate,
Basilikum, Petersilie,
Schnittlauch, Curry,
Pfeffer, Salz, Zitrone.

FRÜHSTÜCK
Roggenbrötchen

Eine Brötchenhälfte mit je einem Teelöffel Butter oder Margarine und Marmelade bestreichen. Auf die zweite Hälfte kommen eine drittel Ecke Schmelzkäse und frische Kräuter. Dazu gibt es eine Tomate.

EXTRA
Heidelbeeren

Heidelbeeren auftauen (davon etwa 25 g für heute Nachmittag aufheben).

WARME MAHLZEIT
Gefülltes Hähnchenfilet

Drei Kartoffeln in Salzwasser garen. 200 Gramm Spargel schälen, kleinschneiden und in einer knappen Tasse Gemüsebrühe 10 Minuten kochen. Für die letzten fünf Minuten eine gewürfelte Möhre hinzufügen. In der Zwischenzeit ein Hähnchenfilet seitlich einschneiden, Tasche mit einem Teelöffel Tomatenmark und Basilikumblättern füllen. Mit Salz und Pfeffer würzen und in einem Teelöffel Öl auf jeder Seite drei Minuten braten. Fleisch, Gemüse und Kartoffeln auf einen Teller geben und warmstellen. Den Spargelsud mit einem Teelöffel Essig in die Pfanne gießen, bis auf zwei Eßlöffel einkochen. Gehackte Kräuter (Petersilie, Schnittlauch) und je einen Tee-

löffel Butter oder Margarine und Senf einrühren. Soße über Fleisch und Gemüse geben.

TIP: Kochen Sie gleich acht Kartoffeln und 400 Gramm Spargel (oder Schwarzwurzeln) in einer knappen Tasse Gemüsebrühe mit zwei Möhren. Sie brauchen die zusätzlichen Kartoffeln und das Gemüse heute und morgen.

VEGETARISCHER TIP: *Statt Fleisch 100 g Tofu in etwas Zitronensaft und Sojasoße marinieren und, wie für das Hähnchenbrustfilet beschrieben, in Öl braten. Pfanne vom Herd nehmen. Tofu mit Tomatenmark bestreichen. Drei Eßlöffel Magermilchjoghurt mit Salz, Pfeffer, einer Messerspitze Mehl und gehackten Basilikumblättern verrühren und in der etwas abgekühlten Pfanne erwärmen. Aber nicht mehr kochen, da die Soße sonst ausflockt*

EXTRA
Heidelbeermüsli

Einen halben Becher Magermilchjoghurt mit je zwei Eßlöffel Müsli und aufgetauten Heidelbeeren (25 g) mischen.

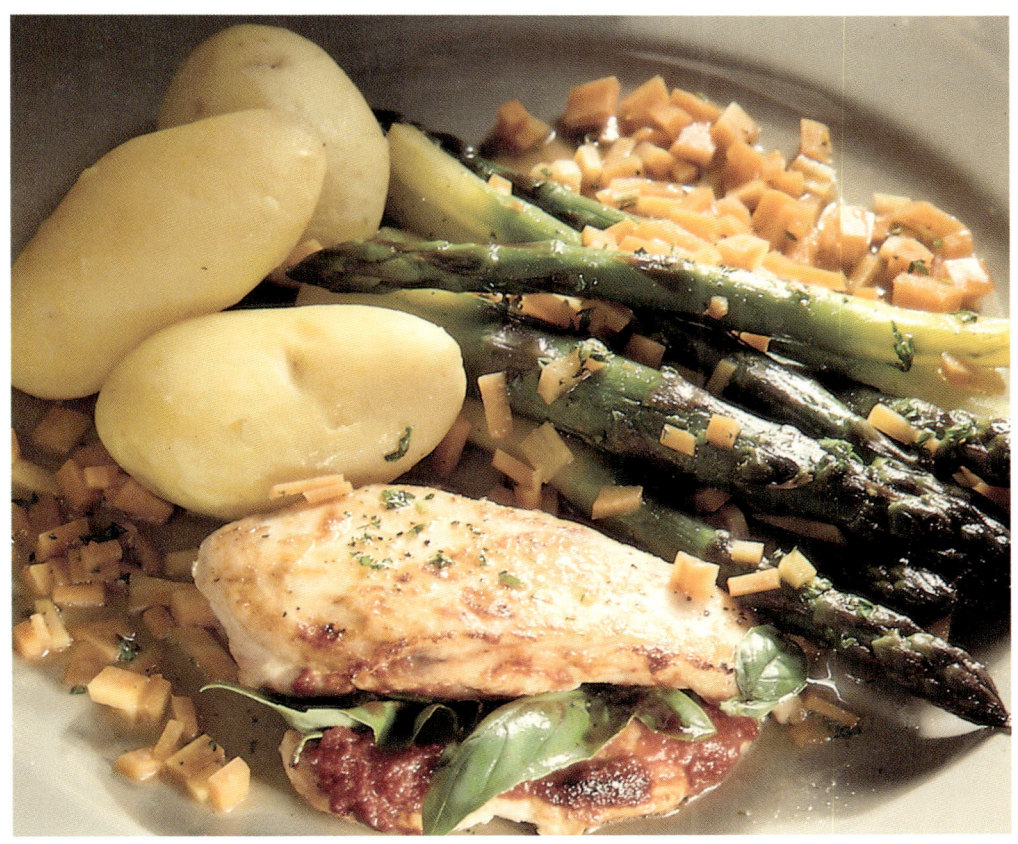

GEFÜLLTES HÄHNCHENFILET

Tomaten-Kartoffeln

Einen halben Becher Magermilch-joghurt mit einem Teelöffel Öl, Zitronensaft, Schnittlauch, Peter-silie, Currypulver und Salz ver-rühren. Mit einer Portion Blatt-salat mischen. Zwei gekochte Kartoffeln halbieren, mit zwei Teelöffel Tomatenmark bestrei-chen, mit Salz und Pfeffer bestreuen und zum Salat essen.

Montag

ZUTATEN

(ca. 1000 Kalorien)

**1 Becher Magermilch-joghurt,
5 Eßlöffel körniger
Frischkäse (150 g),
2 Teelöffel Öl,
1 Scheibe Vollkorn-brot, 2 Eßlöffel Müsli,
1 Eßlöffel Kürbiskerne,
1 Teelöffel
Sesamsamen,
Sojasoße,
1 mittelgroßer Apfel,
100 g TK-Heidel-beeren,
1 Kiwi,
1 kleine Mandarine,
1 Orange,
1 Portion Blattsalat,
3 gekochte
mittelgroße Kartoffeln,
1 kleine gekochte
Möhre, 1 mittelgroße
Paprikaschote,
200 g gekochter
Spargel (oder
Schwarzwurzeln),
Kresse, Schnittlauch,
Thymian, Cayenne-pfeffer, Pfeffer, Salz,
Süßstoff, Zitrone.**

FRÜHSTÜCK
Heidelbeermüsli

100 Gramm tiefgekühlte Heidel-beeren auftauen und mit je zwei Eßlöffel Müsli und körnigem Frischkäse (60 g) mischen.

EXTRA
Eine Orange

WARME MAHLZEIT
Röstkartoffeln mit Frischkäse-Salat

Drei gekochte Kartoffeln vierteln und in einem Teelöffel Öl braten. Mit Salz, Pfeffer und Thymian-blättern würzen. Eine Paprika-schote und einen halben Apfel würfeln und mit Salz, Pfeffer, Zitronensaft, Schnittlauch und 3 Eßlöffel körnigem Frischkäse mi-schen. Die Frischkäsemischung auf einer Portion Salat mit den Kartoffeln anrichten. Kürbiskerne darüberstreuen.

EXTRA
Fruchtsalat

Einen halben Apfel, eine Man-darine und eine Kiwi kleinschnei-den. Alles mit Zitronensaft, einem Becher Magermilchjoghurt und nach Geschmack mit Süßstoff vermengen.

IMBISS
Spargelsalat

200 Gramm gekochten Spargel und eine gekochte Möhre (von gestern) mit Zitronensaft, einem Teelöffel Öl, Sojasoße und Cayennepfeffer würzen. Salat auf eine Scheibe Vollkornbrot geben und mit einem Teelöffel Sesam-samen und Kresse bestreuen.

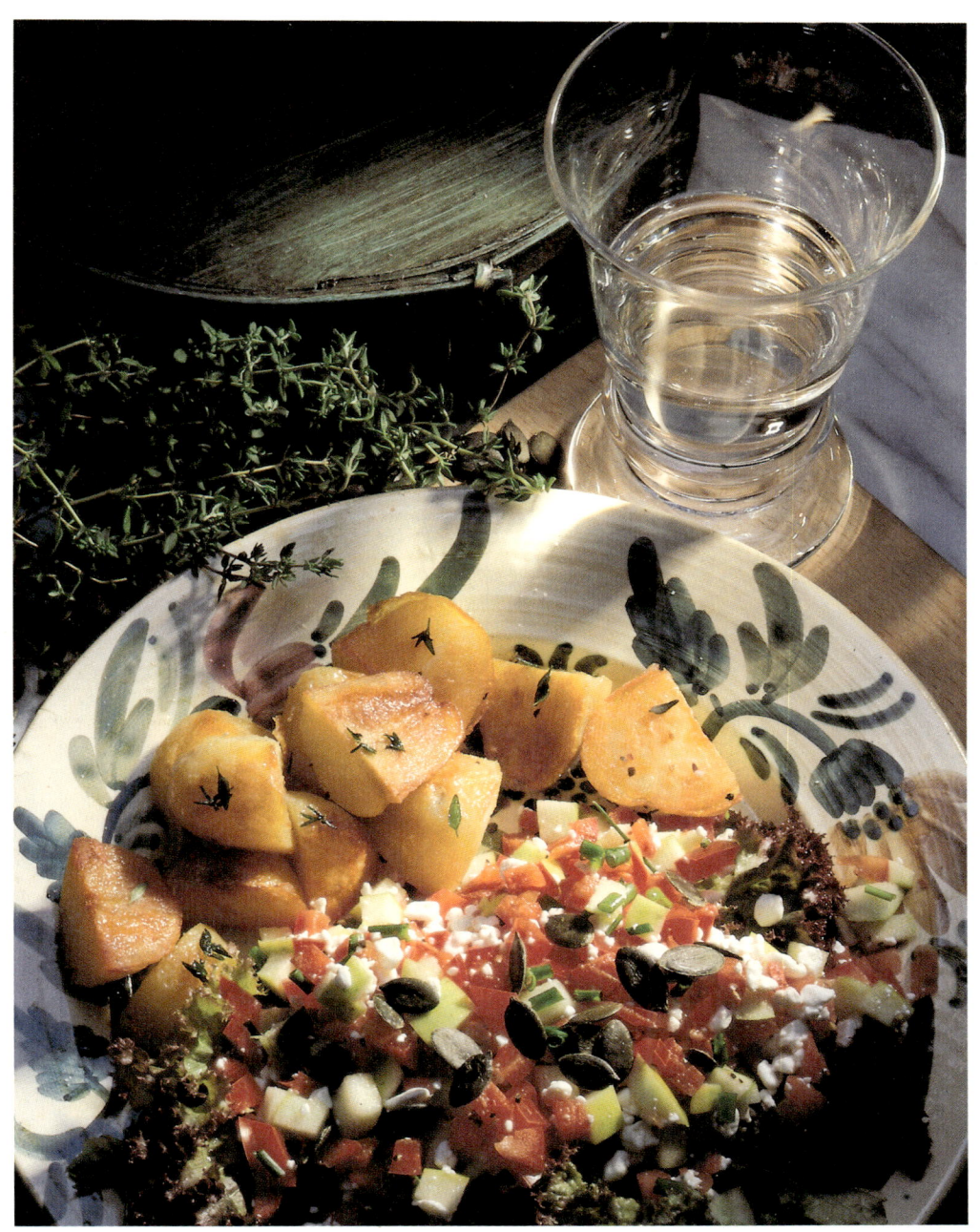

RÖSTKARTOFFELN MIT FRISCHKÄSE-SALAT

Dienstag

ZUTATEN

(ca. 1000 Kalorien)

**100 g mageres
Schweineschnitzel,
2/3 Ecke Schmelz-
käse (20 %),
1 Teelöffel Butter oder
Margarine,
1 1/2 Teelöffel Öl,
1 Scheibe
Vollkornbrot,
2 Scheiben
Vollkornknäckebrot,
2 Eßlöffel Müsli,
1 Teel. Marmelade,
3 Eßl. Naturreis (45 g),
1 Teelöffel
Sonnenblumenkerne,
Gemüsebrühe
(Instant),
1 Teelöffel Kapern,
1 kleine Banane,
2 mittelgroße Birnen,
2 kleine Mandarinen,
200 g Chicorée,
1/2 Fenchelknolle,
Basilikum, Schnitt-
lauch, Curry, Pfeffer,
Salz, Zitrone.**

FRÜHSTÜCK

Knäckebrote

Eine Scheibe Vollkornknäckebrot mit je einem Teelöffel Butter oder Margarine und Marmelade bestreichen. Auf dem zweiten Knäckebrot eine drittel Ecke Schmelzkäse verteilen, Basilikum und einen Teelöffel Sonnenblumenkerne darüberstreuen.

EXTRA

Zwei Birnen

WARME MAHLZEIT

Curryschnitzel

Drei Eßlöffel Naturreis in der dreifachen Menge Salzwasser aufkochen und 30 bis 40 Minuten auf niedrigster Wärmestufe quellen lassen. In den letzten fünf Minuten eine Banane auf dem Reis erwärmen. 100 Gramm dünn geschnittenes Schweineschnitzel flachklopfen, salzen und in der heißen Pfanne ohne Fett auf jeder Seite etwa drei bis vier Minuten braten. Das Schnitzel mit einem halben Teelöffel Öl bestreichen und warmstellen. Für die Soße erst Currypulver, dann etwa eine halbe Tasse Gemüsebrühe in die Pfanne rühren. Zitronensaft und etwas geriebene Zitronenschale hineingeben, einkochen lassen. 200 Gramm Chicorée längs aufschneiden. Die Soße über Fleisch und Chicorée geben. Banane und Reis zu dem Schnitzel auf den Teller legen und mit Schnittlauch bestreuen.

TIP: Kochen Sie heute bereits neun Eßlöffel Reis. Sie brauchen ihn morgen und übermorgen.

VEGETARISCHER TIP:

So ersetzen Sie das Schnitzel: Currypulver, Brühe, Zitronensaft und Zitronenschale in einer Pfanne bis auf einen Eßlöffel Flüssigkeit einkochen. Pfanne etwas abkühlen lassen, sonst verändert sich die Konsistenz der Milchprodukte. 100 Gramm körnigen Frischkäse und einen Eßlöffel Magerquark dazurühren, kurz erwärmen, aber nicht kochen. Aufgeschnittene Chicoréestaude mit Salz und Zitronensaft würzen. Auf einem Teller anrichten, Currykäse dazugeben und mit Schnittlauch bestreuen.

EXTRA

Mandarinenmüsli

Zwei Eßlöffel Müsli mit zwei Eßlöffel Wasser und dem Saft einer Mandarine mischen. Eine kleingeschnittene Mandarine unterheben.

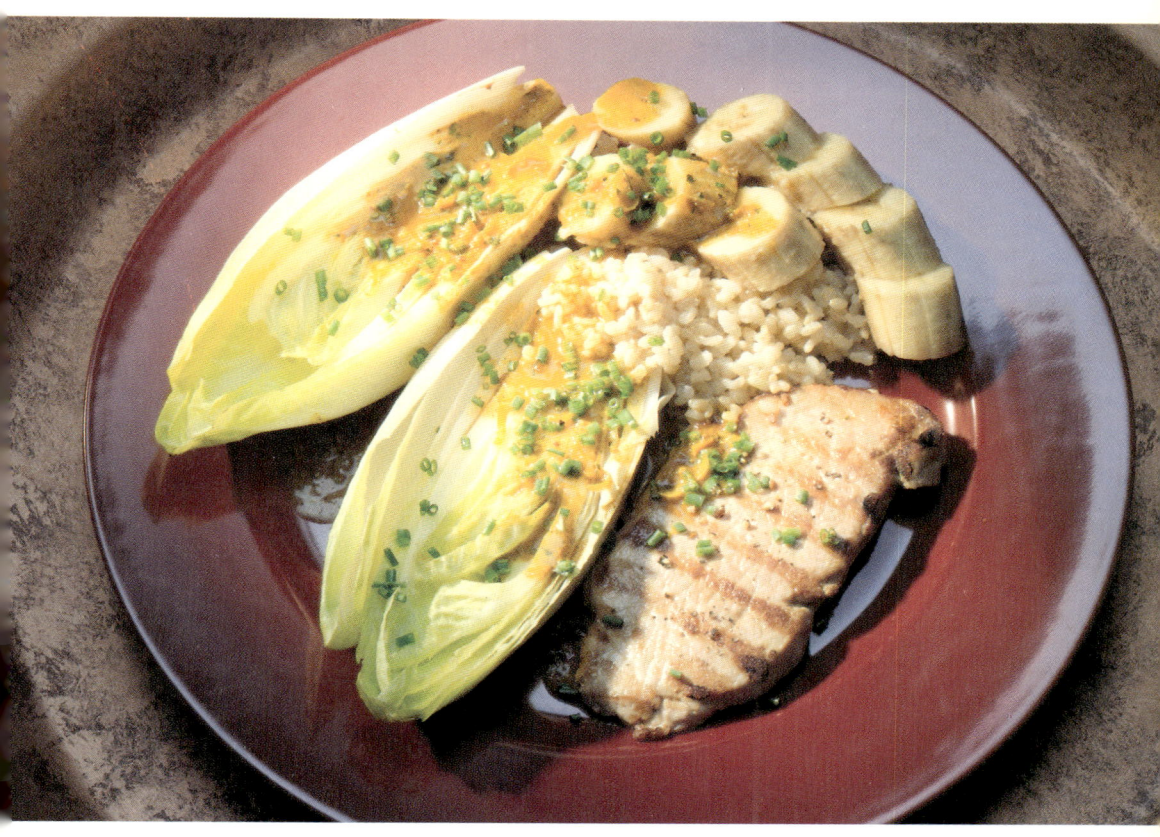

CURRYSCHNITZEL

Käsebrot mit Fenchelsalat

Eine Scheibe Vollkornbrot mit einer drittel Ecke Schmelzkäse bestreichen und mit Schnittlauch und Pfeffer würzen. Eine halbe Fenchelknolle raspeln, mit Zitro- nensaft und einem Teelöffel Öl beträufeln und mit Salz, etwas geriebener Zitronenschale und einem Teelöffel gehackten Ka- pern mischen.

Mittwoch

ZUTATEN
(ca. 1000 Kalorien)

1/2 Paket Magerquark,
50 g körniger
Frischkäse,
2 Teel. Crème fraîche
2 1/2 Teelöffel Öl,
1 Scheibe Vollkorn-
brot, 2 Eßlöffel Müsli,
Kaffeepulver (Instant),
100 g gekochter
Naturreis
(45 g Rohgewicht),
2 Teel. Tomatenmark,
1 mittelgroßer Apfel,
2 kleine Mandarinen,
125 g weiße Bohnen
(1/2 kleine Dose),
1/2 Fenchel (100 g),
1 mittelgroße Kar-
toffel, 1 mittelgroße
Paprikaschote,
1 Stück Salatgurke
(100 g), 1 Zwiebel,
Dill, Petersilie (glatt),
Knoblauch,
1 Lorbeerblatt,
Chili-Gewürz-
mischung, Pfeffer,
Salz, Süßstoff,
Zitrone.

FRÜHSTÜCK
Apfelmüsli
Zwei Eßlöffel Müsli mit einem Eßlöffel Wasser und dem restlichen körnigen Frischkäse (50 g) verrühren. Einen geraspelten Apfel und zwei kleingeschnittene Mandarinen unterheben.

EXTRA
Mokka-Quark
Ein halbes Paket Magerquark mit einem Eßlöffel Mineralwasser, zwei Teelöffel Crème fraîche, Süßstoff und Kaffeepulver (Instant) verrühren.

WARME MAHLZEIT
Chili-Bohnentopf
Je eine Paprikaschote, Kartoffel und einen halben Fenchel kleinschneiden, eine halbe Zwiebel würfeln und eine Knoblauchzehe hacken. Zwiebel und Knoblauch in einem Teelöffel Öl andünsten. Einen Teelöffel Chili-Gewürzmischung einrühren. Das Bohnenwasser aus der Dose dazugeben. Gemüse, Lorbeerblatt und Salz hinzufügen und zugedeckt etwa sieben Minuten kochen. Die Hälfte der Bohnen (125 g) unterheben und weitere fünf Minuten erhitzen. Vor dem Essen einen Teelöffel Öl unterrühren und alles mit gehackter glatter Petersilie bestreuen.

EXTRA
Dillbrot
Eine Scheibe Vollkornbrot mit zwei Teelöffel Tomatenmark bestreichen und mit Pfeffer, Dill und Petersilie bestreuen.

IMBISS
Gurken-Reissalat
Eine halbe Zwiebel fein würfeln und mit einem halben Teelöffel Öl, etwas Zitronensaft, Salz, Pfeffer, Dill, Petersilie, einem Stück kleingeschnittener Gurke und 100 Gramm gekochtem Naturreis (45 g Rohgewicht) mischen. Etwas ziehen lassen.

CHILI-BOHNENTOPF

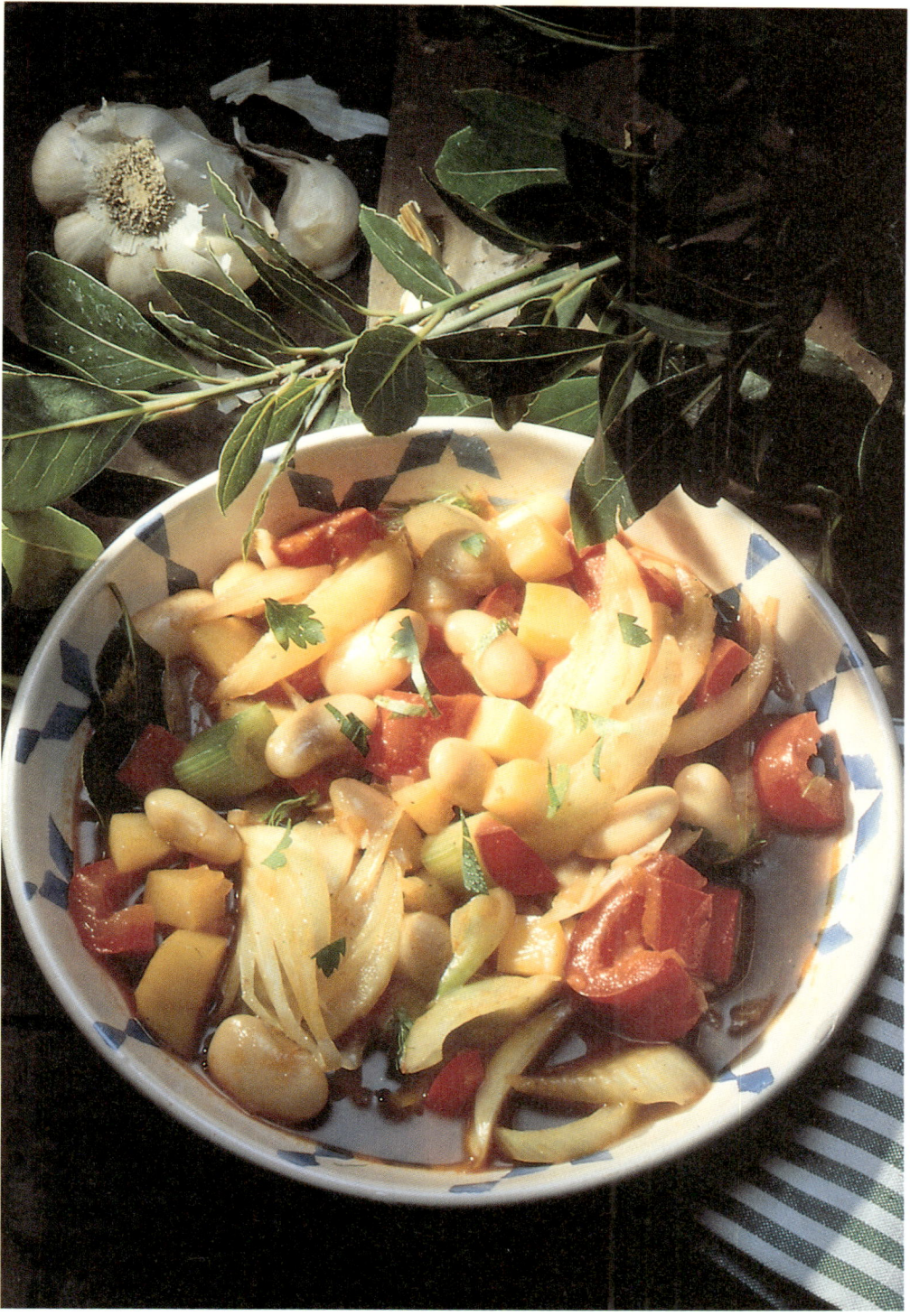

Donnerstag

ZUTATEN

(ca. 1000 Kalorien)

1 Ei, 1 Becher
Magermilchjoghurt,
40 g Magerquark,
1 Eßl. Parmesankäse,
1 Teelöffel Butter oder
Margarine,
2 Teelöffel Öl,
1 Scheibe Vollkorn-
brot, 2 Scheiben
Vollkornknäckebrot,
2 Eßlöffel Müsli,
1 Teelöffel Honig,
100 g gekochter
Naturreis
(45 g Rohgewicht),
1 Eßlöffel
Sonnenblumenkerne,
1 Mandarine,
150 g Blattspinat,
125 g weiße Bohnen
(1/2 kleine Dose),
200 g Salatgurke,
4 kleine Tomaten,
Kresse, Minze,
Schnittlauch,
Thymian,
Cayennepfeffer,
Knoblauch, Pfeffer,
Salz, Streuwürze,
Zitrone.

FRÜHSTÜCK

Kressebrot

Eine Scheibe Vollkornbrot mit einem Teelöffel Butter oder Margarine bestreichen und mit einem Eßlöffel Sonnenblumen- kernen, Streuwürze und Kresse bestreuen. Eine Tomate dazu essen.

EXTRA

Minzmüsli   *Yakka-Quark*

Zwei Blätter frische Minze hacken und mit zwei Eßlöffel Müsli, einem halben Becher Magermilchjoghurt und einem Eßlöffel Wasser verrühren. Zehn Minuten quellen lassen. Eine zer- teilte Mandarine unterheben.

WARME MAHLZEIT

Reisfladen mit Spinat

100 Gramm gekochten Naturreis (45 g Rohgewicht) mit einem Ei, viel Schnittlauch, etwas Salz, Ca- yennepfeffer und Thymian ver- rühren. Eine Pfanne mit einem halben Teelöffel Öl auspinseln. Reismasse hineingeben und zu- gedeckt auf niedriger Wärmestufe etwa fünf Minuten stocken las- sen. Fladen auf einen Topfdeckel stürzen, die Pfanne erneut ein- pinseln und den Fladen von der anderen Seite braten. 100 Gramm Gurke raspeln, eine Tomate wür- feln und mit einem halben Becher Magermilchjoghurt ver- rühren. Mit Salz, Pfeffer, Zitro- nensaft und wenig Knoblauch würzen. 150 Gramm Blattspinat in einen heißen Topf geben und den Spinat zugedeckt drei bis vier Minuten erwärmen. Joghurt- soße, Fladen und Spinat auf einen Teller geben und mit einem Eßlöffel Parmesankäse be- streuen.

TIP: Kochen Sie gleich die dop- pelte Menge Spinat für morgen abend.

EXTRA

Honigknäcke

Einen Teelöffel Honig mit einem Eßlöffel Magerquark auf zwei Scheiben Vollkornknäckebrot streichen.

IMBISS

Bohnensalat

100 Gramm Salatgurke und zwei Tomaten kleinschneiden und mit den restlichen weißen Bohnen (125 g) mischen. Mit geriebener Zitronenschale und Zitronensaft, Pfeffer, Salz, wenig Knoblauch, Schnittlauch und Thymian wür- zen und etwas ziehen lassen.

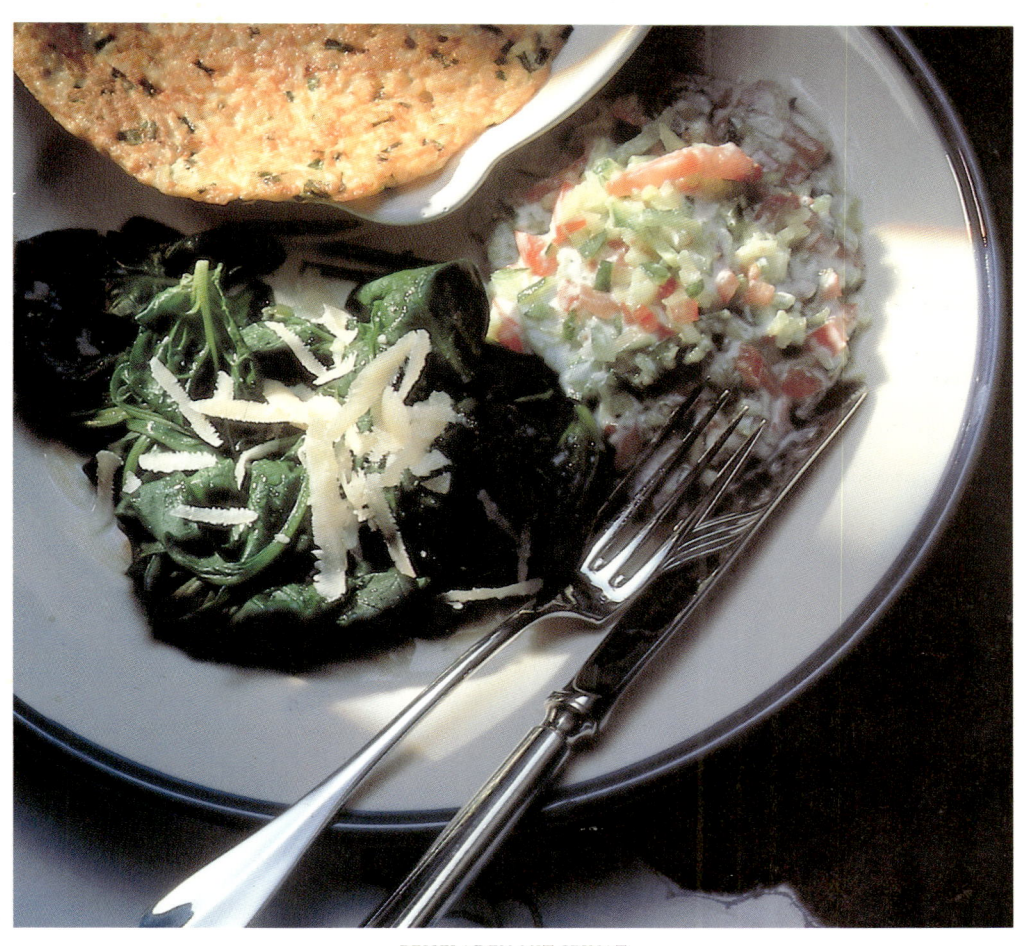

REISFLADEN MIT SPINAT

Freitag

ZUTATEN
(ca. 1000 Kalorien)

125 g Seelachsfilet,
3 Eßlöffel Dickmilch
(1,5 %, 45 g),
1 Teelöffel Butter oder
Margarine,
2 Teelöffel Öl,
1 Scheibe
Vollkornbrot,
1 Scheibe Vollkorn-
knäckebrot,
2 Eßlöffel Müsli,
1 Teel. Marmelade,
1/2 Eßlöffel Sonnen-
blumenkerne,
Gemüsebrühe
(Instant), Essig,
4 Oliven, mit
Paprika gefüllt,
1 kleine Banane,
1 kleine Mandarine,
1 Orange,
150 g Blattspinat
(gedünstet),
3 mittelgroße
Kartoffeln,
1 mittelgroßer
Kohlrabi,
1 kleine Möhre,
2 kleine Tomaten,
Petersilie (glatt),
1 Lorbeerblatt,
Pfeffer, Salz,
Streuwürze,
Zitrone.

FRÜHSTÜCK
Bananenmüsli
Zwei Eßlöffel Müsli mit drei Eßlöffel Dickmilch, wenig Wasser, Zitronensaft und einer halben zerdrückten Banane mischen. Zehn Minuten quellen lassen. Die restliche Bananen-hälfte und eine Mandarine kurz vor dem Essen kleinschneiden und unterheben.

EXTRA
Marmeladenknäcke
Eine Scheibe Vollkornknäckebrot mit einem Teelöffel Butter oder Margarine und einem Teelöffel Marmelade bestreichen.

WARME MAHLZEIT
Seelachsfilet mit Kohlrabi
Drei Kartoffeln kochen. Kohlrabi und Möhre kleinschneiden und in wenig Salzwasser im fest ver-schlossenen Topf garen. Inzwischen in einer Pfanne eine knappe halbe Tasse Gemüse-brühe mit einer Zitronenscheibe, einem Lorbeerblatt und Pfeffer aufkochen. Die Temperatur ver-ringern, und in dem Sud 125 Gramm Seelachsfilet sechs Minuten zugedeckt dünsten. Fisch und Gemüse aus dem Sud nehmen und warmhalten. Ge-müse- und Fischsud zusammen-gießen und bis auf zwei Eßlöffel einkochen. Vier kleingeschnittene Oliven, einen Teelöffel Öl und etwas geriebene Zitronenschale hinzufügen, und die Soße über das Essen geben. Alles mit glatter Petersilie bestreuen.

TIP: Kochen Sie gleich sechs Kar-toffeln. Sie brauchen drei davon morgen mittag.

VEGETARISCHER TIP: *So ersetzen Sie den Fisch: ein halbes Paket Magerquark (125 g) mit zwei Eßlöffel Magermilchjoghurt, ge-hackten Kräutern, Oliven, Öl, geriebener Zitronenschale, Salz und Pfeffer verrühren. Im Wasserbad etwas anwärmen.*

EXTRA
Eine Orange

IMBISS
Spinatsalat
150 Gramm gedünsteten Blatt-spinat mit zwei kleingeschnitte-nen Tomaten, einem Teelöffel Öl, wenig Essig, Streuwürze und Pfeffer mischen. Mit einem hal-ben Eßlöffel Sonnenblumenker-nen bestreuen und eine Scheibe Vollkornbrot dazu essen. Wer mag, kann den Salat auch mit ge-hacktem Knoblauch zubereiten.

SEELACHSFILET MIT KOHLRABI

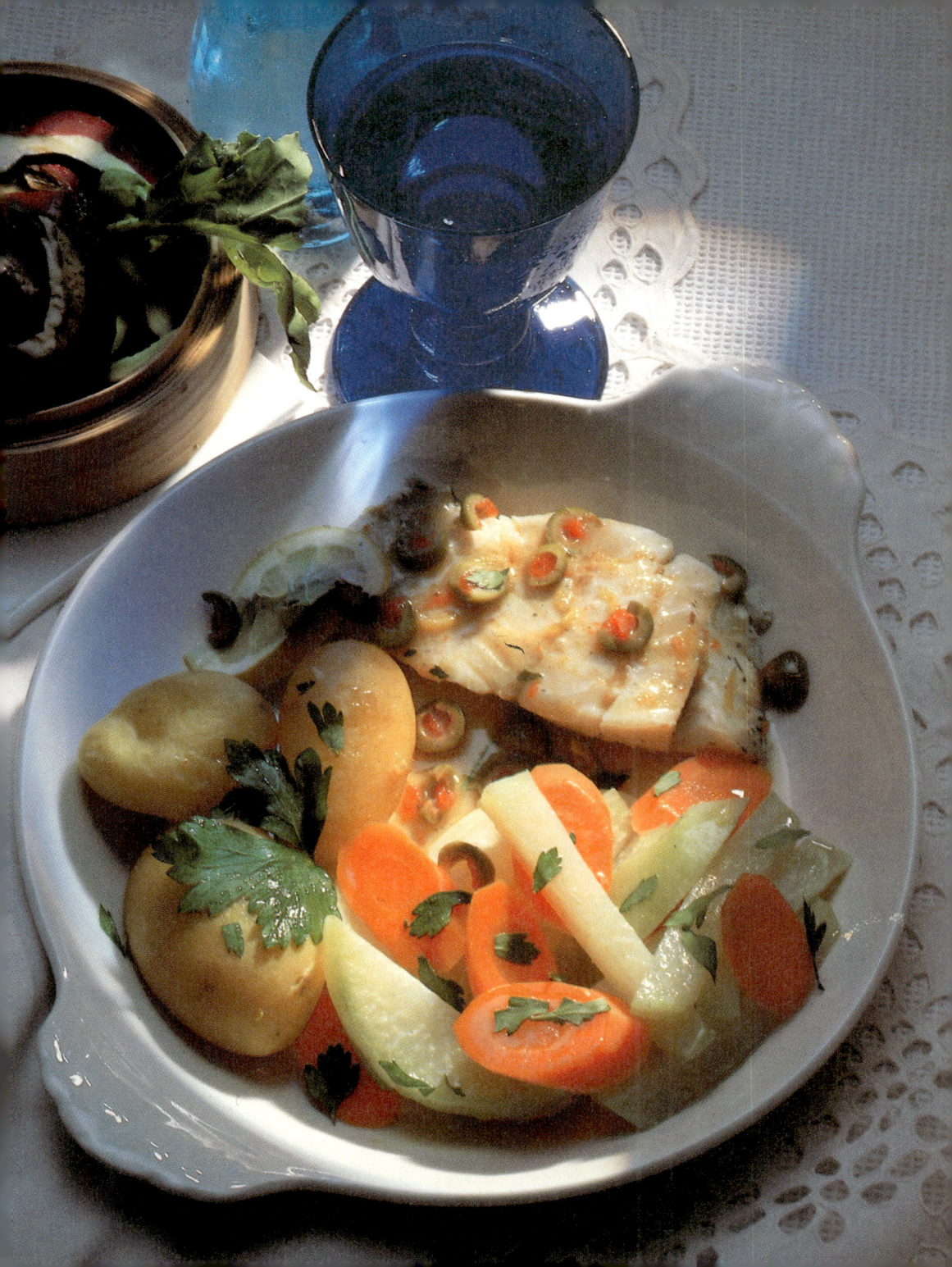

Samstag

ZUTATEN

(ca. 1000 Kalorien)

4 Scheiben Rind-
fleisch- oder
Geflügelsülze (80 g),
3 Eßlöffel Dickmilch
(1,5 %, 45 g),
1 Eßlöffel Magerquark,
1 Teelöffel Butter oder
Margarine,
1 1/2 Teelöffel Öl,
1 kleines Roggen-
brötchen, 1 Scheibe
Vollkornknäckebrot,
1 Vollkornzwieback,
2 Eßlöffel Müsli,
1 Teelöffel Honig,
1 Teelöffel
Marmelade,
2 Teelöffel Senf,
3 Teel. Tomatenmark,
1 mittelgroßer Apfel,
1/2 Paket TK-
Brombeeren (125 g),
1 Portion Blattsalat,
3 mittelgroße gekoch-
te Kartoffeln,
150 g Rosenkohl,
200 g Salatgurke,
1/2 mittelgroße
Zucchini, Kresse,
Schnittlauch,
Knoblauch, Muskat,
Rosen- und Edelsüß-
Paprika,
Pfeffer, Salz,
Streuwürze,
Zitrone.

FRÜHSTÜCK
Roggenbrötchen

Brötchenhälften mit je einem Teelöffel Butter oder Margarine und einem Eßlöffel Magerquark bestreichen. Auf eine Hälfte kommt ein Teelöffel Marmelade, auf die andere ein Teelöffel Senf, etwa 50 Gramm Gurkenscheiben, Kresse, Streuwürze und Pfeffer.

EXTRA
Brombeermüsli

Zwei Eßlöffel Müsli mit zwei Eßlöffel Wasser und etwas Zitronensaft verrühren. Ein halbes Paket aufgetaute Brombeeren damit vermischen, etwas quellen lassen.

WARME MAHLZEIT
Sülze mit Bratkartoffeln

Drei gekochte Kartoffeln kleinschneiden und in einem Teelöffel Öl braten. Mit Salz und Pfeffer würzen. 150 Gramm Rosenkohl in wenig Salzwasser und mit etwas Muskat bestreut etwa 15 Minuten garen. Vier Eßlöffel Sud abnehmen, mit je einer Teelöffelspitze Edelsüß- und Rosenpaprika und mit drei Teelöffel Tomatenmark verrühren, aufkochen und zum Rosenkohl geben. Dazu gibt es 80 Gramm Rindfleisch- oder Geflügelsülze (eine dicke oder vier dünne Scheiben).

TIP: Kochen Sie insgesamt 300 Gramm Rosenkohl, Sie brauchen morgen die zusätzliche Menge.

Sie können eine Tiefkühl-Packung nehmen.

VEGETARISCHER TIP: *Statt Sülze: 150 Gramm Tofu in dünne Scheiben schneiden, mit Zitronensaft, Kräutersalz, Pfeffer und einem Teelöffel Sesamsamen bestreuen und kalt zu Bratkartoffeln und Rosenkohl essen.*

EXTRA
Honigzwieback

Einen Vollkornzwieback mit einem Teelöffel Honig bestreichen.

IMBISS
Zucchini-Gurken-Salat

Eine halbe Zucchini fünf Minuten lang in Wasser kochen. Abkühlen und in Scheiben schneiden. 150 Gramm Salatgurke und einen Apfel raspeln. Mit einer Portion Blattsalat und der Zucchini auf einem Teller anrichten. Drei Eßlöffel Dickmilch mit einem Teelöffel Senf, einem halben Teelöffel Öl, Zitrone, Knoblauch, Schnittlauch, Salz und Pfeffer verrühren und auf dem Salat verteilen. Dazu gibt es eine Scheibe Vollkornknäckebrot.

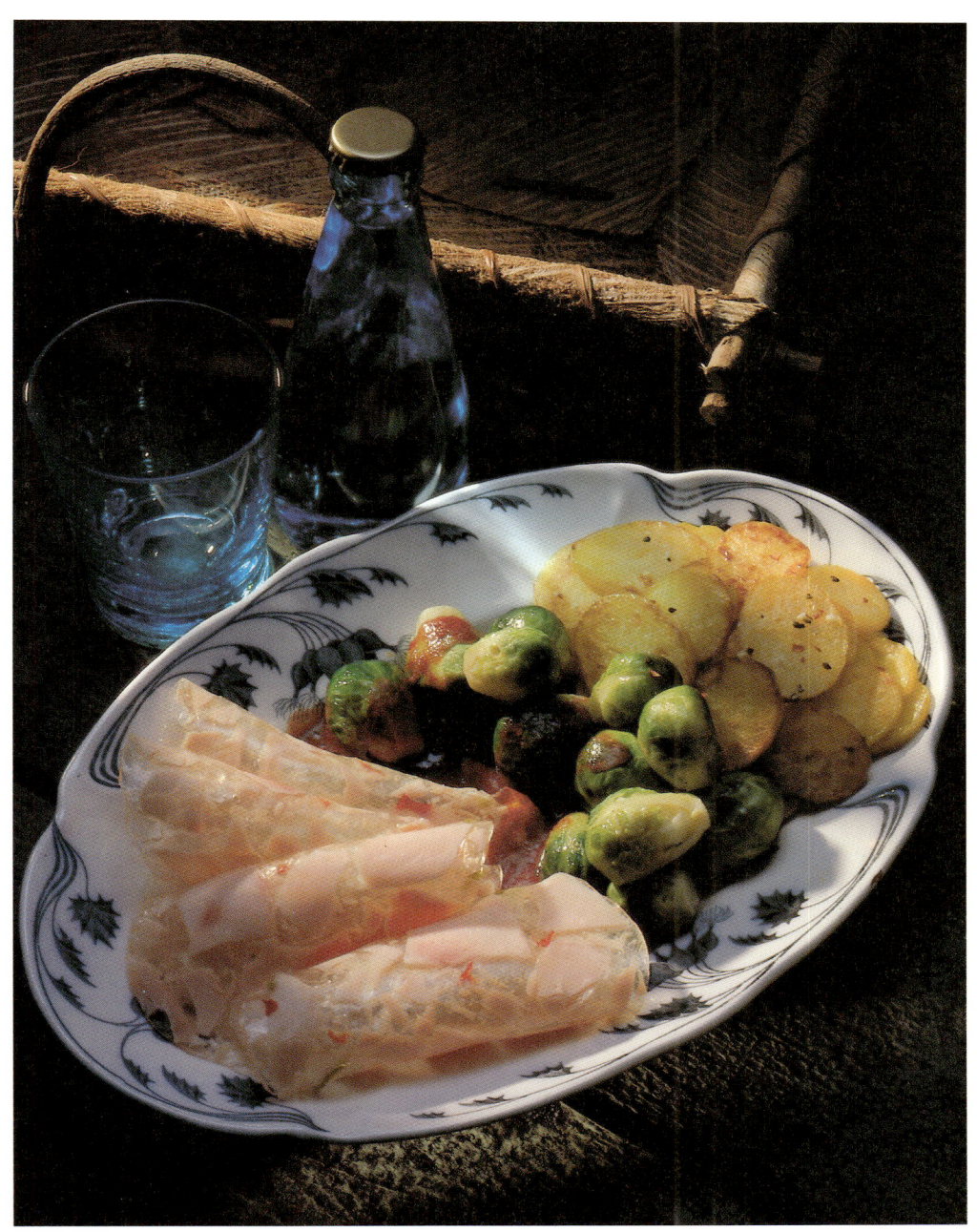

SÜLZE MIT BRATKARTOFFELN

Sonntag

ZUTATEN

(ca. 1000 Kalorien)

1 Scheibe Rindfleisch-
oder Geflügelsülze
(20 g),
100 g Schweinefilet,
3 Eßlöffel Dickmilch
(1,5 %, 45 g),
1 Eßlöffel
Magerquark,
1 Teelöffel Öl,
1 Roggenbrötchen,
2 Scheiben
Vollkornknäckebrot,
2 Eßlöffel Müsli,
1 Teelöffel Marme-
lade, 1 Teelöffel
Sesamsamen,
Gemüsebrühe
(Instant),
1 Teelöffel Senf,
2 Teel. Tomatenmark,
1/2 Paket TK-
Brombeeren (125 g),
1 Kiwi,
2 kleine Mandarinen,
1 Portion Blattsalat,
2 mittelgroße
Kartoffeln,
150 g Rosenkohl
(gekocht),
150 g rote Bete,
1/2 mittelgroße
Zucchini, Petersilie,
Rosmarin, Schnitt-
lauch, Lorbeerblatt,
Pfeffer, Rosenpaprika,
Salz, Zitrone.

FRÜHSTÜCK
Roggenbrötchen

Eine Brötchenhälfte mit einem Teelöffel Senf bestreichen und mit einem Salatblatt und einer Scheibe Rindfleischsülze belegen. Die zweite Hälfte mit einem Eßlöffel Magerquark und Marmelade bestreichen. Einen Teelöffel Sesamsamen darüberstreuen.

EXTRA
Brombeermüsli

Zwei Eßlöffel Müsli mit je einem Eßlöffel Wasser und Zitronensaft und dem Saft einer Mandarine verrühren. 60 Gramm aufgetaute Brombeeren untermischen.

WARME MAHLZEIT
Schweinefilet mit Rosmarin

100 Gramm Schweinefilet mit einem schmalen Messer längs einstechen und einen Rosmarinzweig durchstecken. Das Fleisch etwa 15 Minuten bei mittlerer Hitze in einem halben Teelöffel Öl braten, mit Salz und Pfeffer würzen. Inzwischen zwei Kartoffeln und 150 Gramm rote Bete schälen, würfeln und etwa acht Minuten in einer halben Tasse Gemüsebrühe mit einem Lorbeerblatt bei fest verschlossenem Deckel kochen. Eine halbe Zucchini würfeln, für drei weitere Minuten zum Gemüse geben. Die Flüssigkeit etwas einkochen. Alles mit Schnittlauch und glatter Petersilie bestreuen.

TIP: Braten Sie gleich 150 Gramm Fleisch, das zusätzliche Filet brauchen Sie morgen abend.

EXTRA
Obstsalat

Eine Kiwi und eine Mandarine kleinschneiden und mit den restlichen aufgetauten Brombeeren (etwa 60 g) mischen.

IMBISS
Rosenkohl-Salat

Den gestern gekochten Rosenkohl halbieren und mit Zitronensaft, Salz, Pfeffer und einem halben Teelöffel Öl mischen. Drei Eßlöffel Dickmilch mit Salz, Rosenpaprika, Zitronensaft und Schnittlauch verrühren. Mit einer Portion Blattsalat und dem Rosenkohl auf einen Teller geben. Dazu gibt es zwei Scheiben Knäckebrot, bestrichen mit zwei Teelöffel Tomatenmark. Petersilie darüberstreuen.

VEGETARISCHER TIP: *Zum Frühstück statt der Sülze eine Scheibe Tofu (etwa 25 g) nehmen, mit Streuwürze und Kresse bestreuen. Mittags wird das Schweinefilet durch drei Scheiben Käse (30 %) ersetzt: zwei Scheiben Käse mit zwei Teelöffel Senf bestreichen, Kräuter und Pfeffer darüberstreuen. Die Scheiben übereinanderlegen, einen Teelöffel Öl darüberträufeln, mit der dritten Scheibe abdecken und den Käse auf dem Gemüse schmelzen lassen.*

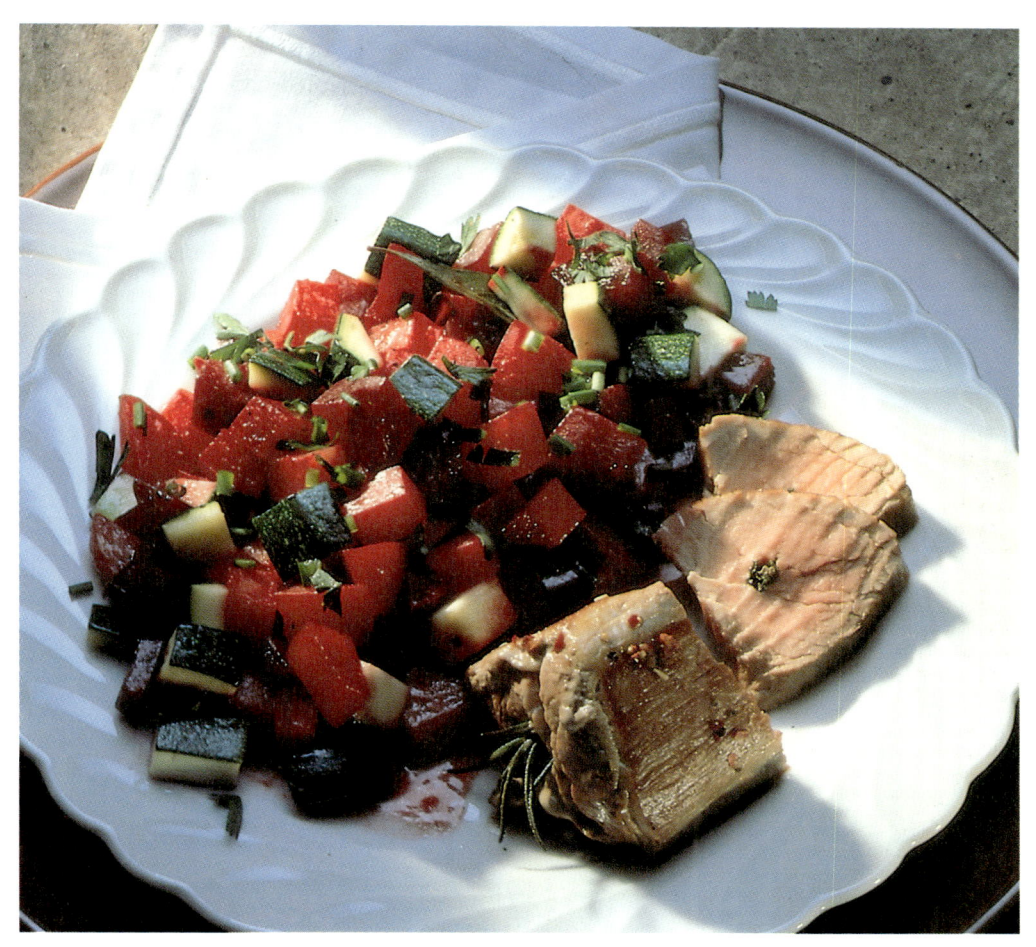

SCHWEINEFILET MIT ROSMARIN

Montag

ZUTATEN
(ca. 1000 Kalorien)

**50 g Schweinefilet (gebraten),
8 Eßlöffel Dickmilch (1,5 %, 120 g),
1 Becher Magermilchjoghurt,
2 Teelöffel Butter oder Margarine,
1 Teelöffel Öl,
1 Scheibe Vollkornbrot, 2 Eßlöffel Müsli,
50 g Hirse,
Gemüsebrühe (Instant),
2 Teelöffel Senf,
1 mittelgroßer Apfel,
1 kleine Banane,
1/2 Paket TK-Erbsen (150 g),
4 kleine Möhren,
1 kleine Tomate,
1 mittelgroße Zwiebel,
Basilikum, Estragon (frisch oder getrocknet), Petersilie (glatt),
Schnittlauch,
Pfeffer, Salz,
Streuwürze,
Zitrone.**

FRÜHSTÜCK
Bananenmüsli
Zwei Eßlöffel Müsli mit acht Eßlöffel Dickmilch (ca. 120 g) verrühren. Eine kleine Banane kleinschneiden, mit Zitronensaft beträufeln und unterheben.

EXTRA
Apfel-Möhren-Salat
Einen Apfel und zwei Möhren raspeln und mit Zitronensaft und Zitronenschale, Salz, gemahlenem Pfeffer, einem Teelöffel Öl und Kräutern mischen.

WARME MAHLZEIT
Gemüsehirse in Estragonsoße
50 Gramm Hirse in einer Tasse Gemüsebrühe aufkochen, zugedeckt auf niedrigster Wärmestufe etwa 20 Minuten quellen lassen, ohne umzurühren. Inzwischen in einem Topf mit knapp einer Tasse Salzwasser etwas Estragon, Petersilie, Pfeffer, zwei Möhren und eine halbierte Zwiebel kochen. In dem Gemüsesud ein halbes Paket tiefgekühlte Erbsen (150 g) nach Packungsanweisung garen. Hirse und Gemüse auf einen Teller geben. Den Sud etwas einkochen. Je zwei Teelöffel Senf und Butter oder Margarine einrühren und die Soße über das Gemüse gießen.

TIP: Kochen Sie die doppelte Menge Hirse in zwei Tassen Brühe, und garen Sie gleich das ganze Paket TK-Erbsen. Sie brauchen beides morgen.

EXTRA
Zitronenjoghurt
Einen Becher Magermilchjoghurt nach Geschmack mit Süßstoff und Zitronensaft verrühren.

IMBISS
Schweinefilet mit Basilikum
Eine Scheibe Vollkornbrot mit Basilikum, den Tomatenscheiben und 50 Gramm gebratenem Schweinefilet belegen. Mit Schnittlauch, Streuwürze und Pfeffer bestreuen.

VEGETARISCHER TIP: *Das Schweinefleisch können Sie durch eineinhalb Scheiben Käse (30 %) ersetzen. Für den Imbiß das Brot zusätzlich mit einem Teelöffel Sonnenblumenkernen bestreuen.*

GEMÜSEHIRSE IN ESTRAGONSOSSE

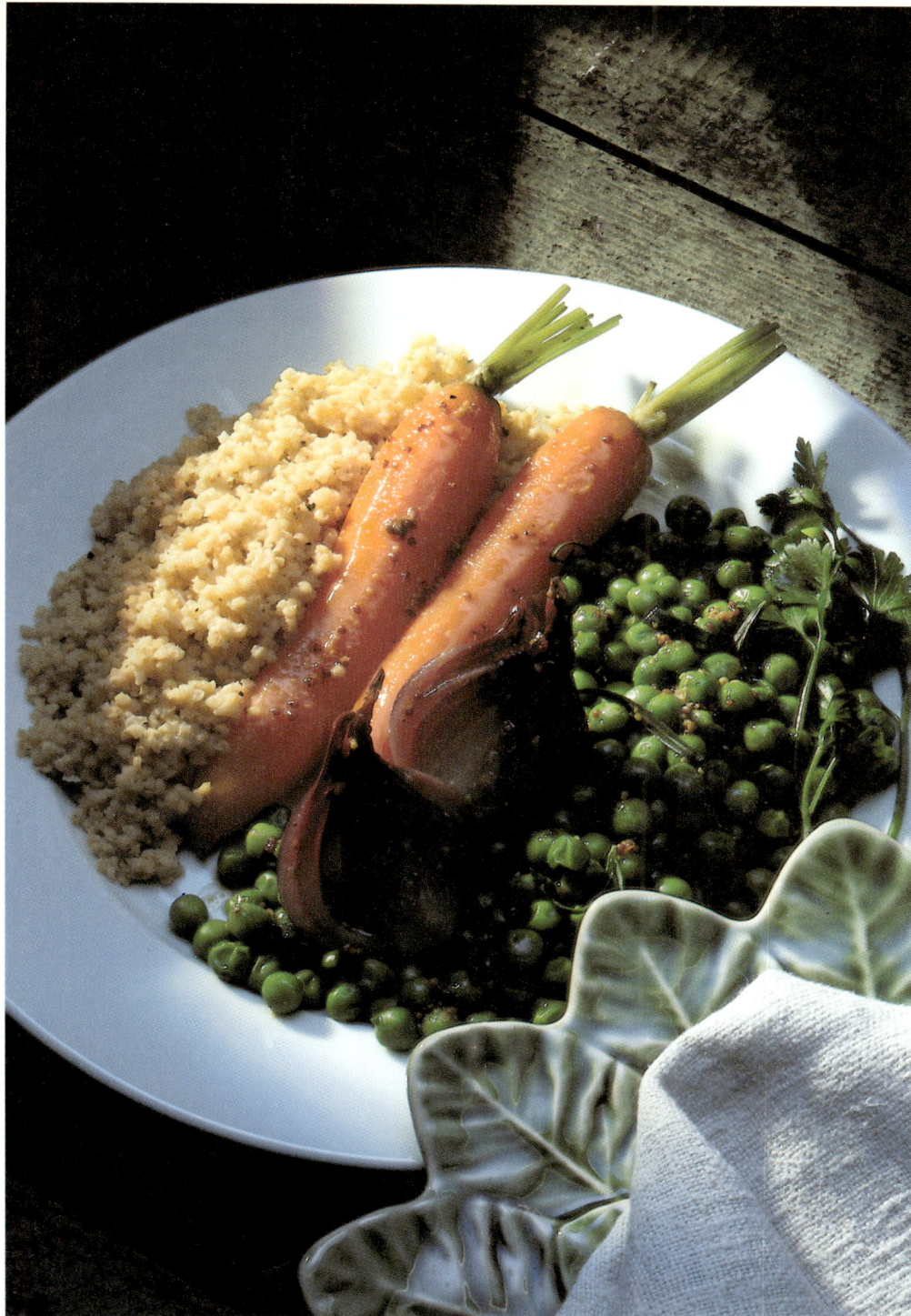

Dienstag

ZUTATEN
(ca. 1000 Kalorien)

1 Ei,
7 Eßlöffel Dickmilch
(1,5 %, ca. 105 g),
1 Becher Magermilch-
joghurt,
2 Scheiben Käse
(45 %),
1/2 Teelöffel Öl,
1 Scheibe
Vollkornbrot,
2 Eßlöffel Müsli,
1 Scheibe Vollkorn-
knäckebrot,
150 g gekochte Hirse
(50 g Rohgewicht),
1 Teelöffel Sonnen-
blumenkerne,
Gemüsebrühe
(Instant),
1 Teelöffel Senf,
1 Teel. Tomatenmark,
1 mittelgroßer Apfel,
2 kleine Mandarinen,
150 g gekochte
Erbsen,
1 mittelgroße
Paprikaschote,
2 kleine Tomaten,
Basilikum, Petersilie,
Schnittlauch,
Cayennepfeffer,
Koriander (gemahlen),
Pfeffer, Salz, Zimt,
Zitrone.

FRÜHSTÜCK
Käsebrot

Eine Scheibe Vollkornbrot mit einem Teelöffel Senf bestreichen, mit einer Käsescheibe und Basilikum belegen. Einen Teelöffel Sonnenblumenkerne darüberstreuen.

EXTRA
Zimtmüsli

Zwei Eßlöffel Müsli mit zwei Eßlöffel Wasser und einer Messerspitze Zimt verrühren. Fünf Eßlöffel Dickmilch (ca. 75 g) unterheben und mit etwas Zimt bestäuben.

WARME MAHLZEIT
Gefüllte Paprikaschoten mit Hirse

150 Gramm gekochte Hirse (50 g Rohgewicht) mit einem Ei, Salz, Pfeffer, gemahlenem Koriander und gehackten Kräutern (Schnittlauch, Petersilie und Basilikum) mischen. Zwei Tomaten würfeln, mit drei Eßlöffel Brühe in einen Topf geben. Darauf zwei mittelgroße Paprikahälften legen, diese zuerst mit Salz und Pfeffer bestreuen, dann mit der Hirse füllen. Zugedeckt zum Kochen bringen und 15 Minuten auf mittlerer Wärmestufe garen. Eine halbe Scheibe Käse würfeln, auf die Paprikahälften geben und weitere fünf Minuten ohne Deckel köcheln. Paprikahälften auf einen Teller legen. Den Tomatensud mit zwei Eßlöffel Dickmilch, einem Becher Magermilchjoghurt und einen halben Teelöffel Öl verrühren. Alles mit Salz und Cayennepfeffer abschmecken und zur Paprika geben.

EXTRA
Ein Apfel und zwei Mandarinen

IMBISS
Käseknäcke mit Salat

150 Gramm gekochte Erbsen (von gestern) mit Salz, Pfeffer, Zitronensaft, zwei Eßlöffel Gemüsebrühe und gehackten frischen Kräutern mischen und ziehen lassen. Dazu gibt es eine Scheibe Vollkornknäckebrot: mit einem Teelöffel Tomatenmark bestreichen und eine halbe Scheibe Käse darauflegen.

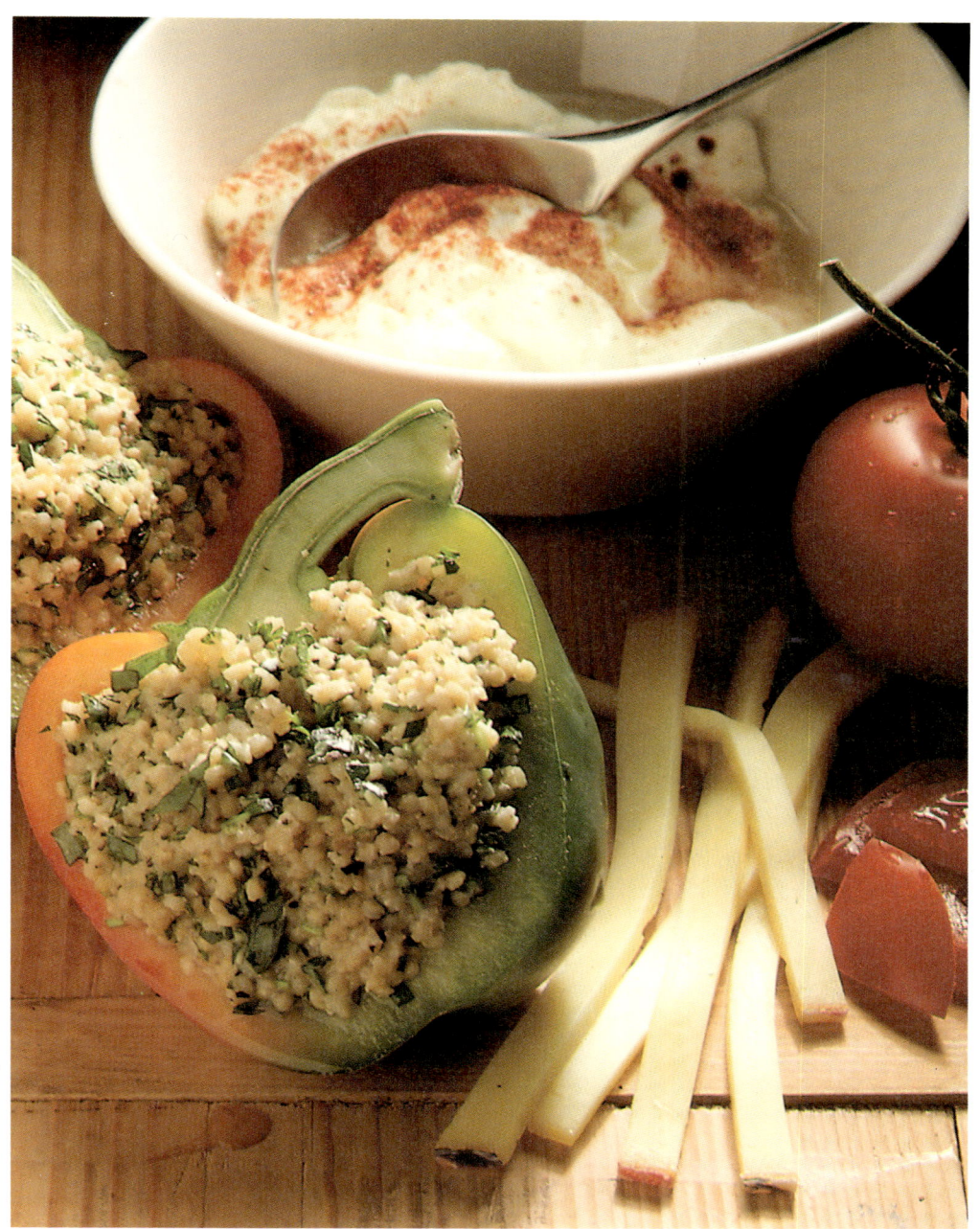

GEFÜLLTE PAPRIKASCHOTEN MIT HIRSE

Mittwoch

ZUTATEN
(ca. 1000 Kalorien)

140 g Dickmilch
(1,5 %),
2 Scheiben Käse
(45 %),
1/2 Paket körniger
Frischkäse (100 g),
1/2 Teelöffel Öl,
1 Scheibe
Vollkornbrot,
2 Eßlöffel Müsli,
1 Teelöffel Senf,
1 mittelgroße Birne,
1 Grapefruit,
1/2 Blumenkohl
(ca. 200 g),
4 mittelgroße
Kartoffeln,
1 Bund Radieschen,
Liebstöckel, Petersilie,
Schnittlauch,
Cayennepfeffer,
Edelsüß-Paprika,
Salz, Zitrone.

FRÜHSTÜCK
Grapefruitmüsli

Zwei Eßlöffel Müsli mit drei Eßlöffel Dickmilch (ca. 45 g) verrühren. Das Fruchtfleisch aus
einer Grapefruit lösen und mit
dem Müsli vermischen.

EXTRA
Kräuterfrischkäse

Ein halbes Paket körnigen Frischkäse mit gehackten frischen
Kräutern, Zitronensaft und Streuwürze mischen, Paprikapulver
darüberstreuen.

WARME MAHLZEIT
Blumenkohl
mit Kräutersoße

Vier Pellkartoffeln kochen. Blumenkohl 20 Minuten in Salzwasser garen. Eine Scheibe Käse
auf einen Teller legen und warmstellen, damit der Käse zu
schmelzen beginnt. Die restliche
Dickmilch (fast 100 g) mit einem
halben Teelöffel Öl, Salz, Cayennepfeffer, Zitronensaft und
Zitronenschale, Schnittlauch, Petersilie, Liebstöckel verrühren.
Blumenkohl mit der Schaumkelle
aus dem Wasser heben, zum
Käse und den gepellten Kartoffeln geben und mit der
Kräutersoße begießen. Über alles
Paprikapulver und frische
gehackte Kräuter streuen.

TIP: Kochen Sie insgesamt sechs
Kartoffeln und einen ganzen Blumenkohl (400 g). Sie brauchen
beides morgen abend. Bewahren
Sie das Blumenkohlwasser im
Kühlschrank auf, es ist für übermorgen.

EXTRA
Eine Birne

IMBISS
Käsebrot mit Radieschen

Eine Scheibe Vollkornbrot mit
einem Teelöffel Senf bestreichen
und mit einer Scheibe Käse und
Kräuterblättern nach Geschmack
belegen. Dazu gibt es ein Bund
Radieschen.

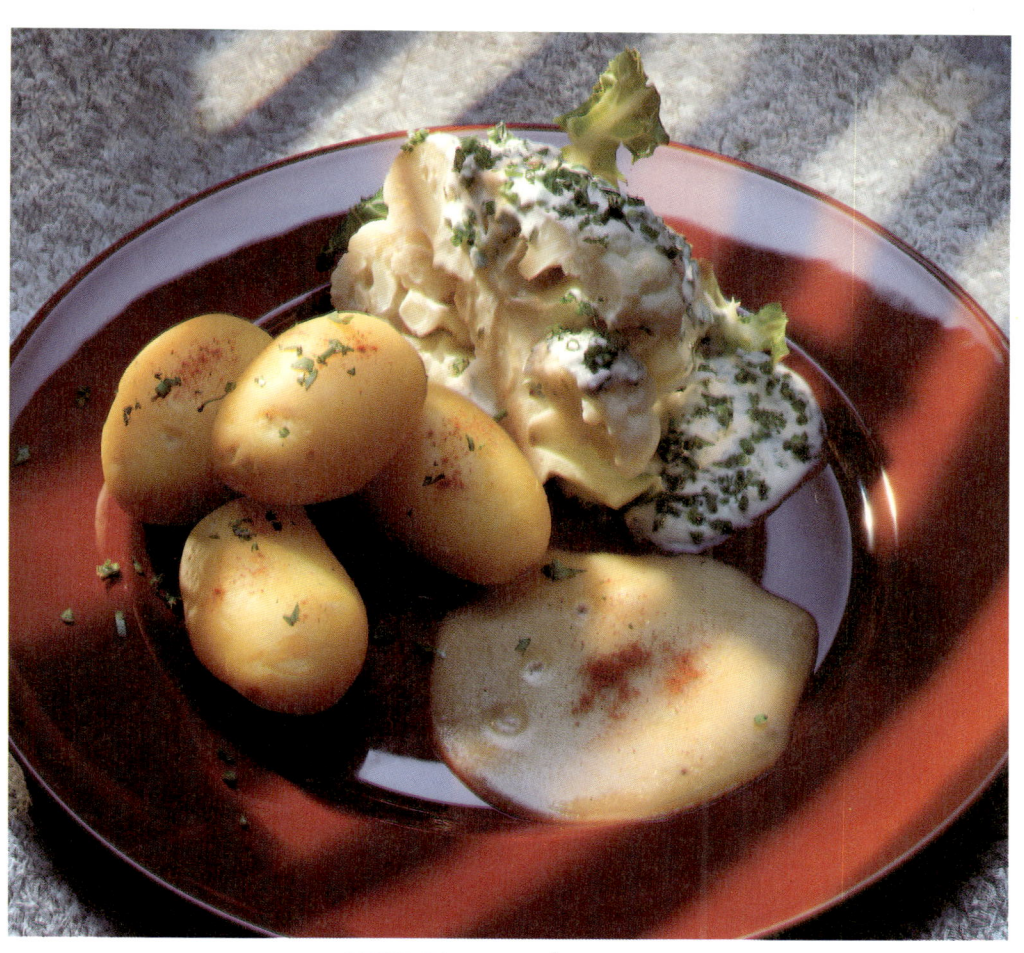

BLUMENKOHL MIT KRÄUTERSOSSE

Donnerstag

ZUTATEN
(ca. 1000 Kalorien)

2 dünne Scheiben
Parmaschinken (40 g),
1 Scheibe Schnittkäse
(45 %),
1 Teel. Parmesankäse,
1 Teelöffel Öl,
1 Scheibe
Vollkornbrot,
2 Eßlöffel Müsli,
50 g Vollkornnudeln,
1 Teel. Sesamsamen,
1 mittelgroßer Apfel,
1 kleine Banane,
1/2 kleiner Blumen-
kohl (200 g, gekocht),
125 g Champignons,
2 gekochte mittel-
große Kartoffeln,
1 kleine Möhre,
1/2 mittelgroße
Stange Porree,
2 kleine Tomaten,
Basilikum,
Petersilie (glatt),
Schnittlauch,
Pfeffer, Salz,
Streuwürze,
Zitrone.

FRÜHSTÜCK
Tomatenbrot

Eine Scheibe Vollkornbrot mit
den Scheiben einer Tomate belegen. Gehacktes Basilikum darüberstreuen. Darauf kommen eine
Scheibe Käse und ein Teelöffel
Sesamsamen.

TIP: Das Brot schmeckt besonders lecker, wenn es kurz unter
den Grill geschoben wird.

EXTRA
Bananenmüsli

Zwei Eßlöffel Müsli mit je einem
Eßlöffel Wasser und Zitronensaft
mischen. Eine halbe Banane zerdrücken und alles verrühren.

WARME MAHLZEIT
Gemüsenudeln
mit Parmaschinken

50 Gramm Vollkornnudeln in
Salzwasser garen. Eine halbe
Stange Porree und eine Möhre in
dünne Streifen schneiden und in
einer Pfanne ohne Fett unter
ständigem Rühren kurz andünsten. 125 Gramm kleingeschnittene Champignons dazugeben, mit
Streuwürze und zwei Eßlöffel Zitronensaft würzen. Drei Eßlöffel
Nudelwasser und glatte Petersilie
mit dem Gemüse mischen, anschließend mit den abgegossenen
Nudeln vermengen. Mit einem
Teelöffel Parmesankäse und Pfeffer bestreuen. Dazu gibt es zwei
sehr dünn geschnittene Scheiben
Parmaschinken.

TIP: Kochen Sie heute am besten
100 Gramm Nudeln, Sie brauchen die Hälfte morgen.

VEGETARISCHER TIP: *Nehmen Sie
statt Schinken 100 Gramm Tofu.
Tofu würfeln, in etwas Sojasoße
marinieren und auf dem Gemüse
erwärmen. Einen Teelöffel Öl
über die Gemüsenudeln träufeln.*

EXTRA
Früchte

Eine halbe Banane und einen
Apfel kleinschneiden und mit
Zitronensaft beträufeln.

IMBISS
Blumenkohlsalat

Einen halben gekochten Blumenkohl und zwei gekochte Kartoffeln kleinschneiden. Eine Tomate
fein würfeln, mit einem Teelöffel
Öl, Zitronensaft, Salz und Pfeffer
verrühren. Salatsoße mit dem
Gemüse vermischen. Gehackten
Schnittlauch und Petersilie darüberstreuen.

GEMÜSENUDELN
MIT PARMASCHINKEN

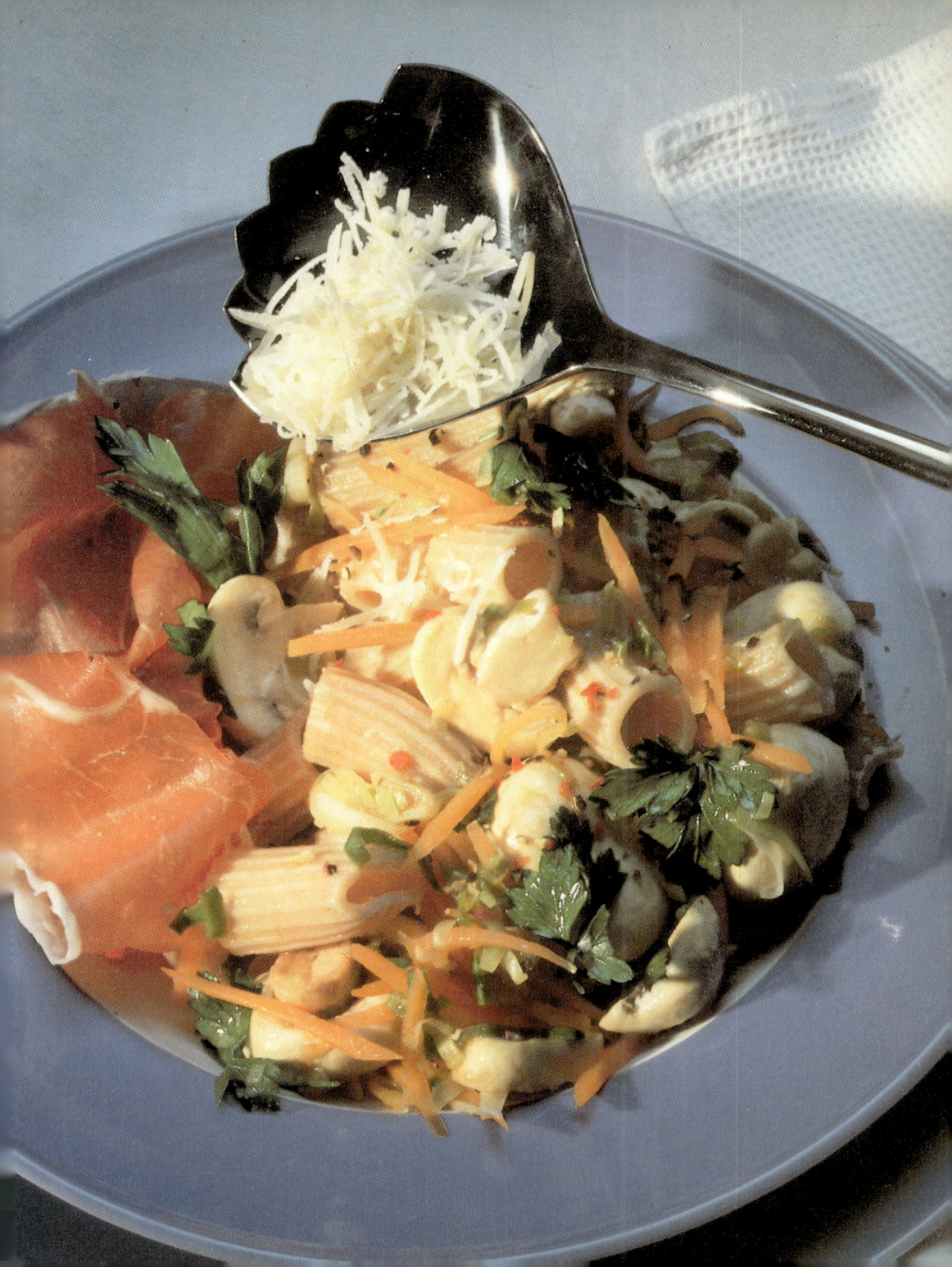

Freitag

ZUTATEN
(ca. 1000 Kalorien)

75 g Krabbenfleisch,
1/2 Becher Mager-
milchjoghurt,
50 g körniger
Frischkäse,
1 Teelöffel
Parmesankäse,
1 1/2 Teelöffel Butter
oder Margarine,
1 1/2 Teelöffel Öl,
1 Scheibe Vollkorn-
brot, 2 Eßlöffel Müsli,
1 Vollkornzwieback,
1 Teelöffel Honig,
125 g gekochte
Vollkornnudeln
(50 g Rohgewicht),
1 Teelöffel
Sesamsamen,
Gemüsebrühe
(Instant),
2 Teelöffel Sojasoße,
1 mittelgroßer Apfel,
1 mittelgroße Birne,
1 kleine Mandarine,
2 kleine Möhren,
1/2 mittelgroße
Stange Porree,
125 g Sojasprossen,
1 kleine Tomate,
Koriander (frisch),
Petersilie,
Schnittlauch,
Cayennepfeffer,
Knoblauch, Pfeffer,
Zimt, Zitrone.

FRÜHSTÜCK
Früchtemüsli
Zwei Eßlöffel Müsli mit einem
halben Becher Magermilchjoghurt
verrühren. Eine kleingeschnittene
Mandarine und Birne untermischen. Alles mit etwas Zimt
bepudern.

EXTRA
Apfel mit körnigem Frischkäse
Einen mittelgroßen Apfel in
Spalten schneiden oder raspeln,
mit Zitronensaft beträufeln und
mit 50 Gramm körnigem Frischkäse mischen.

WARME MAHLZEIT
Krabbennudeln
Eine halbe Stange Porree in
dünne Streifen schneiden und in
einem halben Teelöffel Öl andünsten. Je 125 g Sojasprossen
und gekochte Vollkornnudeln
(50 g Rohgewicht), zwei Teelöffel
Sojasoße und zwei Eßlöffel Gemüsebrühe dazurühren. Mit Cayennepfeffer und etwas Knoblauch würzen. Nach etwa einer
Minute das Krabbenfleisch und
einen Teelöffel Öl hinzufügen
und kurz erwärmen. Über alles
einen Teelöffel Sesamsamen und
frische Korianderblätter streuen.

VEGETARISCHER TIP: *Statt*
Krabben: ein Ei mit Kräutersalz
verquirlen und unter die heißen
Nudeln rühren. Bei niedriger
Temperatur stocken lassen.

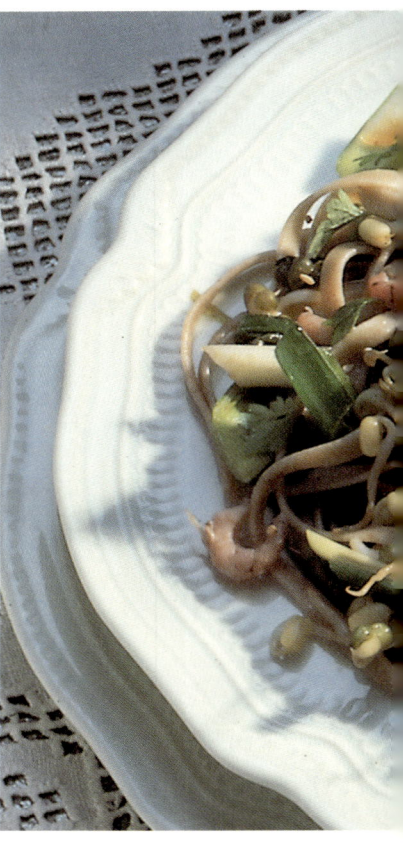

EXTRA
Honigzwieback
Einen Vollkornzwieback mit
einer Messerspitze Butter oder
Margarine und einem Teelöffel
Honig bestreichen.

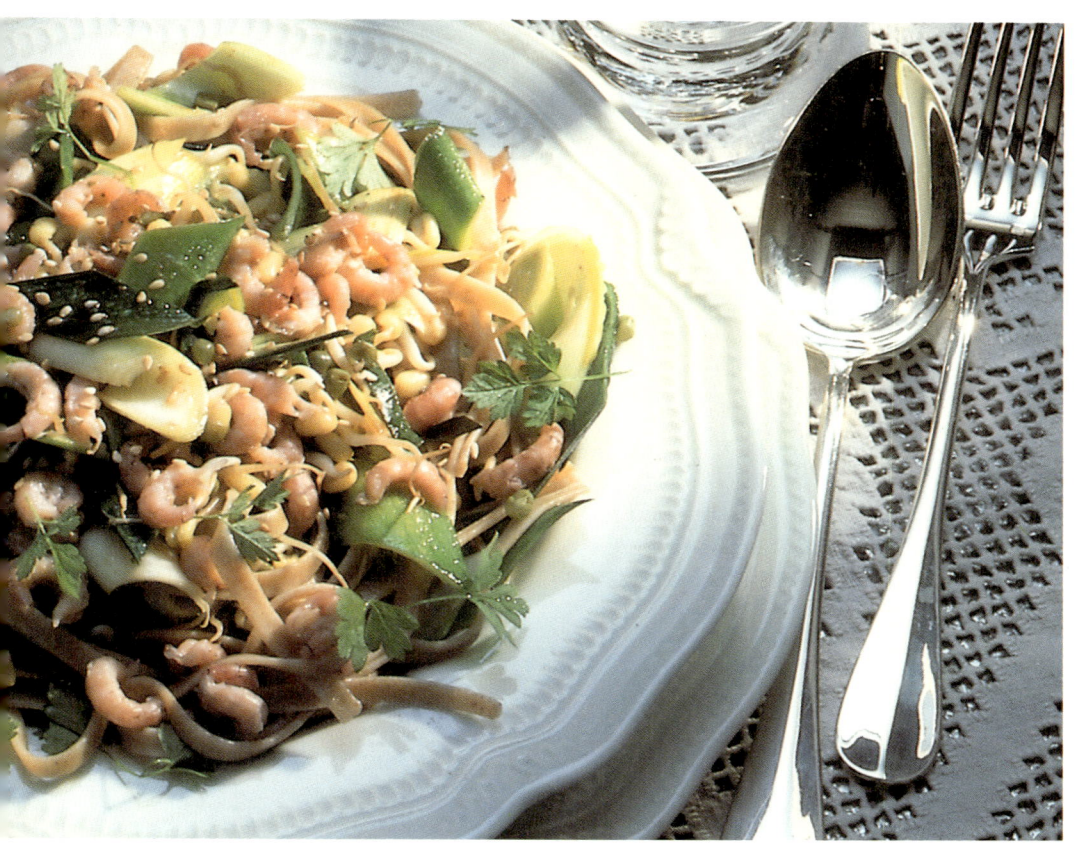

KRABBENNUDELN

Gemüsebrühe

Eine Tasse Blumenkohlwasser (von Mittwoch) erhitzen und mit einem Teelöffel Gemüsebrühe (Instant) und Schnittlauchröllchen verrühren. Eine Scheibe Vollkornbrot mit einem Teelöffel Butter oder Margarine bestreichen. Eine Tomate in Scheiben schneiden, mit Petersilienblättern aufs Brot legen und mit einem Teelöffel Parmesankäse und Pfeffer bestreuen. Dazu gibt es zwei Möhren.

Samstag

ZUTATEN
(ca. 1000 Kalorien)

100 g Beefsteakhack,
1/2 Becher
Magermilchjoghurt,
50 g körniger
Frischkäse,
1 1/2 Teelöffel Öl,
1 Roggenbrötchen,
2 Scheiben
Vollkornknäckebrot,
2 Eßlöffel Müsli,
2 Teel. Marmelade,
5 Eßlöffel
Kartoffelpüreeflocken
(mit Milch),
1 Teel. Sesamsamen,
Gemüsebrühe
(Instant),
2 Teelöffel Sojasoße,
1 mittelgroßer Apfel,
1 Paket TK-Erdbeeren
(250 g),
1 kleine Mandarine,
1 Orange,
125 g Sojasprossen,
200 g Staudensellerie,
Koriander (frisch),
Petersilie,
Schnittlauch,
Cayennepfeffer,
Chinagewürz,
Ingwer (gemahlen),
Knoblauch, Salz,
Streuwürze.

FRÜHSTÜCK
Roggenbrötchen
Beide Brötchenhälften mit dem restlichen körnigen Frischkäse bestreichen. Auf die eine Hälfte kommt zusätzlich ein Teelöffel Marmelade, die andere wird mit gehackten Kräutern, Streuwürze und einem Teelöffel Sesamsamen bestreut.

EXTRA
Erdbeeren
Ein Paket tiefgekühlte Erdbeeren auftauen und in dem Saft einer ausgedrückten Mandarine marinieren.

WARME MAHLZEIT
Frikadelle mit Sellerie-Orangen-Gemüse
100 Gramm Beefsteakhack mit je zwei Eßlöffel Müsli und Wasser, gehacktem Schnittlauch, Chinagewürz und Salz verkneten. Eine oder zwei flache Frikadellen formen und in einem halben Teelöffel Öl auf beiden Seiten braten und warmstellen. Eine halbe Orange und 200 Gramm Staudensellerie kleinschneiden und mit zwei Eßlöffel Gemüsebrühe in die Pfanne geben. Mit Cayennepfeffer, Salz und wenig Knoblauch würzen. Pfanne vom Herd nehmen. Einen halben Becher Magermilchjoghurt unterrühren. Dazu gibt es eine Portion Kartoffelbrei: knapp eine Tasse Salzwasser erhitzen, gehackte Petersilie und fünf Eßlöffel Kartoffelpüreeflocken einrühren.

EXTRA
Apfelknäcke
Eine Scheibe Vollkornknäckebrot mit einem Teelöffel Marmelade bestreichen und mit einem halben, in Spalten geschnittenen, Apfel belegen.

IMBISS
Sojasprossensalat
Einen halben Apfel raspeln, eine halbe Orange kleinschneiden. Schnittlauch und Korianderblätter hacken. Alles mit 125 Gramm Sojasprossen, zwei Teelöffel Sojasoße, einem Teelöffel Öl, etwas gemahlenem Ingwer und Cayennepfeffer mischen. Dazu gibt es eine Scheibe Vollkornknäckebrot.

VEGETARISCHER TIP: *Das Fleisch für die warme Mahlzeit können Sie durch Tofu ersetzen. 150 Gramm Tofu, zwei Eßlöffel Müsli, viel Schnittlauch, Chinagewürz und Salz mit einer Gabel zu einer krümeligen Masse verkneten und in einem halben Teelöffel Öl braten.*

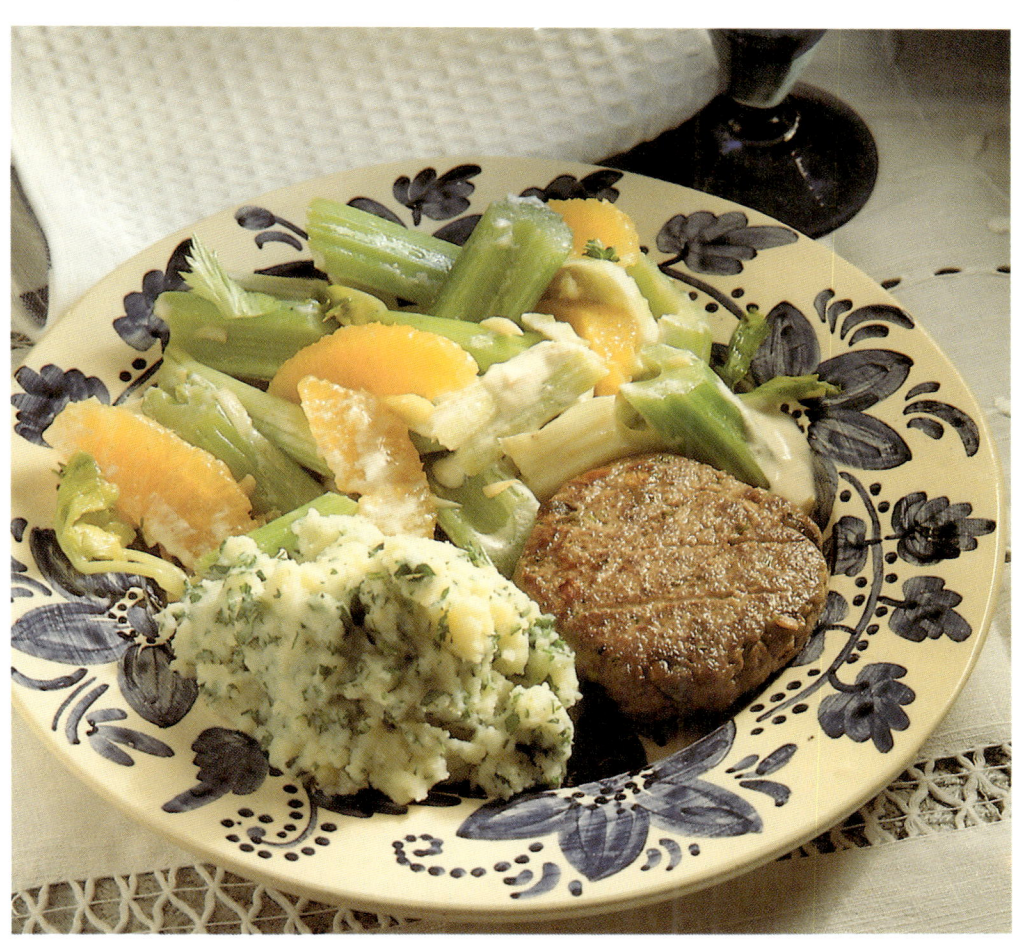

FRIKADELLE MIT SELLERIE-ORANGEN-GEMÜSE

VORRATSLISTE

Das sollten Sie im Hause haben:

Aprikosen (getrocknet
und ungeschwefelt)
Butter oder Margarine
Cayennepfeffer
Chili-Gewürzmischung
Chinagewürz
Crème fraîche
Curry
Essig
Estragon
Gemüsebrühe (Instant)
Haferkleie (mit Keim)
Hirse
Honig
Ingwer (gemahlen)
Kapern
Kartoffelpüreeflocken
(mit Milch,
Fertigprodukt)
Knoblauch
Koriander (gemahlen)
Kräuter
(möglichst frisch):
- Basilikum
- Dill
- Estragon
- Koriander
- Kresse
- Liebstöckel
- Lorbeerblatt
- Minze
- Petersilie (glatt und
  kraus)
- Rosmarin
- Schnittlauch
- Thymian
Kürbiskerne
Marmelade
(ohne Zuckerzusatz)

Mineralwasser
Muskat
Naturreis
Öl - zum Kochen
  - kaltgepreßtes, für
    Salate
Oliven (mit Paprika
gefüllt, kleines Glas)
Edelsüß- und
Rosenpaprika
Parmesankäse
Pfeffer (schwarz)
Salz
Senf (körniger oder
Estragonsenf)
Sesamsamen
Sojasoße
Sonnenblumenkerne
Streuwürze
Süßstoff
Tee (schwarzer Tee und
Kräutertee)
Tomatenmark
Vier-Korn-Flocken
Vollkornknäckebrot
Vollkornnudeln
Vollkornzwieback
Weiße Bohnen (kleine
Dose, 250 g)
Zimt
Zitronen (unbehandelt)
Zwiebeln

	Einkaufsliste für die frischen Zutaten
Fisch Fleisch	Beefsteakhack (Gramm)
	Hähnchenbrustfilet (1 Stück, 90 g)
	Parmaschinken (Gramm)
	Rindfleischsülze (1 Scheibe, 20 g)
	Schweinefilet (Gramm)
	Schweineschnitzel (Gramm)
	Krabbenfleisch (Gramm)
	Seelachsfilet (Gramm)
Brot Milch Eier	Eier (1 Stück, Gewichtsklasse 4)
	Dickmilch (1 Becher, 500 g, 1,5 %)
	Magermilchjoghurt (1 Becher, 150 g)
	Magerquark (1 Paket, 250 g)
	Körniger Frischkäse (1 Becher, 200 g)
	Schmelzkäse (1 Ecke, 62 g, 20 %)
	Schnittkäse (1 Scheibe, 20 g, 45 %)
	Roggenbrötchen (1 Stück, 40 g)
	Vollkornbrot (1 Scheibe, 50 g)
Gemüse Obst	Apfel (mittelgroß, 100 g)
	Banane (klein, 100 g)
	Birne (mittelgroß, 175 g)
	Brombeeren (TK-Paket, 250 g)
	Erdbeeren (TK-Paket, 250 g)
	Grapefruit (1 Stück, 300 g)
	Heidelbeeren (TK-Paket, 250 g)
	Kiwi (1 Stück, 100 g)
	Mandarine (klein, 50 g)
	Orange (mittelgroß, 200 g)
	Blattsalat (1 Portion, 50 - 100 g)
	Blattspinat (TK-Paket, 300 g)
	Blumenkohl (klein, 400 g)
	Champignons (Gramm)
	Chicorée (Gramm)
	Erbsen (TK-Paket, 300 g)
	Fenchel (mittelgroß, 200 g)
	Kartoffeln (mittelgroß, 75 g)
	Kohlrabi (mittelgroß, 200 g)
	Möhren (klein, 50 g)
	Paprikaschote (mittelgroß, 150 g)
	Porree (1 Stange, 150 g)
	Radieschen (1 Bund)
	Rosenkohl (Gramm)
	Rote Bete (Gramm)
	Salatgurke (mittelgroß, 500 g)
	Sojasprossen (Gramm)
	Spargel (Gramm)
	Staudensellerie (Gramm)
	Tomate (klein, 50 g)
	Zucchini (klein, 125 g)

SO	MO	DI	MI	DO	FR	SA	SO	MO	DI	MI	DO	FR	SA
													100
1													
											40		
						4	1						
		100					100	50					
												75	
					125								
				1					1				
				45		45	45	120	105	140			
1	1			1				1	1			1/2	1/2
		125		40		40	45						
	150		50							100		50	50
1/3		2/3							2	2	1		
1						1	1						1
	1	1	1	1	1			1	1	1	1	1	
	1		1			1		1	1		1	1	1
		1		1				1			1		
		2								1		1	
						125	125						
													250
										1			
150	100												
	1						1						
	1	2	2	1	1		2		2			1	1
	1			1									1
1	1					1	1						
				150	150					1/2	1/2		
											125		
		200							150	150			
		1/2	1/2										
5	3		1		3	3	2			4	2		
					1								
1	1				1			4			1	2	
	1		1						1				
											1/2	1/2	
										1			
						150	150						
							150						
			100	200		200						125	125
200	200												200
1				4	2			1	2		2	1	
						1/2	1/2						

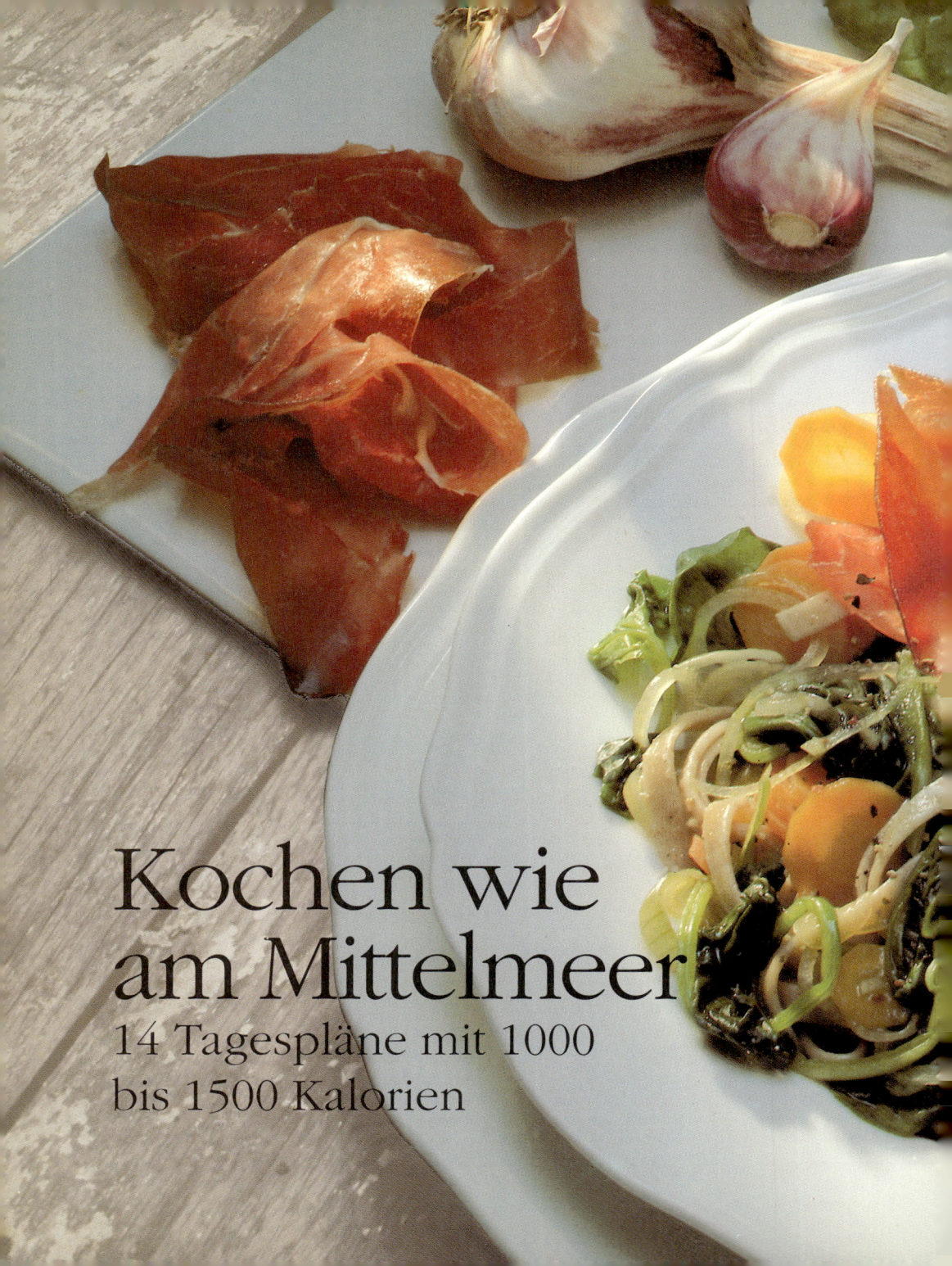

Kochen wie am Mittelmeer

14 Tagespläne mit 1000
bis 1500 Kalorien

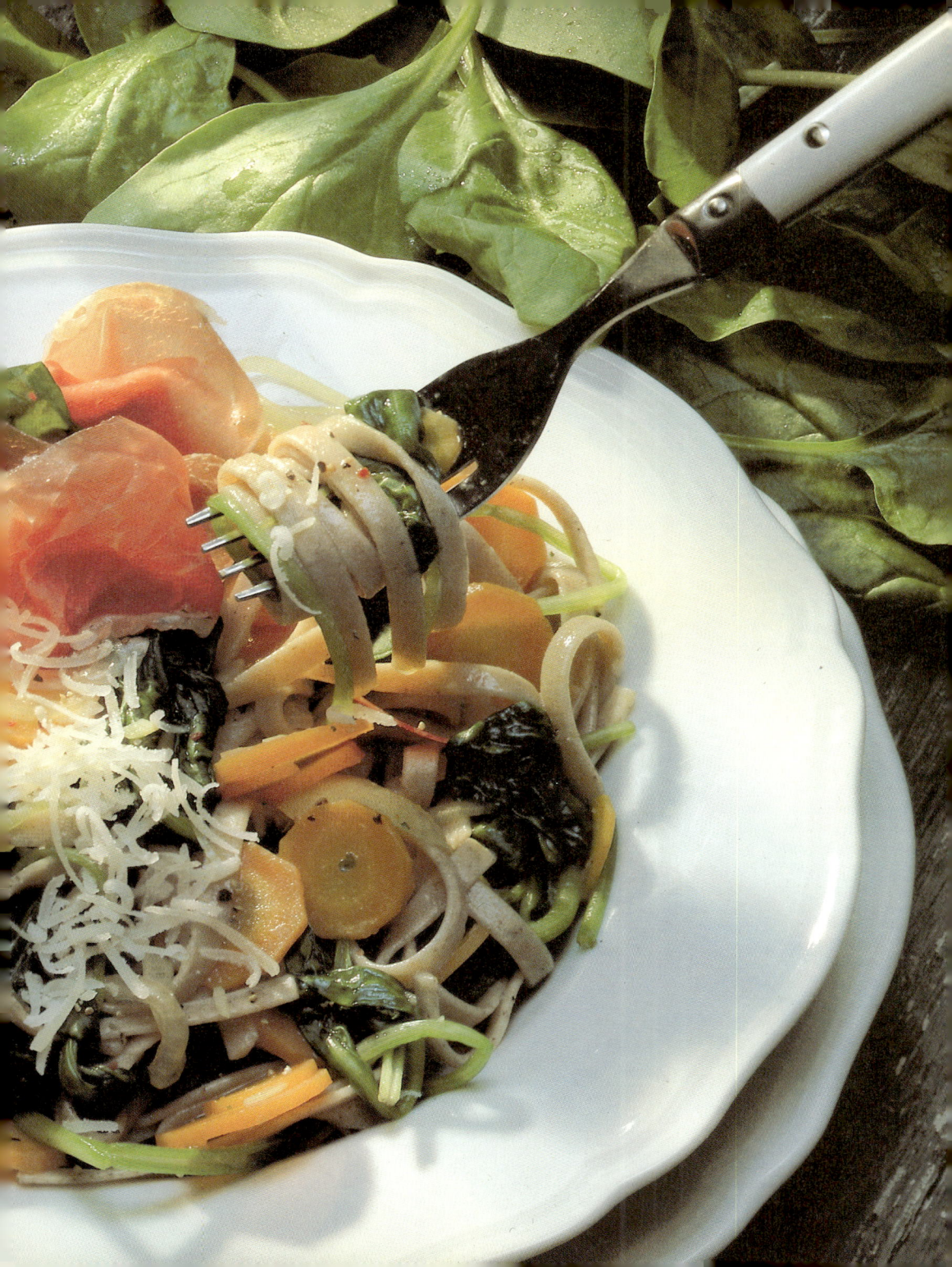

Sonntag

ZUTATEN
(ca. 1000 Kalorien)

1 Hähnchenbrustfilet,
1 Ei, 1 Scheibe
Käse (45 %),
3 Teelöffel Öl,
1 Roggenbrötchen,
1 Vollkornzwieback,
1 Teelöffel Honig,
5 Oliven (mit
Paprika gefüllt),
1 Teelöffel Kapern,
200 g Weintrauben,
1 Portion Blattsalat,
1/2 Fenchelknolle,
3 mittelgroße
Kartoffeln,
1 kleine Tomate,
Basilikum, Petersilie,
Salbei,
evtl. Salbeiblüten,
Knoblauch, Pfeffer,
Salz, Zitrone.

500 Kalorien
zusätzlich:

1 Hähnchenbrustfilet,
3 Teelöffel Butter oder
Margarine,
1 Roggenbrötchen,
125 g Weintrauben,
2 mittelgroße
Kartoffeln.

FRÜHSTÜCK
Käsebrötchen mit Ei

Ein halbes Roggenbrötchen mit einer in Scheiben geschnittenen Tomate und einer halben Scheibe Käse belegen. Mit Pfeffer und Basilikumblättern würzen. Dazu gibt es ein gekochtes Ei.

EXTRA
Honigzwieback

Einen Vollkornzwieback mit einem Teelöffel Honig bestreichen.

WARME MAHLZEIT
Salbeihähnchen mit Zitronen-Kartoffeln

Drei gekochte Kartoffeln in Würfel schneiden und in den heißen Topf geben. In Zitronensaft und einem Teelöffel Öl schwenken, salzen und pfeffern. Eine halbe Scheibe Käse würfeln. Käsewürfel und Petersilie darüberstreuen. Aus einem Teelöffel Öl, Salz, Pfeffer, gehacktem Knoblauch und Zitronensaft eine Salatsoße rühren. Mit einer Portion Blattsalat vermengen und mit einem Teelöffel Kapern bestreuen. Eine Grill- oder Eisenpfanne stark erhitzen. Hähnchenbrustfilet aufschneiden, die Scheiben flachklopfen und auf jeder Seite etwa eine Minute grillen. Nach dem Wenden mit Salz, Pfeffer und zwei sehr fein gehackten Salbeiblättern - wenn Sie haben, auch mit Salbeiblüten - bestreuen.

EXTRA
200 Gramm Weintrauben

IMBISS
Fenchelsalat

Eine halbe Fenchelknolle mit dem Gemüsehobel in hauchdünne Scheiben schneiden und auf einem Teller ausbreiten. Salzen, pfeffern und mit Zitronensaft und einem Teelöffel Öl beträufeln. Alles mischen. Fünf gefüllte Oliven in Scheiben schneiden und mit der Petersilie über den Salat streuen. Ein halbes Roggenbrötchen rösten und dazu essen.

TIP FÜR 1500 KALORIEN: Zum Mittagessen kriegen Sie die doppelte Fleischportion und zusätzlich zwei gekochte Kartoffeln. Morgens und abends können Sie jeweils ein halbes Butterbrötchen mehr essen, und auch der Honigzwieback wird mit Butter bestrichen. Die 125 Gramm Weintrauben gibt es zwischendurch.

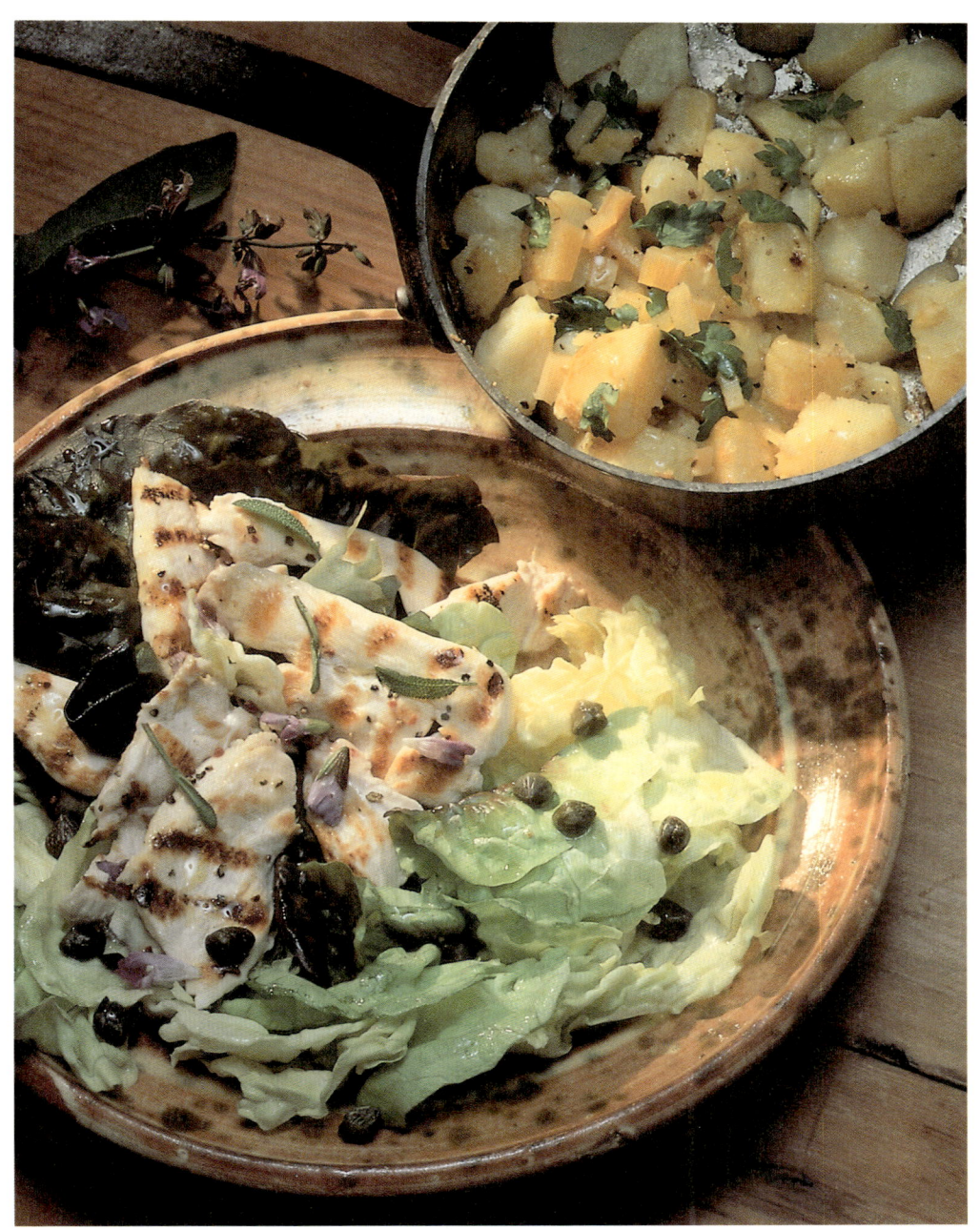

SALBEIHÄHNCHEN MIT ZITRONEN-KARTOFFELN

Montag

ZUTATEN
(ca. 1000 Kalorien)

2 Becher Magermilch-
joghurt, 1 Scheibe
Schnittkäse (45 %),
1 Teelöffel
Parmesankäse,
2 Teelöffel Öl,
1 Scheibe Vollkorn-
brot, 1 Scheibe
Vollkornknäckebrot,
1 1/2 Eßlöffel Kürbis-
kerne, Gemüsebrühe
(Instant),
200 g Pflaumen oder
Zwetschgen,
50 g Weintrauben,
1/2 kleine Dose weiße
Bohnen (125 g
Abtropfgewicht),
1/2 Fenchelknolle,
1 mittelgroße
Kartoffel,
3 kleine Möhren,
3 kleine Tomaten,
Salatblätter,
1 Zucchini, Basilikum,
1 Lorbeerblatt,
Knoblauch, Pfeffer,
Salz, Streuwürze,
Zitrone.

500 Kalorien
zusätzlich:
1 Paar Wiener
Würstchen (ca. 140 g),
1 Becher
Fruchtjoghurt (150 g),
2 Teelöffel Butter oder
Margarine,
1 Scheibe
Vollkornknäckebrot,
2 Teelöffel
Marmelade.

FRÜHSTÜCK
Traubenjoghurt

Anderthalb Becher Magermilch-
joghurt mit 50 Gramm halbierten
Weintrauben mischen. Mit einem
Eßlöffel Kürbiskernen und einer
halben Scheibe zerbröseltem
Knäckebrot bestreuen.

EXTRA   *Banane*
200 Gramm Pflaumen oder
Zwetschgen

WARME MAHLZEIT
Gemüsesuppe
mit Parmesankäse

Eine Dose weiße Bohnen abtropfen lassen, das Bohnenwasser in
einem Meßbecher auffangen. Mit
Gemüsebrühe auf einen Viertelliter auffüllen. Zwei Tomaten
vierteln, je eine Möhre, Zucchini
und Kartoffel würfeln und in der
Brühe mit einem Lorbeerblatt
fünf Minuten kochen. Die Hälfte
der Bohnen dazugeben und fünf
Minuten erhitzen. Mit Pfeffer
würzen. Zwei Teelöffel Öl, einen
Teelöffel Parmesankäse, Knoblauch, gehacktes Basilikum und
eine halbe Scheibe zerbröseltes
Knäckebrot mischen und in die
Suppe rühren.

EXTRA
Gemüserohkost

Eine halbe Fenchelknolle, zwei
Möhren und eine Tomate essen.
Wer Lust zum Schnipseln hat,
kann alles raspeln oder kleinschneiden. Aus Zitronensaft, frischen Kräutern, einem halben

Becher Magermilchjoghurt und
Streuwürze eine Soße oder einen
Dip mischen.

IMBISS
Basilikum-Toast

Eine Scheibe Vollkornbrot toasten, mit einer aufgeschnittenen
Knoblauchzehe einreiben. Mit
Salat- und Basilikumblättern und
einer Scheibe Käse belegen und
mit einem halben Eßlöffel Kürbiskernen bestreuen.

TIP FÜR 1500 KALORIEN: Die
Würstchen schmecken gut in der
Gemüsesuppe. Ein Knäckebrot
mit Marmelade und einen Becher
Joghurt gibt es zwischendurch.
Abends können Sie zusätzlich
einen Teelöffel Butter aufs Brot
streichen.

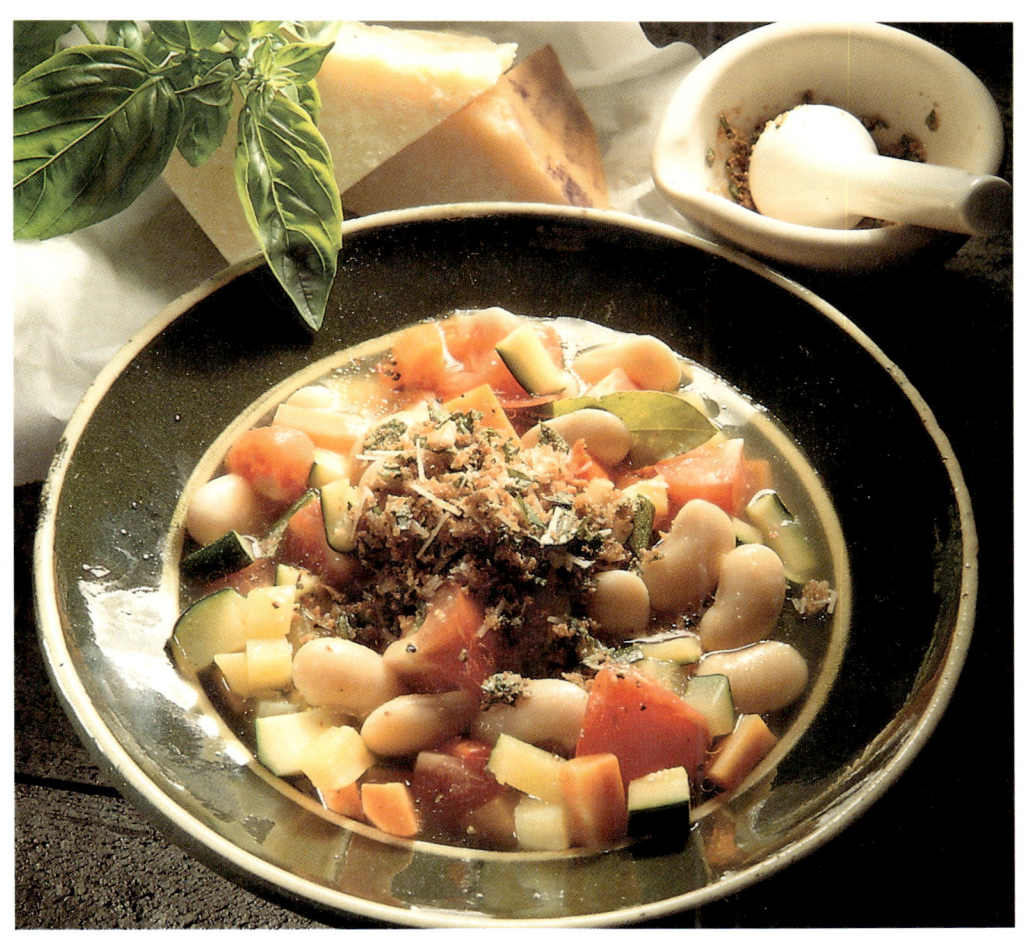

GEMÜSESUPPE MIT PARMESANKÄSE

Dienstag

ZUTATEN
(ca. 1000 Kalorien)

2 Becher Magermilch-
joghurt,
2 Eßl. körniger
Frischkäse (60 g),
1 Scheibe Käse
(45 %),
2 1/2 Teelöffel Öl,
1 Scheibe Vollkorn-
brot, 1 Vollkornzwie-
back, 4 Eßlöffel Hirse
(40 g Rohgewicht),
1 Teel. Sesamsamen,
Gemüsebrühe
(Instant),
1 mittelgroße Birne,
75 g Weintrauben,
1 mittelgroße Auber-
gine, 1/2 Dose weiße
Bohnen (125 g),
3 kleine Tomaten,
2 mittelgroße
Zwiebeln, Minze,
glatte Petersilie,
Thymian oder
Bohnenkraut,
Cayennepfeffer,
Knoblauch, Kumin,
Pfeffer, Salz,
Streuwürze, Zimt,
Zitrone.

500 Kalorien
zusätzlich:

3 Scheiben Lachs-
schinken (60 g),
1 Teelöffel Butter oder
Margarine,
2 Teelöffel Öl,
1 Scheibe Vollkorn-
knäckebrot,
40 g Hirse, 2 Äpfel.

FRÜHSTÜCK
Frischkäse mit Tomate
Auf eine Scheibe getoastetes Vollkornbrot zwei Eßlöffel körnigen Frischkäse streichen. Eine Tomate in Scheiben schneiden, mit einem halben Teelöffel Öl beträufeln und auf das Brot legen. Alles mit frischen Kräutern und Streuwürze bestreuen.

EXTRA
Zimtjoghurt
Einen Becher Magermilchjoghurt mit 75 Gramm halbierten Weintrauben und etwas Zimt mischen.

WARME MAHLZEIT
Gefüllte Aubergine mit Minzsoße
Zwei mittelgroße Auberginen zehn Minuten in einem Sieb über Dampf oder in kochendem Wasser vorgaren. Acht Eßlöffel Hirse in gut der doppelten Menge Wasser aufkochen und 20 Minuten ausquellen lassen. Die Hälfte essen Sie heute, den Rest morgen. Zwei Zwiebeln halbieren, in Streifen schneiden und in einer halben Tasse Gemüsebrühe mit einem Eßlöffel Zitronensaft erhitzen und etwas einkochen. Die eine der beiden Auberginen (die andere ist für morgen abend) halbieren und aushöhlen. Gemüsefleisch, eine Scheibe Käse und zwei Tomaten hacken, mit Knoblauch, Kumin, Salz, Pfeffer und Petersilie mischen und in die Auberginenhälften füllen. Auberginen auf das Zwiebelgemüse geben und fünf Minuten fest verschlossen dünsten.
Einen Becher Magermilchjoghurt mit zwei Minzblättern, Salz und Cayennepfeffer verrühren. Alles auf einen Teller geben und mit einem Teelöffel Sesamsamen bestreuen.

EXTRA
Eine Birne und ein Vollkornzwieback

IMBISS
Bohnensalat
Die restlichen abgetropften weißen Bohnen von gestern (1/2 Dose) mit gehacktem Knoblauch, zwei Teelöffel Öl, Thymian oder Bohnenkraut, Zitronensaft, Salz und grob gemahlenem Pfeffer mischen. Etwas ziehen lassen (nicht im Kühlschrank).

TIP FÜR 1500 KALORIEN: Mittags zusätzlich vier Eßlöffel Hirse kochen und über die heißen Auberginenhälften je einen Teelöffel Öl tröpfeln. Knäckebrot mit Butter und Schinken paßt zum Frühstück oder Imbiss. Äpfel gibt es zwischendurch.

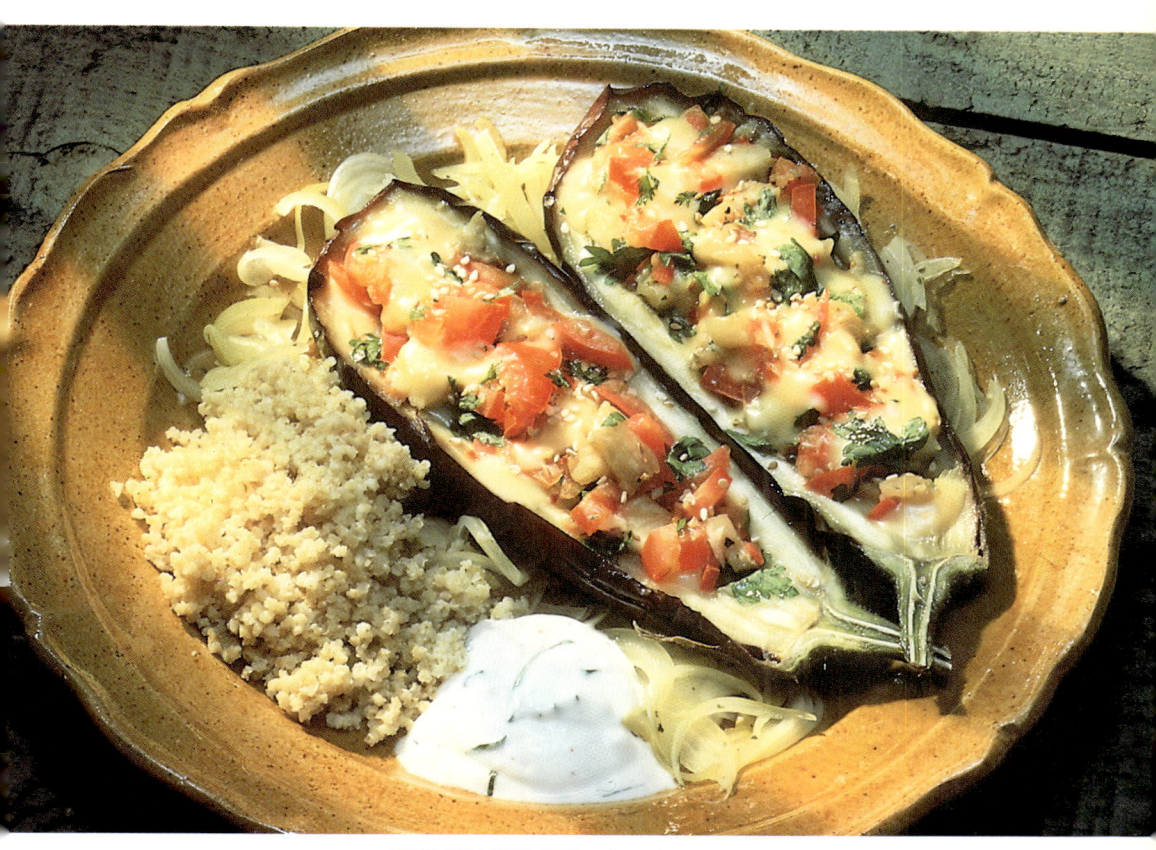

GEFÜLLTE AUBERGINE MIT MINZSOSSE

Mittwoch

ZUTATEN
(ca. 1000 Kalorien)

1 Ei, 1 Becher Magermilchjoghurt, 1/2 Paket körniger Frischkäse (100 g), 2 Teelöffel Öl, 1 Vollkornzwieback, 1 Scheibe Vollkornbrot, 1 gestrichener Teelöffel Honig, 2 Eßlöffel Vier-Korn-Flocken, 90 g gekochte Hirse (40 g Rohgewicht), Gemüsebrühe (Instant), Essig, 2 mittelgroße Äpfel, 100 g Pflaumen oder Zwetschgen, 1 vorgegarte Aubergine, 1 große Paprikaschote, 3 kleine Tomaten, 1 mittelgroße Zwiebel, frischer Koriander oder Petersilie, Minze, Schnittlauch, Thymian, Knoblauch, Koriander (gemahlen), Kumin, Pfeffer, Salz, Zitrone.

500 Kalorien zusätzlich:

4 Scheiben Rindersaftschinken (80 g), 1 Scheibe Käse (45 %), 2 Teelöffel Öl, 1 Vollkornzwieback, 1 Teelöffel Marmelade, 1 Teelöffel Sesamsamen, 1 Birne, 1 Pfirsich.

FRÜHSTÜCK
Pflaumenmüsli

Ein halbes Paket körnigen Frischkäse mit 100 Gramm entkernten, kleingeschnittenen Pflaumen, Zitronensaft und geriebener Zitronenschale mischen. Zwei Eßlöffel Vier-Korn-Flocken in einer trockenen Pfanne rösten und darüberstreuen.

EXTRA
Zwei Äpfel

WARME MAHLZEIT
Hirsefladen

Etwa 90 Gramm gekochte Hirse (von gestern) mit einem Ei, Salz, Pfeffer, viel gehacktem Schnittlauch, einem Minzblatt und geriebener Zitronenschale mischen und etwas ziehen lassen. Eine Paprikaschote, zwei Tomaten und eine Zwiebel kleinschneiden und mit einer feingehackten Knoblauchzehe, Salz und je einem Teelöffel Essig und Honig, je einer Prise Kumin und Koriander und mit drei Eßlöffel Brühe aufkochen. Sieben Minuten fest verschlossen dünsten. Hirse eßlöffelweise in eine heiße Pfanne geben und in einem Teelöffel Öl bei geschlossenem Deckel braten. Fladen und Gemüse mit frischem Koriander bestreuen.

EXTRA
Zitronenjoghurt und Zwieback

Einen Becher Magermilchjoghurt mit Zitronensaft und Zitronenschale und mit Süßstoff verrühren. Zwieback dazu essen.

IMBISS
Marinierte Aubergine

Die gestern vorgegarte Aubergine in Scheiben schneiden. Eine Tomate halbieren, entkernen und fein würfen. Die Tomatenkerne mit Knoblauch, Zitronensaft, einem Teelöffel Öl und Thymianblättern mischen und etwas ziehen lassen. Dazu gibt es eine Scheibe Vollkornbrot.

TIP FÜR 1500 KALORIEN: Mittags gibt es zusätzlich Rindersaftschinken, und das Gemüse wird vor dem Essen mit Öl beträufelt. Abends können Sie eine Scheibe Käse aufs Brot legen. Obst und Marmeladen-Zwieback mit Sesamsamen sind für den kleinen Hunger zwischendurch.

HIRSEFLADEN

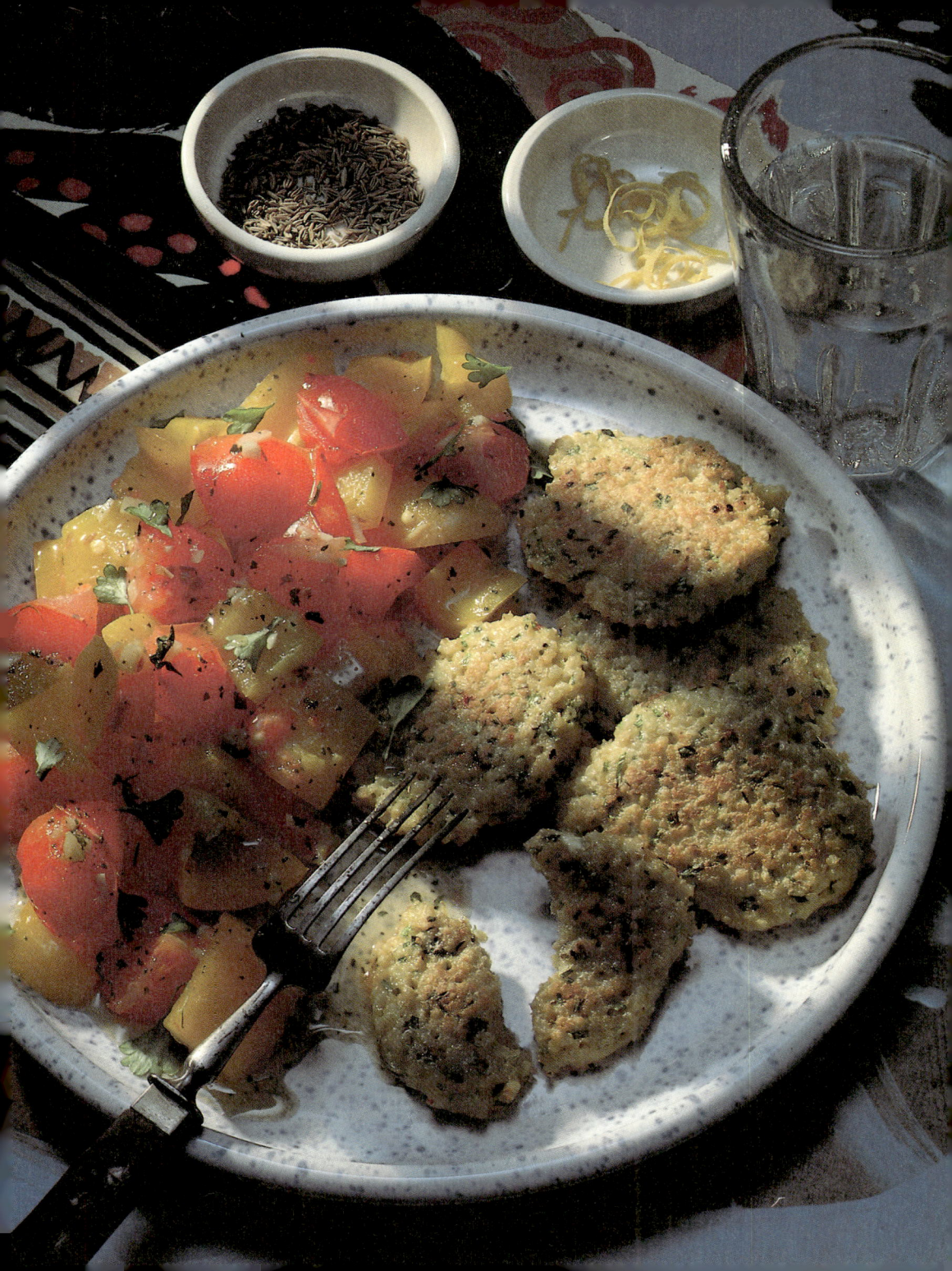

Donnerstag

ZUTATEN
(ca. 1000 Kalorien)

40 g Parmaschinken
(hauchdünn),
1 Becher
Magermilchjoghurt,
40 g körniger
Frischkäse,
1 Teelöffel Parmesan-
käse, 1 Scheibe
Schnittkäse (45 %),
1 Teelöffel Öl,
1 Scheibe
Vollkornbrot,
1 Roggenbrötchen,
2 Vollkornzwiebäcke,
1 Teelöffel Honig,
50 g Vollkornnudeln,
Gemüsebrühe
(Instant),
2 Oliven (mit Paprika
gefüllt),
1 kleine Banane,
100 g Blattspinat,
100 g Gurke,
2 kleine Möhren,
1 kleine Zwiebel,
Basilikum, Knoblauch,
Muskat, Pfeffer, Salz,
Zitrone.

500 Kalorien
zusätzlich:
40 g Parmaschinken,
2 Teelöffel
Parmesankäse,
2 Teelöffel Butter oder
Margarine,
4 Oliven (mit Paprika
gefüllt),
1 Banane,
150 g Weintrauben.

FRÜHSTÜCK
Kräuterbrot
Eine Scheibe Vollkornbrot mit
körnigem Frischkäse bestreichen
und mit einer Scheibe Käse belegen. Frisch gemahlenen Pfeffer
und gehackte Kräuter darüberstreuen.

EXTRA
Eine Banane

WARME MAHLZEIT
Spinatnudeln
mit Parmaschinken
50 Gramm Vollkornnudeln bißfest garen. Zwei Möhren und
eine Zwiebel würfeln und in drei
Eßlöffel Gemüsebrühe fünf Minuten im geschlossenen Topf
garen. 100 Gramm gewaschenen
Spinat in Streifen schneiden, eine
halbe Knoblauchzehe hacken
und beides zum Gemüse geben.
Mit Salz, Pfeffer und Muskat würzen. Mit den abgegossenen Nudeln auf einem Teller anrichten.
Alles mit einem Teelöffel Parmesankäse bestreuen. Dazu gibt es
40 Gramm sehr dünn geschnittenen Parmaschinken (den Fettrand
vorher abschneiden).

EXTRA
Honigzwieback
Zwei Vollkornzwiebäcke mit einem Teelöffel Honig bestreichen.

IMBISS
Salatbrötchen
Eine dickes Stück Gurke und
zwei mit Paprika gefüllte Oliven

kleinschneiden und mit Basilikumblättern auf zwei Roggenbrötchenhälften verteilen. Zitronensaft, Salz, Pfeffer und einen
Teelöffel Öl mischen und über
den Salat träufeln. Dazu gibt es
einen Becher Magermilchjoghurt.

TIP FÜR 1500 KALORIEN: Mittags
gibt es die doppelte Portion Parmaschinken. Die Nudeln werden
zusätzlich mit zwei Teelöffel Parmesankäse bestreut. Abends können Sie das Brötchen mit Butter
bestreichen und noch vier Oliven
essen. Weintrauben und Banane
sind weitere Extras.

SPINATNUDELN MIT PARMASCHINKEN

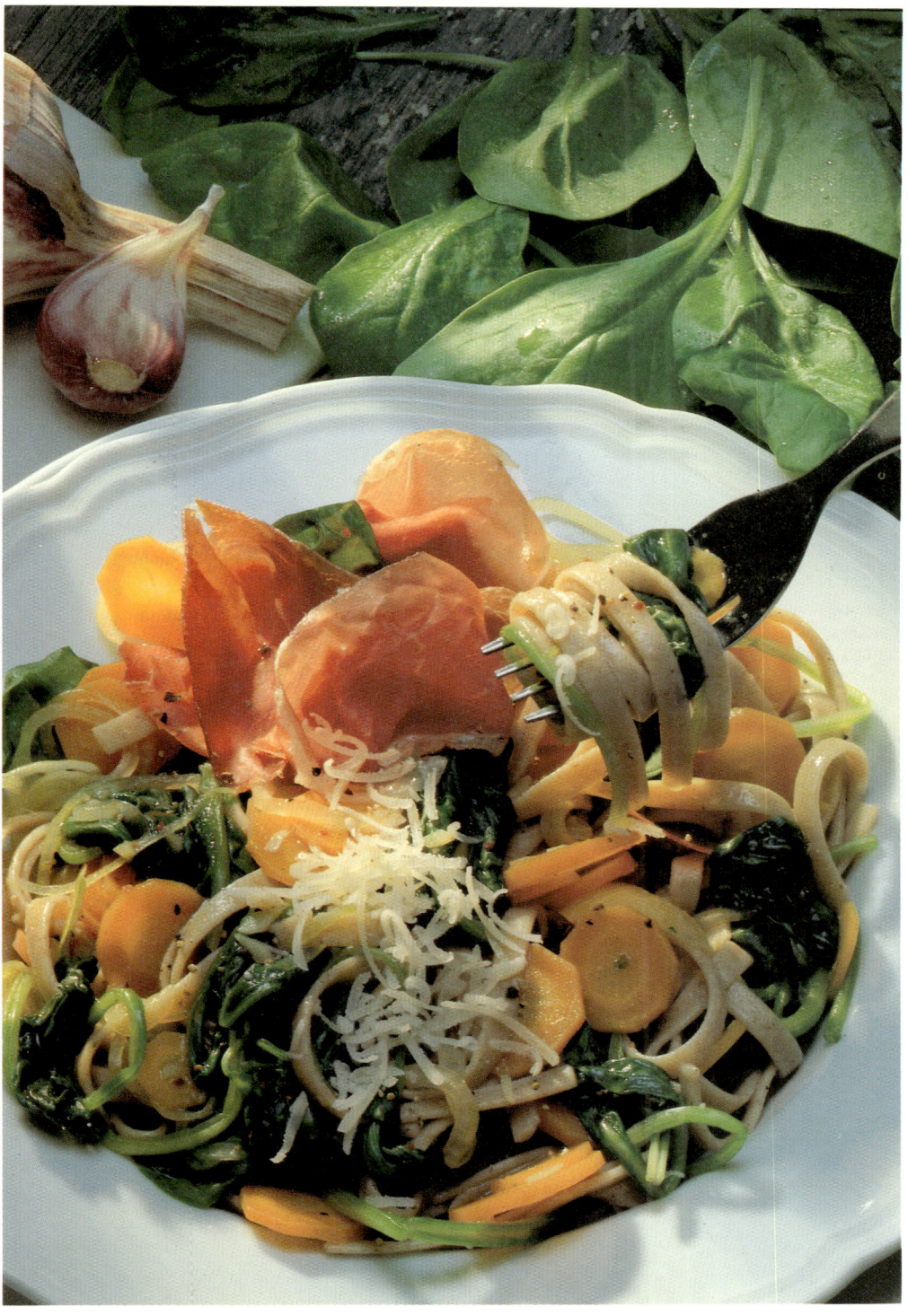

Freitag

ZUTATEN

(ca. 1000 Kalorien)

125 g Lengfisch (oder
Seelachs),
1 Scheibe Schnittkäse
(45 %),
2 Teelöffel Öl,
1 Scheibe
Vollkornbrot,
2 Eßlöffel Vier-Korn-
Flocken,
3 Eßlöffel Rundkorn-
Naturreis (45 g
Rohgewicht),
1 1/2 Eßlöffel
Sonnenblumenkerne,
Gemüsebrühe
(Instant),
1 kleine Banane,
1 mittelgroßer
Pfirsich,
100 g Pflaumen oder
Zwetschgen,
1 Stück Gurke (100 g),
1 gr. Paprikaschote,
8 kleine Tomaten,
1 mittelgroße Zwiebel,
Basilikum, Minze,
Petersilie,
Schnittlauch,
Cayennepfeffer,
Knoblauch,
Lorbeerblätter,
Pfeffer, Salz,
Zitrone.

500 Kalorien
zusätzlich:

100 g Krabbenfleisch,
2 Teelöffel Öl,
3 Eßlöffel Reis (45 g),
1 Pfirsich,
200 g Pflaumen.

FRÜHSTÜCK
Bananen-Pflaumen-Müsli

Eine Banane und 100 Gramm
Pflaumen kleinschneiden und mit
Zitronensaft beträufeln. Zwei Eßlöffel Vier-Korn-Flocken und einen gestrichenen Teelöffel Sonnenblumenkerne in einer Pfanne
ohne Fett rösten und warm übers
Obst geben.

EXTRA
Tomatensalat

Sechs kleine Tomaten in Scheiben schneiden, mit Schnittlauch,
Basilikum, einem Teelöffel Öl,
Salz und Pfeffer würzen und etwas ziehen lassen.

WARME MAHLZEIT
Lengfisch-Spieß

125 Gramm Lengfisch würfeln.
Eine halbe Zwiebel reiben, mit
Zitronensaft und Salz mischen
und darin die Fischwürfel etwas
marinieren. Sechs Eßlöffel Rundkorn-Naturreis in der dreifachen
Menge Wasser mit etwas Gemüsebrühe aufkochen und 30 Minuten bei niedriger Temperatur ausquellen lassen. Eine Paprikaschote entkernen, vierteln und
für die letzten 15 Minuten mit der
übriggebliebenen Zwiebelhälfte
zum Reis geben. Eine kleine
Tomate würfeln und abwech-
selnd mit Lorbeerblättern und
Fischwürfeln auf einen Spieß
stecken. Den Fischspieß auf einer
vorgeheizten Grillpfanne oder
Eisenpfanne rundum braten, mit

einem Teelöffel Öl beträufeln.
Die Hälfte von dem gekochten
Reis für morgen aufbewahren,
den Rest mit dem Spieß und dem
Gemüse auf einen Teller geben
und alles mit Cayennepfeffer und
Petersilie bestreuen.

EXTRA
Pfirsich mit
Sonnenblumenkernen

Einen Pfirsich in Spalten schneiden, mit Zitronensaft beträufeln
und einen Eßlöffel Sonnenblumenkerne und ein gehacktes
Minzblatt darüberstreuen.

IMBISS
Käsesalat

Eine Scheibe Vollkornbrot in einer Pfanne rösten und mit einer
aufgeschnittenen Knoblauchzehe
einreiben. Ein großes Stück Gurke und eine Tomate kleinschneiden, Basilikum, Petersilie und
eine Scheibe Käse hacken und
alles auf das Brot geben. Mit Salz
und Pfeffer würzen.

TIP FÜR 1500 KALORIEN: Mittags
können Sie drei Eßlöffel Reis
mehr kochen. Auf Paprikagemüse und Käsesalat kommt je ein
Teelöffel Öl. Zum Imbiss gibt es
100 Gramm Krabbenfleisch zusätzlich, zwischendurch Pflaumen
und einen Pfirsich.

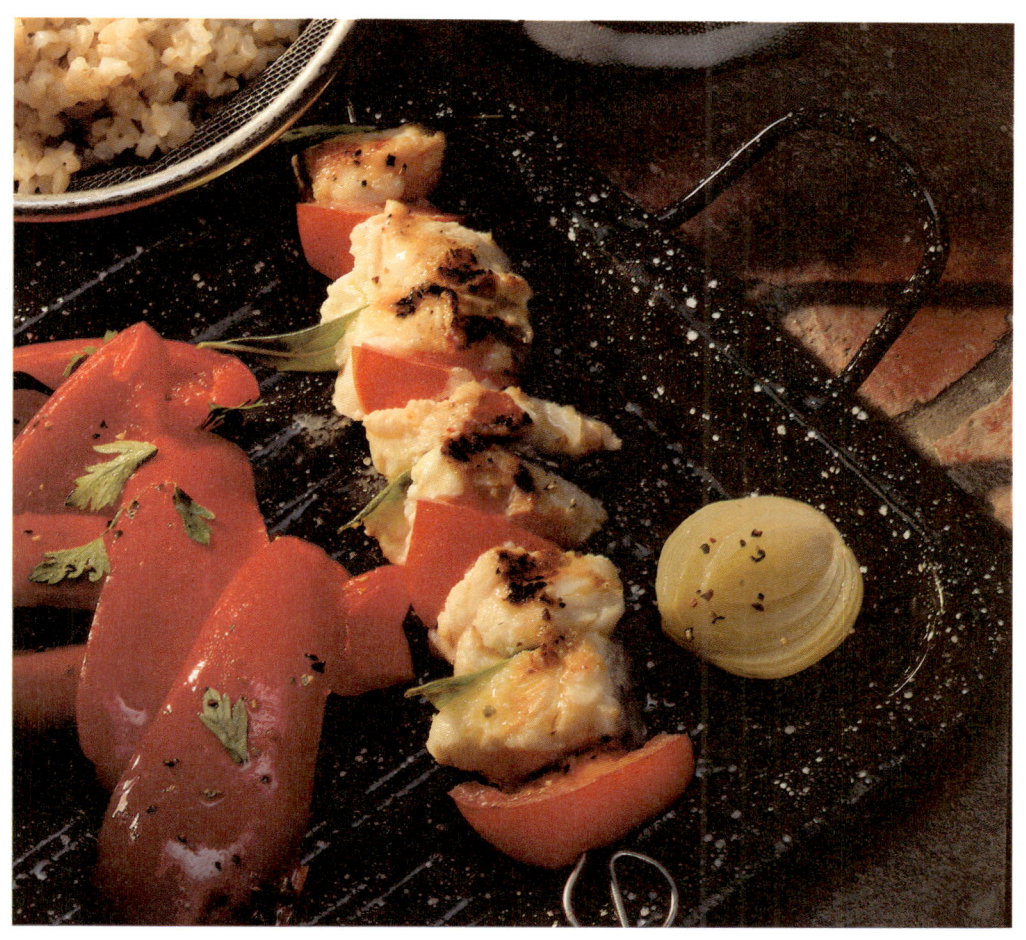

LENGFISCH-SPIESS

Samstag

ZUTATEN
(ca. 1000 Kalorien)

1 Ei, 3 Becher Magermilchjoghurt, 1/2 Ecke Schmelzkäse (20 %), 3 Teelöffel Öl, 1 Roggenbrötchen, 2 Scheiben Vollkornknäckebrot, ca. 150 g gekochter Rundkornreis (45 g Rohgewicht), 1 gestrichener Teelöffel Sonnenblumenkerne, Gemüsebrühe (Instant), 2 mittelgroße Äpfel, 1 frische Feige, 1 mittelgroßer Pfirsich, 300 g Gurke, 2 Lauchzwiebeln (ca. 1/2 Bund), 2 mittelgroße Tomaten, Basilikum, Dill, Minze, Schnittlauch, Knoblauch, Pfeffer, Rosenpaprika, Salz, Zitrone.

500 Kalorien zusätzlich:
100 g Lachsschinken (ohne Fettrand), 2 Eßlöffel Parmesankäse, 1 Scheibe Käse (45 %), 1 Teelöffel Butter oder Margarine, 1 Vollkornzwieback, 1 Teelöffel Marmelade, 1 Teelöffel Sesamsamen, 1 Banane.

FRÜHSTÜCK
Kräuterbrötchen mit Apfel
Ein Roggenbrötchen durchschneiden und die beiden Hälften mit einer halben Ecke Schmelzkäse bestreichen. Die eine Hälfte mit frischen Kräutern und Pfeffer würzen, die andere mit kleinen Gurkenstückchen (ca. 50 g) und Rosenpaprika bestreuen. Dazu gibt es einen geraspelten Apfel, vermischt mit einem Becher Magermilchjoghurt.

EXTRA
Feigensalat
Je eine frische Feige und einen Apfel kleinschneiden, mit Zitronensaft beträufeln und einen gestrichenen Teelöffel Sonnenblumenkerne darüberstreuen. Wer keine frische Feige kriegt: Der Salat schmeckt auch gut mit einer Kiwi.

WARME MAHLZEIT
Gefüllte Tomaten
Deckel von zwei Tomaten abschneiden. Das Innere aushöhlen und mit drei Eßlöffel Gemüsebrühe in einen Topf geben. Ein Ei mit etwas gehacktem Knoblauch, Salz, Pfeffer, gehackten Kräutern (z.B. Schnittlauch und Basilikum) verquirlen und die Tomaten damit füllen. Die gefüllten Tomaten in den Topf mit der Gemüsebrühe setzen, zudecken und auf niedriger Wärmestufe dünsten. Inzwischen zwei Lauchzwiebeln kleinschneiden und nach fünf Minuten zu den Tomaten geben. Auch den Reis von gestern und die abgeschnittenen Tomatendeckel in den Topf rühren und alles fünf weitere Minuten erhitzen, bis die Eimasse gestockt ist. Mit Schnittlauch bestreuen und knapp zwei Teelöffel Öl darüberträufeln.

EXTRA
Pfirsichcreme
Einen Pfirsich kleinschneiden und mit einem Becher Magermilchjoghurt verrühren.

IMBISS
Gurkenjoghurt
Die restliche Gurke (etwa 250 g) schälen, raspeln und mit Salz und einem Becher Magermilchjoghurt verrühren. Ein halbes Bund Dill und ein Blatt Minze hacken und unterheben. Einen Teelöffel Öl darüberträufeln. Dazu gibt es zwei Scheiben Knäckebrot.

TIP FÜR 1500 KALORIEN: Die gefüllten Tomaten schmecken gut mit Schinken, den Parmesankäse einfach darüberstreuen. Abends gibt es die zwei Scheiben Knäckebrot mit Butter und Käse. Zwischendurch können Sie sich einen Marmeladenzwieback mit Sesamsamen machen und eine Banane essen.

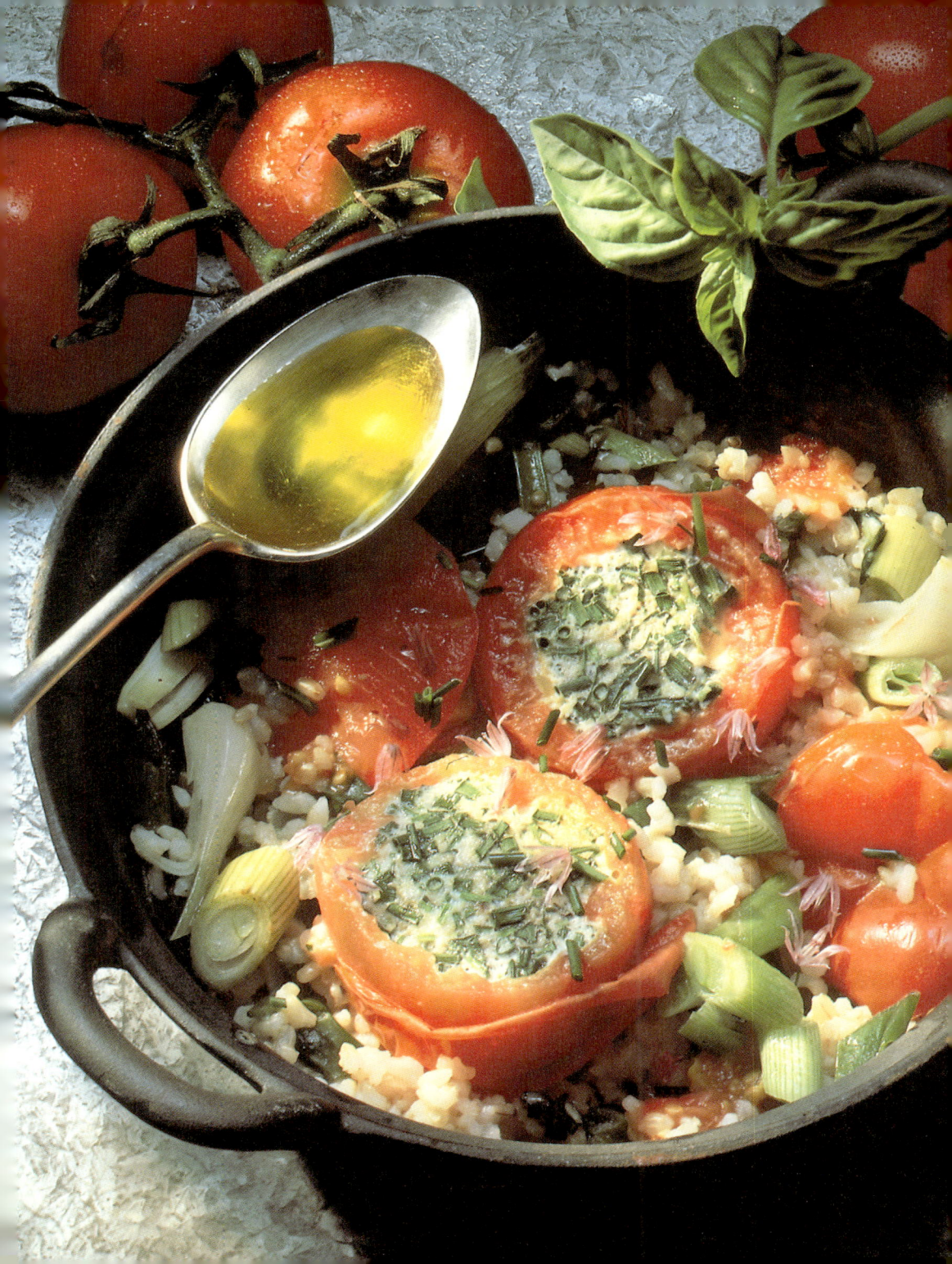

Sonntag

ZUTATEN

(ca. 1000 Kalorien)

**125 g Rinderfilet oder
Beefsteak, 1 Ei,
1/4 Ecke Schmelzkäse
(20 %),
2 1/2 Teelöffel Öl,
1 Scheibe
Vollkornbrot,
40 g Vollkornnudeln,
Gemüsebrühe
(Instant),
1 mittelgroßer Apfel,
1 kleine Banane,
1 frische Feige
(oder 1 Kiwi),
250 g Honigmelone
(etwas mehr als eine
halbe Melone),
1 Portion Blattsalat,
1/2 mittelgroßer
Kohlrabi, 2 Stück
Lauchzwiebeln
(1/2 Bund),
1 kleine Möhre,
Basilikum, Petersilie,
Knoblauch, Pfeffer,
Salz, Zitrone.**

**500 Kalorien
zusätzlich:**
**25 g Rinderfilet,
1 Teelöffel Butter oder
Margarine,
1 Teelöffel Öl,
1 Scheibe
Vollkornknäckebrot,
40 g Vollkornnudeln,
1 Birne,
1 Grapefruit.**

FRÜHSTÜCK
Spiegelei auf Käsebrot

Ein Ei in einem halben Teelöffel Öl braten, mit Salz und Pfeffer würzen. Eine halbe Scheibe Vollkornbrot mit einer viertel Ecke Schmelzkäse bestreichen und mit frischen Kräutern bestreuen.

EXTRA
Eine halbe Honigmelone

WARME MAHLZEIT
Rinderfilet
mit Basilikumsoße

80 Gramm Vollkornnudeln in Salzwasser garen, die Hälfte davon ist für morgen mittag. Zwei Lauchzwiebeln, eine der Länge nach halbierte Möhre, Petersilie (nicht gehackt) und einen halben kleingeschnittenen Kohlrabi mit einem Viertelliter Gemüsebrühe fünf Minuten kochen. Zwei Rinderfilets dazugeben (à 125 g; das zweite Filet gibt es übermorgen) und weitere fünf bis acht Minuten bei geringer Wärme ziehen lassen. Inzwischen Basilikumblätter in sehr feine Streifen schneiden. Knoblauch mit Salz zerdrücken und beides mit einem Teelöffel Öl, Pfeffer, etwas geriebener Zitronenschale und Zitronensaft und einem Eßlöffel Gemüsebrühe verrühren. Gemüse und ein Filet aus der Brühe nehmen und mit den Nudeln und der Soße auf einen vorgewärmten Teller geben.

EXTRA
Eine Banane

IMBISS
Pikanter
Melonen-Feigen-Salat

Aus einem Teelöffel Öl, Salz, Pfeffer, Zitronensaft und einem Eßlöffel Gemüsebrühe eine Soße rühren. Eine Portion Blattsalat mit einer kleingeschnittenen frischen Feige, den Spalten eines mittelgroßen Apfels, einem kleinen Stück Melone (50 g) und gehackter Petersilie mit der Soße mischen. Eine halbe Scheibe Vollkornbrot bröseln, in einer heißen Pfanne ohne Fett rösten und über den Salat streuen.

TIP FÜR 1500 KALORIEN: Rindfleisch und Nudeln gibt es mittags, zum Schluß einen Teelöffel Öl über das Gemüse geben. Abends können Sie zusätzlich eine Scheibe Knäckebrot mit Butter essen, zwischendurch das Obst.

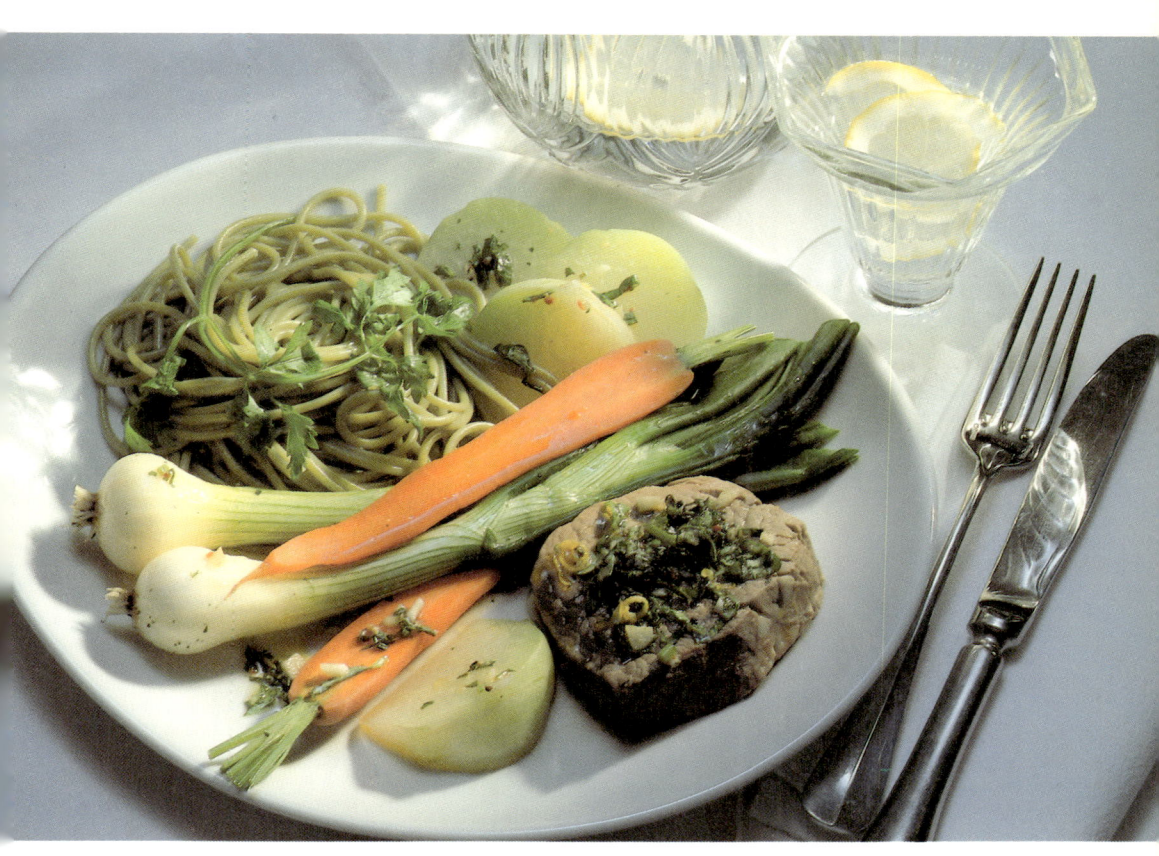

RINDERFILET MIT BASILIKUMSOSSE

Montag

ZUTATEN
(ca. 1000 Kalorien)

**1 Becher
Magermilchjoghurt,
200 g Dickmilch
(1,5 %),
1/4 Ecke Schmelz-
käse (20 %),
3 Teelöffel Öl,
1 Scheibe
Vollkornbrot,
2 Eßlöffel Vier-Korn-
Flocken,
Kaffeepulver (Instant),
etwa 100 g gekochte
Vollkornnudeln
(40 g Rohgewicht),
Gemüsebrühe
(Instant),
150 g Honigmelone
(knapp eine halbe
Melone),
1/2 kleine Dose
Kichererbsen (125 g),
1/2 Kohlrabi,
2 Lauchzwiebeln,
4 kleine Möhren,
2 kleine Tomaten,
Basilikum,
frischer Koriander,
Rosmarin,
Zitronenmelisse,
Cayennepfeffer,
Pfeffer, Salz, Zitrone.**

500 Kalorien
zusätzlich:
**150 g Geflügelwurst,
1 Ei, 1 Eßlöffel
Parmesankäse,
1 Teelöffel Öl,
1 Apfel,
125 g Heidelbeeren.**

FRÜHSTÜCK
Melonenmüsli

Die restliche Honigmelone klein-schneiden, mit einem Becher Magermilchjoghurt und zwei Eßlöffel Vier-Korn-Flocken mischen, etwas quellen lassen und mit Zitronenmelisse bestreuen.

EXTRA
Kaffeedickmilch

Knapp einen halben Becher Dickmilch (200 g) mit etwas Kaffeepulver (Instant) und nach Geschmack mit etwas Süßstoff mischen.

WARME MAHLZEIT
Kichererbsen-Suppe mit Rosmarin

Eine halbe Dose Kichererbsen abtropfen lassen (die zweite Hälfte brauchen Sie Mittwoch), das Gemüsewasser mit Gemüsebrühe auf einen Viertelliter auffüllen. Die Kichererbsen, zwei kleingeschnittene Tomaten, eine Lauchzwiebel, einen kleinen Zweig Rosmarin und Cayennepfeffer zehn Minuten kochen. Einige Erbsen mit der Gabel etwas zerdrücken. Die gestern vorgekochten Vollkornnudeln (40 g Rohgewicht) und einen Teelöffel Öl dazugeben und erwärmen.

EXTRA
Möhrensalat mit Koriander

Eine Lauchzwiebel sehr fein schneiden und drei Möhren raspeln. Mit einem Teelöffel Öl, Zitronensaft und wenig Zitronenschale, Salz, Cayennepfeffer und frischem Koriander mischen.

IMBISS
Basilikumbrot mit Rohkost

Eine Scheibe Vollkornbrot mit einer viertel Ecke Schmelzkäse bestreichen und mit Basilikumblättern belegen. Einen halben Kohlrabi und eine Möhre raspeln, mit Salz, Pfeffer, Zitronensaft und einem Teelöffel Öl mischen und zum Brot essen.

TIP FÜR 1500 KALORIEN: Die Geflügelwurst mittags in der Suppe erhitzen, über alles Parmesan streuen. Ein hartgekochtes Ei abends mit dem Rohkostsalat mischen, das Öl kommt zum Möhrensalat. Statt Kaffeepulver werden die Heidelbeeren in den Joghurt gerührt. Zwischendurch gibt es einen Apfel.

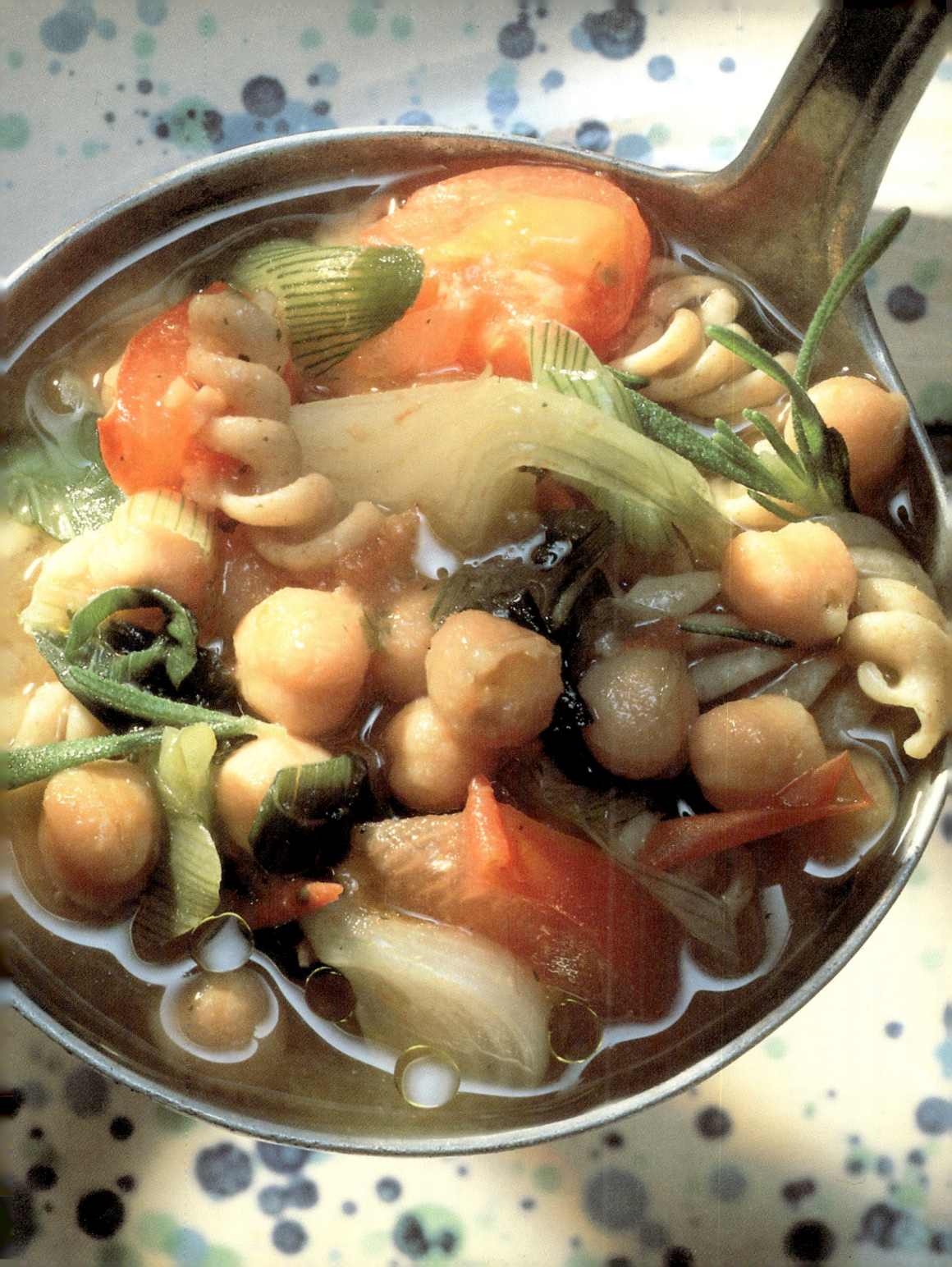

Dienstag

ZUTATEN

(ca. 1000 Kalorien)

125 g gekochtes
Rinderfilet (oder
Rindersaftschinken),
2 Eßlöffel Magerquark
(80 g), 4 Teelöffel Öl,
1 Scheibe
Vollkornbrot,
1 Scheibe
Vollkornknäckebrot,
1 Vollkornzwieback,
1 Teelöffel Honig,
1 Teelöffel
Sesamsamen,
Gemüsebrühe
(Instant),
2 Teelöffel Kapern,
1 Feige (oder Kiwi),
125 g Heidelbeeren,
1 Portion Blattsalat,
1/2 Fenchel,
3 mittelgroße
Kartoffeln,
1 Bund Radieschen,
3 kleine Tomaten,
Basilikum, Estragon,
glatte Petersilie,
Schnittlauch,
Streuwürze, Pfeffer,
Salz, Zitrone.

500 Kalorien
zusätzlich:

50 g Rinderfilet,
1/2 Scheibe Käse
(45 %),
2 Teelöffel Butter oder
Margarine,
1 Teelöffel Öl,
1/2 Scheibe
Vollkornbrot,
1 Grapefruit,
2 Kartoffeln.

FRÜHSTÜCK
Quarkbrot

Eine Scheibe Vollkornbrot mit zwei Eßlöffel Quark und einem Teelöffel Öl bestreichen und mit Streuwürze und frischen Kräutern bestreuen.

EXTRA
Honig-Sesam-Zwieback

Einen Vollkornzwieback mit einem Teelöffel Honig bestreichen und mit einem Teelöffel Sesamsamen bestreuen.

WARME MAHLZEIT
Rindfleisch
mit Kapernsoße

Vier Kartoffeln in Salzwasser garen (eine davon essen Sie morgen). Das gekochte Rinderfilet (vom Sonntag) in hauchdünne Scheiben schneiden (etwa 25 Gramm fürs Abendessen beiseite legen). Eine Portion Blattsalat und ein Bund kleingeschnittene Radieschen mit Zitronensaft und Salz würzen, auf einen Teller geben ·und darauf das Fleisch verteilen. Zwei Teelöffel Kapern, Basilikum, Petersilie, Schnittlauch und Estragon fein hacken, mit wenig Zitronensaft, zwei Eßlöffel Gemüsebrühe, Pfeffer und zwei Teelöffel Öl verrühren. Kartoffeln und Rindfleischsalat auf einen Teller geben und mit der Soße übergießen.

EXTRA
125 Gramm Heidelbeeren

IMBISS
Warmer Fenchel-Salat

Eine Scheibe Vollkornknäckebrot mit einigen Basilikumblättern und 25 Gramm gekochtem Rindfleisch belegen. Eine halbe Fenchelknolle kleinschneiden und in drei Eßlöffel Gemüsebrühe im geschlossenen Topf fünf Minuten dünsten. Drei Tomaten und eine Feige (oder Kiwi) vierteln, Fenchelgrün hacken und mit einem Teelöffel Öl, Pfeffer, Zitronensaft und geriebener Zitronenschale mit dem Fenchel auf einem Teller anrichten.

TIP FÜR 1500 KALORIEN: Mittags gibt es eine größere Portion Fleisch und mehr Kartoffeln. Zum Schluß einen Teelöffel Öl über den Rindfleischsalat geben. Das Käsebrot mit Butter können Sie sich abends machen; mit einem Teelöffel Butter den Honigzwieback bestreichen. Die Grapefruit zwischendurch essen oder in den Fenchelsalat schnipseln.

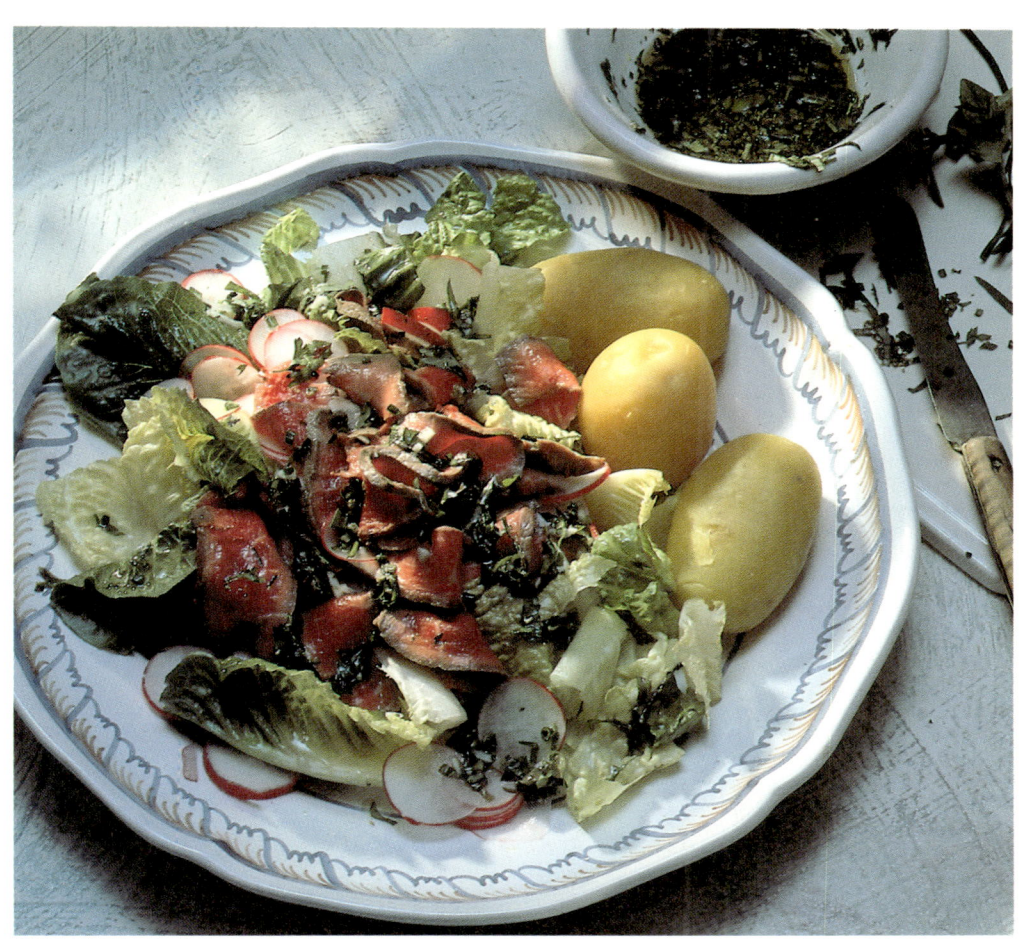

RINDFLEISCH MIT KAPERNSOSSE

Mittwoch

ZUTATEN
(ca. 1000 Kalorien)

1 Ei,
8 Eßlöffel Dickmilch,
(1,5 %, 120 g),
3 Eßlöffel Magerquark
(120 g),
1 1/2 Teelöffel Öl,
2 Eßlöffel Vier-Korn-
Flocken, 2 Eßlöffel
Rundkorn-Naturreis
(30 g),
Gemüsebrühe
(Instant),
125 g Heidelbeeren,
50 g Weintrauben,
1/2 Fenchel,
1 mittelgroße
Kartoffel,
125 g Kichererbsen
(1/2 Dose),
1 Lauchzwiebel,
1 große
Paprikaschote,
1 kleine Tomate,
Minze,
Schnittlauch,
Zitronenmelisse,
Knoblauch,
Korianderkörner,
Pfeffer, Piment,
Salz, Streuwürze,
Zitrone.

500 Kalorien
zusätzlich:
4 Scheiben Kasseler
(80 g),
2 Teelöffel Butter oder
Margarine, 2 Scheiben
Vollkornknäckebrot,
1 Pfirsich,
200 g Pflaumen.

FRÜHSTÜCK
Heidelbeermüsli
Zwei Eßlöffel Quark mit etwas geriebener Zitronenschale und 65 Gramm Heidelbeeren verrühren, dabei einige Beeren zerdrücken und über alles zwei Eßlöffel Vier-Korn-Flocken streuen.

EXTRA
Heidelbeerquark
60 Gramm frische Heidelbeeren mit einem Eßlöffel Quark und Zitronenmelisse mischen.

WARME MAHLZEIT
Gemüsereis mit Minzsoße
Sechs Eßlöffel Rundkornreis mit der dreifachen Menge Salzwasser, je einer Teelöffelspitze Korianderkörner und Piment 30 Minuten auf niedriger Wärmestufe kochen. Ein Drittel davon essen Sie heute, den Rest brauchen Sie morgen. Vier Eßlöffel Dickmilch mit wenig gehacktem Schnittlauch, Minze, Zitronensaft, einem halben Teelöffel Öl und Salz verrühren. 50 Gramm Weintrauben halbieren und entkernen, eine Tomate halbieren. Eine Lauchzwiebel und eine halbe Paprikaschote kleinschneiden und in einer heißen Deckelpfanne ohne Fett anrösten. Die Tomate, die restlichen Kichererbsen (125 Gramm aus der Dose vom Montag) und knapp eine halbe Tasse Gemüsebrühe zufügen und fünf Minuten bei geschlosssenem Deckel kochen. Ein Drittel vom gekochten Reis und die Weintrauben in den Topf geben, unterrühren und alles zusammen mit der Joghurtsoße auf einem vorgewärmten Teller anrichten.

EXTRA
Kräuterei
Ein hartgekochtes Ei aufschneiden und mit Streuwürze und gehackten Kräutern bestreuen.

IMBISS
Salat mit Joghurt-Knoblauch-Soße
Je eine halbe Fenchelknolle und Paprikaschote und eine gekochte Kartoffel in möglichst dünne Scheiben schneiden und mit Salz bestreuen. Vier Eßlöffel Dickmilch mit zerdrücktem Knoblauch, Salz, Pfeffer, Zitronensaft und einem Teelöffel Öl verrühren und über den Salat geben. Mit frischen Kräutern bestreuen.

TIP FÜR 1500 KALORIEN: Die Scheiben Kasseler kalt zum Gemüsereis essen oder am Pfannenrand miterwärmen. Das Knäckebrot mit Butter gibt es abends oder zwischendurch. Pfirsich und Pflaumen sind weitere Extras.

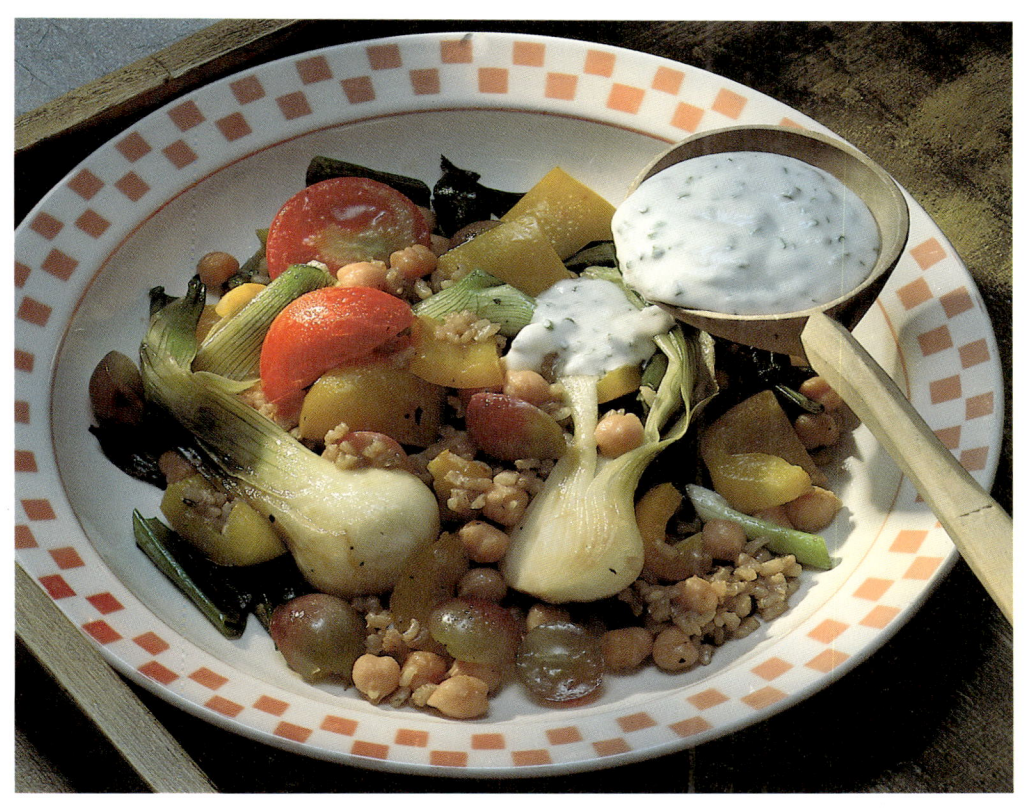

GEMÜSEREIS MIT MINZSOSSE

Donnerstag

ZUTATEN

(ca. 1000 Kalorien)

125 g Beefsteakhack,
50 g Magerquark,
1 Eßlöffel
Parmesankäse,
3 Teelöffel Öl,
1 Scheibe
Vollkornbrot,
170 g gekochter
Rundkorn-Naturreis
(60 g Rohgewicht),
1 Teelöffel
Sesamsamen,
1 Teelöffel
Kürbiskerne,
Gemüsebrühe
(Instant),
1 kleine Banane,
125 g Weintrauben,
150 g grüne Bohnen,
5 kleine Tomaten,
1 kleine Zwiebel,
Koriander,
glatte Petersilie,
Schnittlauch,
Thymian,Pfeffer,
Piment, Rosenpaprika,
Salz, Zitrone.

**500 Kalorien
zusätzlich:**

3 Scheiben
Rindfleischsülze
(60 g),
2 Teelöffel Öl,
30 g Rundkorn-
Naturreis,
1 Birne,
175 g Weintrauben.

FRÜHSTÜCK
Kräuterquark
mit Parmesan

Eine Scheibe Vollkornbrot mit dem restlichen Quark (etwa 50 g) bestreichen. Eine Tomate aufschneiden, auf das Brot legen und mit einem Eßlöffel Parmesankäse, frischen Kräutern und Pfeffer bestreuen.

EXTRA
Sesambanane

Bananenscheiben mit Zitronensaft beträufeln und einen Teelöffel Sesamsamen darüberstreuen.

WARME MAHLZEIT
Hackfleischröllchen
mit Reis

125 Gramm Beefsteakhack mit je einer Messerspitze Piment, Rosenpaprika, Salz, einem Teelöffel Zitronensaft, gehackter Petersilie und einer halben geriebenen Zwiebel verkneten. Kleine längliche Röllchen formen und in der Grill- oder Eisenpfanne ohne Fett braten. 300 Gramm geputzte Bohnen in Salzwasser zehn Minuten garen und abgießen - die Hälfte ist für morgen. Die restliche Zwiebel würfeln, eine Tomate vierteln. Zwiebelwürfel in drei Eßlöffel Gemüsebrühe aufkochen, die Hälfte vom vorgekochten Reis (von gestern, etwa 30 g Rohgewicht), dann die Tomatenwürfel und zum Schluß die gekochten Bohnen dazurühren. Zwei Teelöffel Öl zufügen. Über alles frischen Thymian streuen.

EXTRA
125 Gramm Weintrauben

IMBISS
Tomaten-Reis-Salat

Drei Tomaten kleinschneiden und zusammen mit dem restlichen gekochten Reis (30 g Rohgewicht), einem Teelöffel Öl, Zitronensaft, Salz, Pfeffer, Schnittlauch und frischem Koriander mischen und ziehen lassen. Einen Teelöffel Kürbiskerne darüberstreuen.

TIP FÜR 1500 KALORIEN: Mittags gibt es die doppelte Portion Reis (zwei Eßlöffel Reis zusätzlich aufsetzen). Den Tomatensalat mit drei Scheiben gewürfelter Sülze mischen, das zusätzliche Öl darüberträufeln. Zwischendurch können Sie das Obst essen.

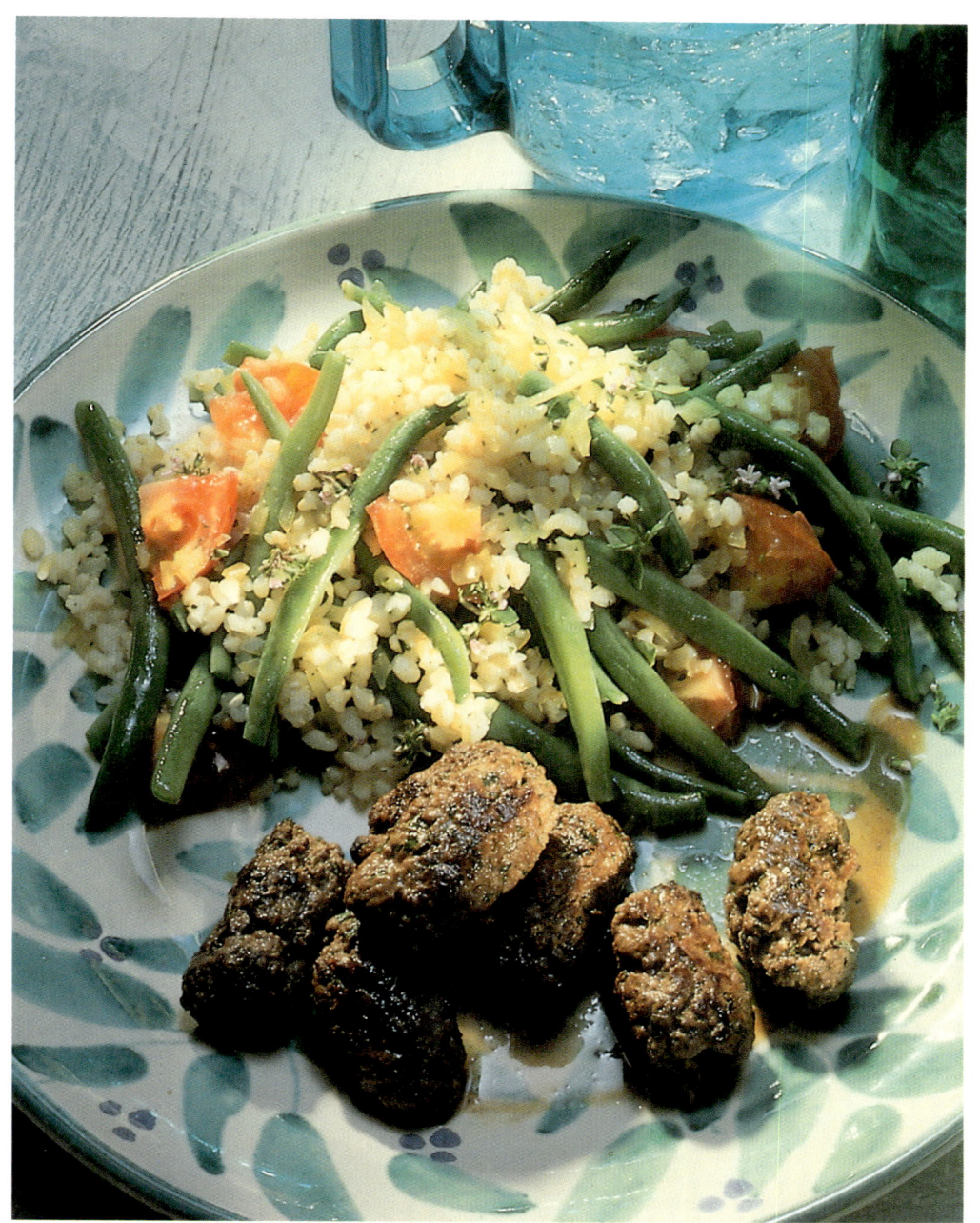

HACKFLEISCHRÖLLCHEN MIT REIS

Freitag

ZUTATEN

(ca. 1000 Kalorien)

150 g Rotbarschfilet,
1 Eßlöffel
Parmesankäse,
3 1/2 Teelöffel Öl,
1 Scheibe Vollkorn-
brot,
1 Roggenbrötchen,
2 Eßlöffel Vier-Korn-
Flocken,
Gemüsebrühe
(Instant),
1 mittelgroßer Apfel,
1 kleine Banane,
250 g Himbeeren,
1 Kiwi,
50 g Weintrauben,
1 Portion Blattsalat,
150 g grüne Bohnen,
1 Lauchzwiebel,
2 kleine Möhren,
2 kleine Tomaten,
1 mittelgroße
Zucchini, Kresse-
blätter und -blüten
(Brunnen- oder
Kapuzinerkresse),
Thymian, Cayenne-
pfeffer, Knoblauch,
Pfeffer, Safran, Salz,
Zitrone.

500 Kalorien
zusätzlich:
50 g Krabbenfleisch,
1 Scheibe geräucher-
ter Lachs (50 g),
1 Eßlöffel
Parmesankäse,
2 Teelöffel Butter oder
Margarine,
1/2 Roggenbrötchen,
1 Vollkornzwieback,
1 Teelöffel Honig,
1 Banane.

FRÜHSTÜCK
Obstsalat

Eine Banane kleinschneiden, 50
Gramm Weintrauben halbieren
und mit 125 Gramm Himbeeren
mischen. Zwei Eßlöffel Vier-
Korn-Flocken darüberstreuen.
Die Früchte etwas zerdrücken.

EXTRA
Tomaten-Brötchen

Ein halbes Roggenbrötchen mit
einem halben Teelöffel Öl bestreichen, mit einer in Scheiben
geschnittenen Tomate belegen
und mit frischen Kräutern, Salz
und Pfeffer würzen. Dazu eine
kleine Möhre essen.

WARME MAHLZEIT
Safran-Fischtopf

Je eine Lauchzwiebel, Zucchini
und Möhre in Scheiben schneiden und mit einem Viertelliter
Gemüsebrühe fünf Minuten kochen. Die Brühe mit einer Prise
Safran, Cayennepfeffer, einem
Stück Zitronenschale und einer
durchgepreßten Knoblauchzehe
würzen. 150 Gramm Rotbarschfilet und eine Portion Blattsalat
kleinschneiden, in die Suppe
geben und weitere vier Minuten
bei niedriger Temperatur garen.
Den Fischtopf mit zwei Teelöffel
Öl verrühren und mit einem
Eßlöffel Parmesankäse und frischer Kresse - wenn Sie haben,
auch mit Kresseblüten - bestreu-
en. Dazu gibt es ein halbes
Roggenbrötchen.

EXTRA
Himbeer-Apfel-Salat

125 Gramm Himbeeren mit
einem geraspeltem Apfel und
einer kleingeschnittenen Kiwi
mischen.

IMBISS
Grüne-Bohnen-Salat

Eine Tomate fein würfeln, mit
etwas Zitronensaft, gehacktem
Knoblauch, einem Teelöffel Öl
und Salz verrühren und mit 150
Gramm gekochten grünen Bohnen (von gestern) mischen. Thymian und Pfeffer darüberstreuen.
Dazu gibt es eine Scheibe Vollkornbrot.

TIP FÜR 1500 KALORIEN: Die Butter mittags auf die beiden Brötchenhälften verteilen. In die
Fischsuppe die Krabben und einen zusätzlichen Eßlöffel Parmesan rühren. Abends das Vollkornbrot mit einer Scheibe Lachs
belegen, zwischendurch gibt es
Banane und Honigzwieback.

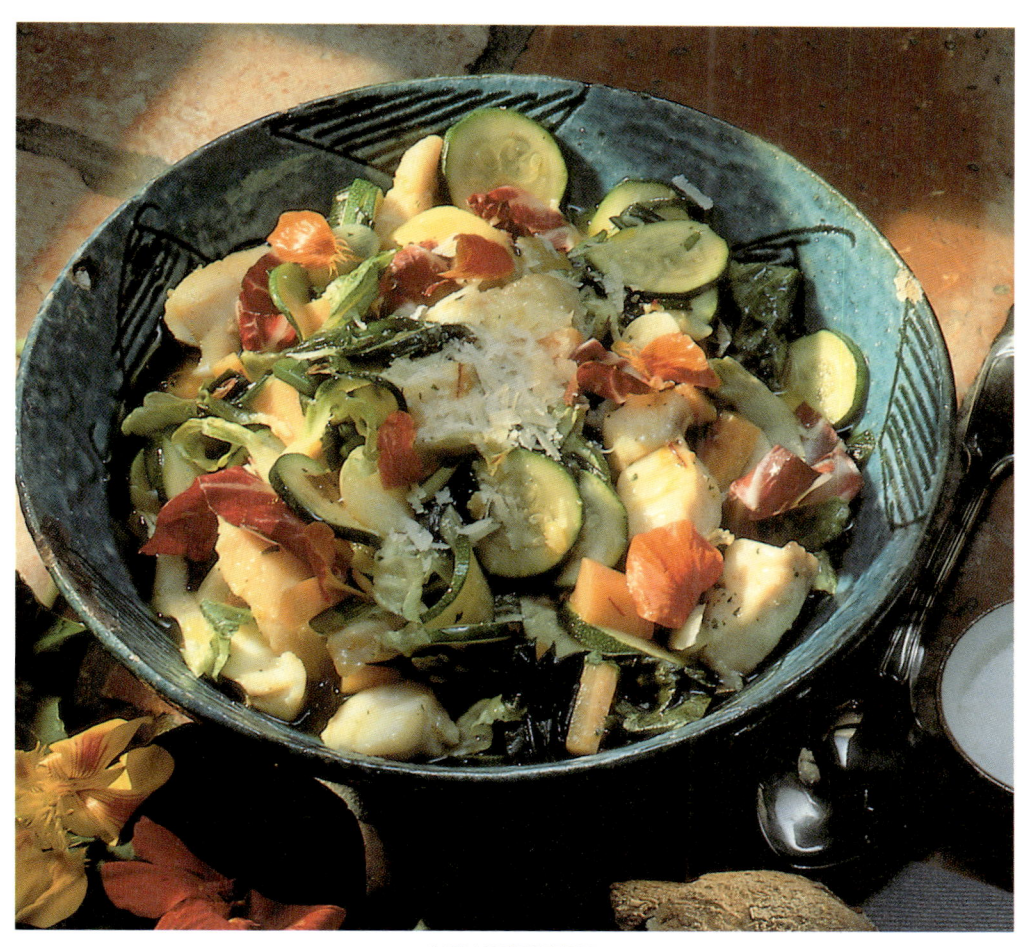

SAFRAN-FISCHTOPF

Samstag

Zutaden
(ca. 1000 Kalorien)
1 Ei,
180 g Dickmilch
(1,5 %),
1 Becher
Magermilchjoghurt,
1 Ecke Schmelzkäse
(20 %),
2 1/2 Teelöffel Öl,
1 Roggenbrötchen,
1 Scheibe
Vollkornknäckebrot,
40 g Vollkornnudeln,
1 mittelgroßer Apfel,
1 mittelgroße Birne,
75 g Weintrauben,
1 Portion Blattsalat,
2 Knollen rote Bete,
4 kleine Tomaten,
1 mittelgroße
Zucchini,
Dill, Minze,
Petersilie,
Schnittlauch,
Knoblauch, Pfeffer,
Rosenpaprika,
Salz, Zitrone.

500 Kalorien
zusätzlich:
1 Becher
Fruchtjoghurt,
1 Scheibe Käse
(45 %),
1 Teelöffel Butter oder
Margarine,
1 Teelöffel Öl,
40 g Vollkornnudeln,
1 Birne.

FRÜHSTÜCK
Käsebrötchen mit Tomate
Eine Ecke Schmelzkäse auf zwei Roggenbrötchenhälften streichen. Eine Tomate in Scheiben schneiden, drauflegen und mit gehackten Kräutern bestreuen. Dazu einen Becher Joghurt essen.

EXTRA
Trauben-Apfel-Salat
75 Gramm Weintrauben halbieren und mit einem geraspelten Apfel mischen. Zitronensaft darüberträufeln.

WARME MAHLZEIT
Zucchini-Fladen mit Joghurtsoße
40 Gramm Vollkornnudeln in Salzwasser garen. Eine Zucchini raspeln und mit Salz und Rosenpaprika würzen. Petersilie, Schnittlauch, etwas Dill und ein Blatt Minze hacken und mit einem Ei vermengen. Eine große Pfanne erhitzen, zwei Teelöffel Öl verteilen und mit dem Eßlöffel etwa fünf Zucchini-Fladen nebeneinander setzen. Mit einem Spatel wenden, wenn sie fest sind. Drei Tomaten kleinschneiden und mit Salz und Pfeffer würzen, dazu anrichten. Die restliche Dickmilch (180 g) mit Salz und etwas gepreßtem Knoblauch verrühren. Die Hälfte davon für heute abend aufbewahren.

EXTRA
Eine Birne

IMBISS
Rote-Bete-Salat
Zwei Knollen rote Bete schälen, kleinschneiden und im fest verschlossenen Topf etwa zehn Minuten garen. Abkühlen lassen. Die restliche Dickmilch von heute mittag unterheben und alles auf einer Portion Blattsalat anrichten. Mit einem halben Teelöffel Öl beträufeln und mit Petersilie bestreuen. Dazu gibt es eine Scheibe Vollkornknäckebrot.

TIP FÜR 1500 KALORIEN: Mittags die doppelte Menge Nudeln kochen, die abgegossenen Nudeln mit Öl beträufeln. Das Knäckebrot am Abend mit Butter bestreichen und mit Käse belegen. Zwischendurch gibt es Joghurt und eine Birne.

ZUCCHINI-FLADEN MIT JOGHURTSOSSE

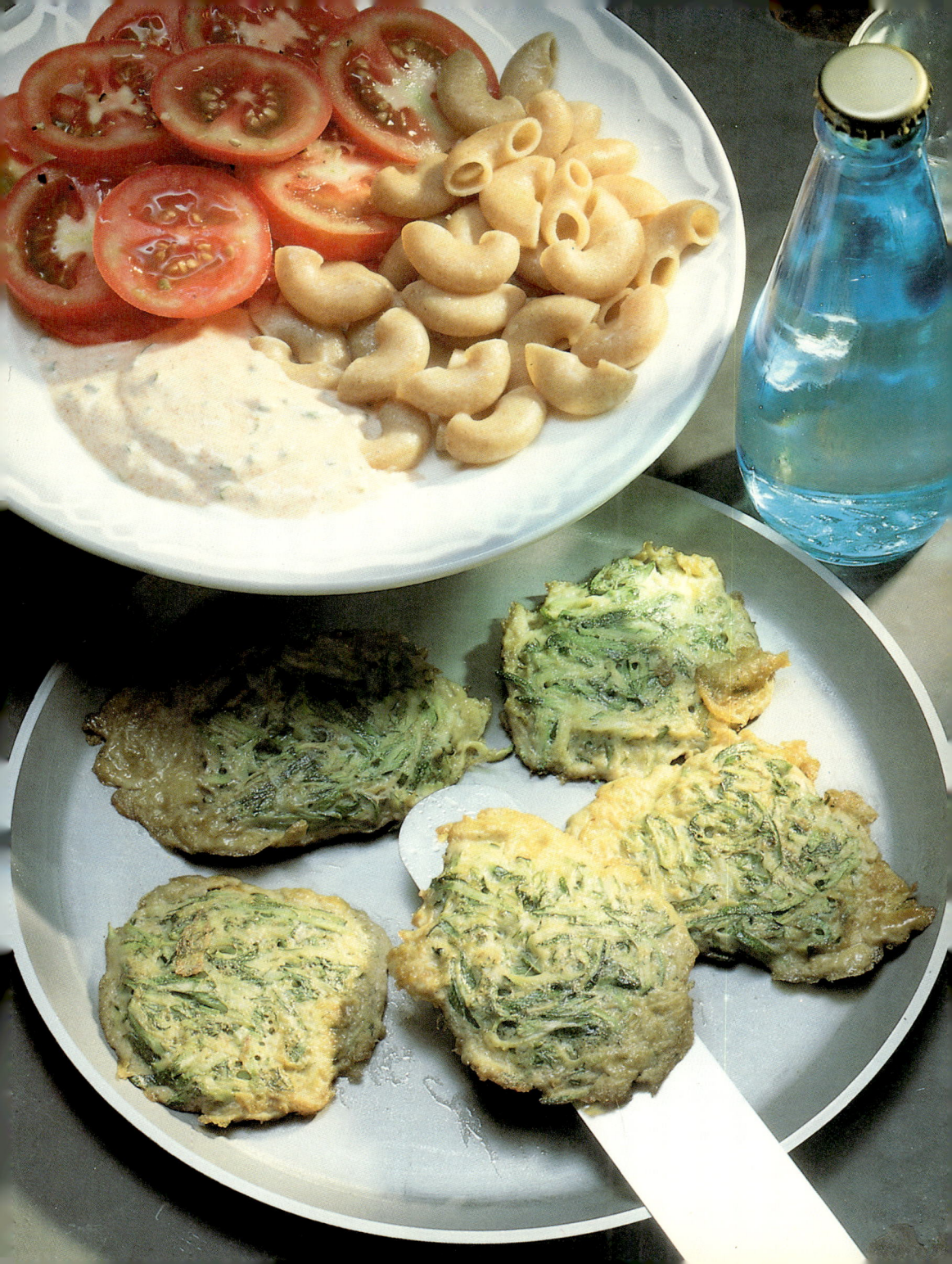

VORRATSLISTE

Das sollten Sie im Hause haben:

Essig
Gemüsebrühe (Instant)
Hirse
Honig
Kaffeepulver (Instant)
Kapern
Kichererbsen (1 kleine
Dose, ca. 250 g)
Knoblauch (frisch)
Koriander (gemahlen
und -kapseln)
Kräuter (frisch)
Kürbiskerne
Kumin
Lorbeer
Mineralwasser
Marmelade
Muskat
Öl (Sonnenblumenöl
oder kalt gepreßtes
Olivenöl)
Oliven, mit Paprika
gefüllt
Parmesankäse
Pfeffer (schwarz)
Piment (gemahlen)

Rosenpaprika
Rundkorn-Naturreis
Safran
Salz,
Sesamsamen
Sonnenblumenkerne
Streuwürze
Vier-Korn-Flocken
Vollkornknäckebrot
Vollkornnudeln
Vollkornzwieback
Weiße Bohnen (1 klei-
ne Dose, ca. 250 g)
Zimt (gemahlen)
Zitrone (mit unbehan-
delter Schale)
Zwiebeln

	Einkaufsliste für die frischen Zutaten
Fleisch	Beefsteakhack (Gramm)
	Hähnchenbrustfilet (1 Stück, 90 g)
	Parmaschinken (Gramm)
Fisch	Rinderfilet (Gramm)
	Lengfisch (Gramm)
	Rotbarschfilet (Gramm)
Eier	Eier (1 Stück, Gewichtsklasse 4)
	Dickmilch (1 Becher, 500 g, 1,5 %)
	Magermilchjoghurt (1 Becher, 150 g)
Milch	Magerquark (1 Paket, 250 g)
	Körniger Frischkäse (1 Becher, 200 g)
	Schmelzkäse (1 Ecke, 62 g, 20 %)
Brot	Schnittkäse (1 Scheibe, 20 g, 45 %)
	Roggenbrötchen (1 Stück, 40 g)
	Vollkornbrot (1 Scheibe, 50 g)
Obst	Apfel (mittelgroß, 100 g)
	Banane (klein, 100 g)
	Birne (mittelgroß, 175 g)
	Feige (Stück)
	Heidelbeeren (TK-Paket, 250 g)
	Himbeeren (TK-Paket, 250 g)
	Honigmelone (Gramm)
	Kiwi (Stück, 100 g)
	Pfirsich (Stück)
	Pflaumen (Gramm)
	Weintrauben (Gramm)
Gemüse	Aubergine (Stück, 250 g)
	Blattsalat (1 Portion, 50 - 100 g)
	Blattspinat (Gramm)
	Bohnen, grüne (Gramm)
	Fenchel (mittelgroß, 200 g)
	Kartoffeln (mittelgroß, 75 g)
	Kohlrabi (mittelgroß, 200 g)
	Lauchzwiebeln (mittelgroß)
	Möhren (klein, 50 g)
	Paprikaschote (groß, 200 g)
	Radieschen (1 Bund)
	Rote Bete (Gramm)
	Salatgurke (mittelgroß, 500 g)
	Tomate (klein, 50 g)
	Tomate (mittelgroß, 100 g)
	Zucchini (klein, 125 g)

SO	MO	DI	MI	DO	FR	SA	SO	MO	DI	MI	DO	FR	SA
											125		
1													
			40										
							125		125				
				125									
												150	
1			1			1	1			1			1
								200		120			180
	2	2	1	1		3	1						1
									80	120	50		
		6C	100	40									
						1/2	1/4	1/4					1
1	1	1		1	1								
1				1		1						1	1
	1	1	1	1	1		1	1	1		1	1	
			2			2	1					1	1
			1	1			1					1	1
		1											1
						1	1		1				
									125	125			
												250	
							250	150					
												1	
					1	1							
	200		100		100								
200	50	75							50	125	50		75
1		1	1				1		1			1	1
			100								150	150	
1/2	1/2								1/2	1/2			
3	1								3	1			
							1/2	1/2					
							2	2		1		1	
					2		1	4				2	
	3			2						1			
			1		1				1				
													200
			100	100	300								
1	3	3	3		8			2	3	1	5	2	4
						2							
	1											1	1

137

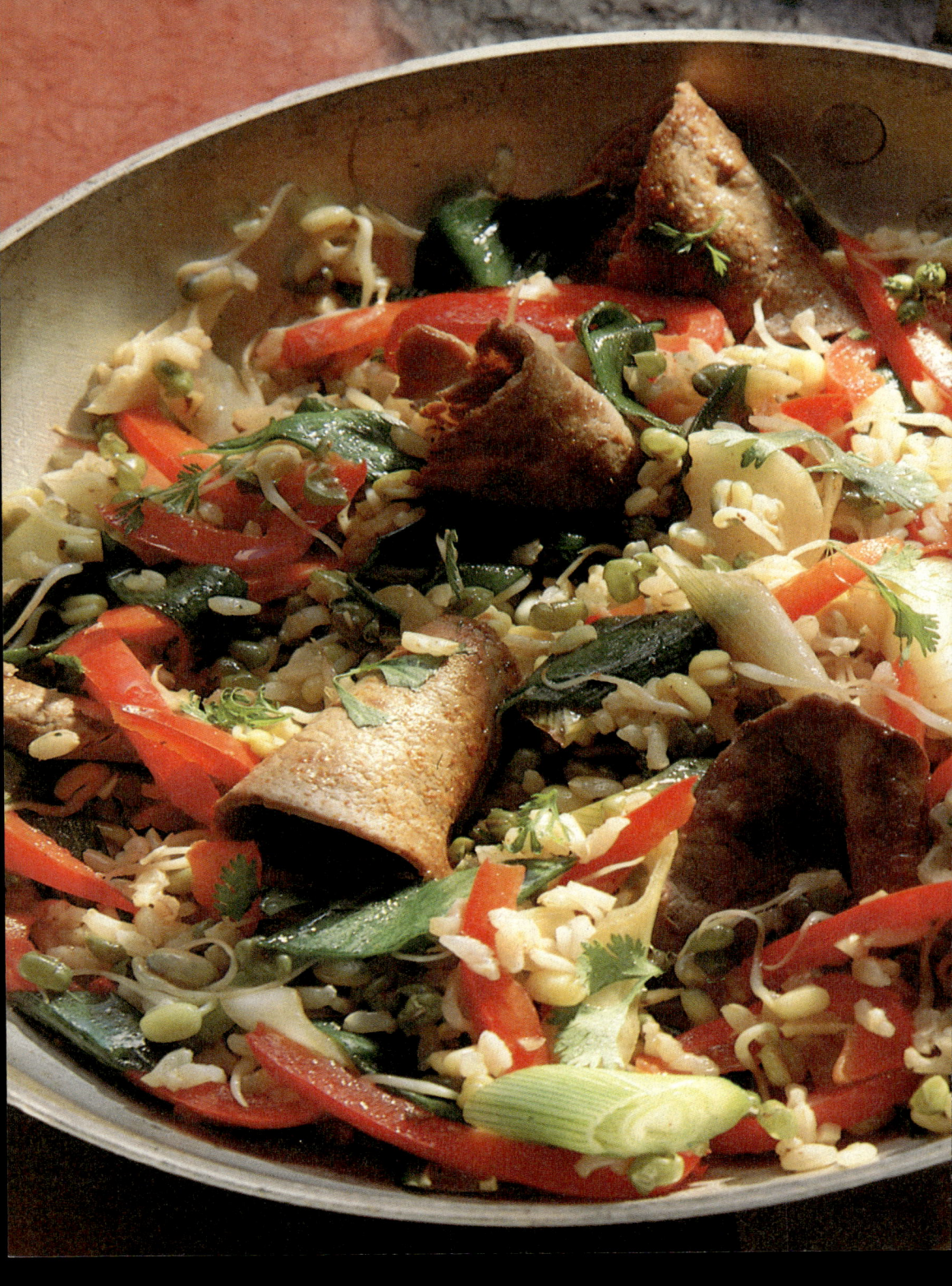

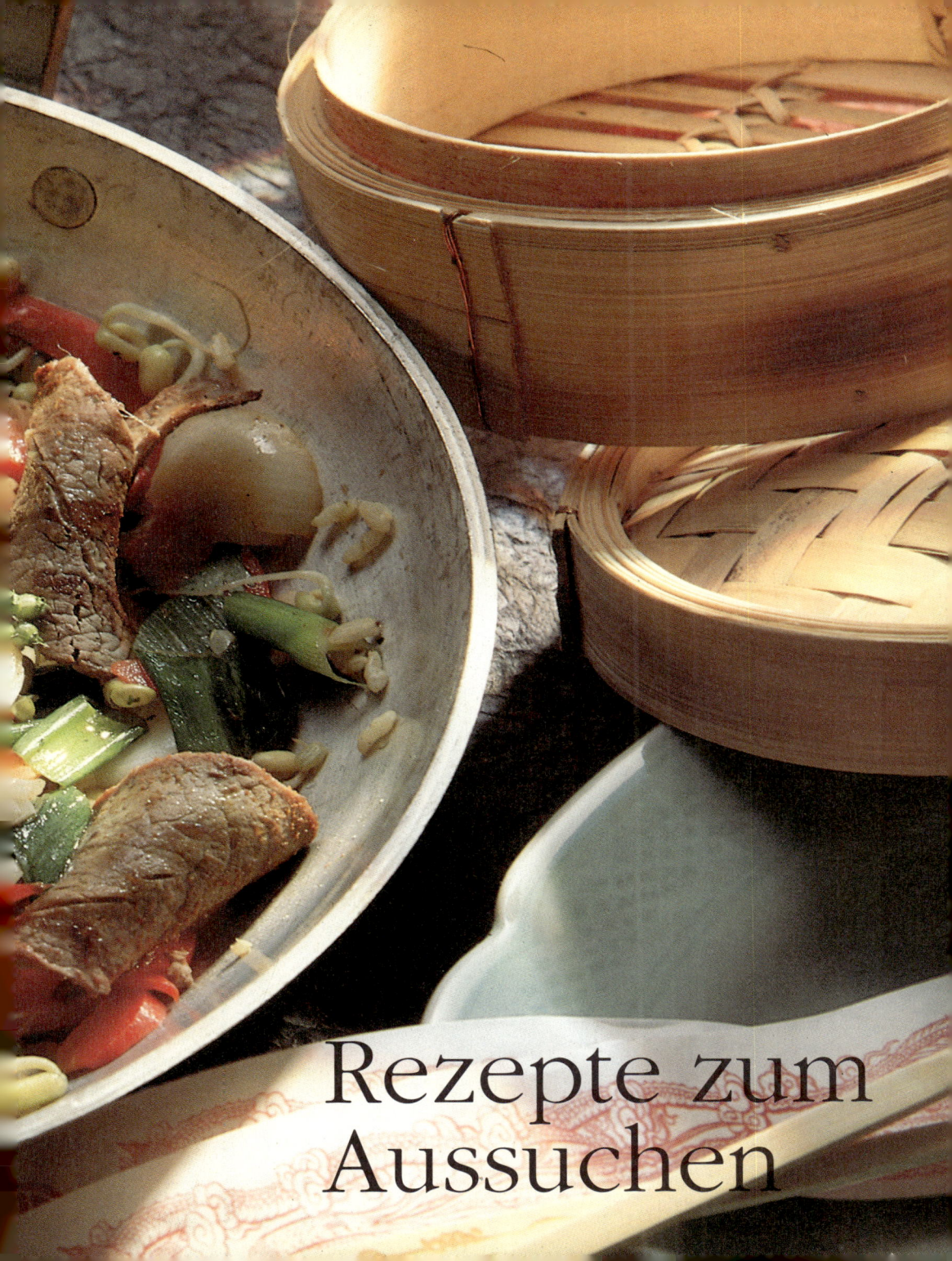

Rezepte zum Aussuchen

Fleisch

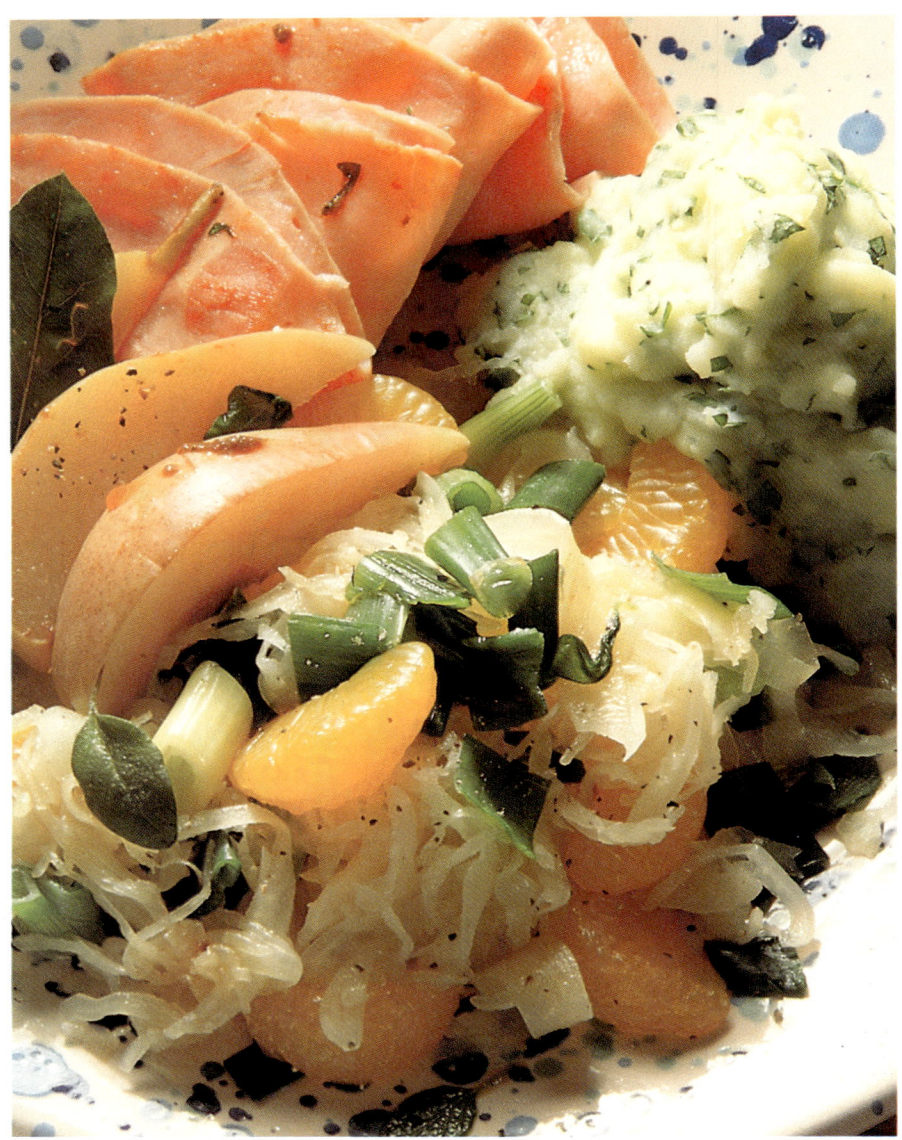

BIERSCHINKEN MIT SAUERKRAUT

Bierschinken mit Sauerkraut

Lauchzwiebel in feine Ringe schneiden und in der Brühe mit Majoran und Lorbeerblatt aufkochen. Sauerkraut zufügen und zugedeckt etwa sieben Minuten garen.
Mandarine und Birne in Spalten teilen und für weitere fünf Minuten auf das Kraut legen. Bierschinken in einer Pfanne ohne Fett braten.
Salzwasser erhitzen und Kartoffelpüreeflocken und gehackten Schnittsellerie einrühren. Alles auf einem vorgewärmten Teller anrichten.

TIP: Die Mandarine kann durch drei bis vier Orangenspalten ersetzt werden, der Schnittsellerie durch gehackte Petersilie.

Eine Portion ca. 400 kcal

1 Lauchzwiebel,
1 knappe Tasse Gemüsebrühe (Instant),
Majoran,
1 Lorbeerblatt,
1/2 kleine Dose Sauerkraut (ca. 140 g),
1 kleine Mandarine (50 g),
1/2 Birne (90 g),
4 Scheiben Bierschinken (80 g),
5 Eßlöffel Kartoffelpüreeflocken mit Milch,
Schnittsellerie.

Paprika-Hähnchen mit Bohnengemüse

Kartoffeln in Salzwasser garen (oder vorgekochte Kartoffeln mit dem Hähnchenfilet zum Aufwärmen auf die Bohnen geben). Hähnchenbrustfilet mit Zitronensaft, Salz, Cayennepfeffer und Paprikapulver einreiben und ziehen lassen. Bohnen mit etwas Bohnenkraut und Pfeffer fünf Minuten in der Gemüsebrühe kochen.
Die Apfelhälfte in Spalten schneiden, mit dem Hähnchenfilet auf die Bohnen legen und etwa sieben Minuten auf niedriger Stufe garen. Zum Schluß einen halben Teelöffel Öl, Bohnenkraut und Petersilie unter das Gemüse rühren.

TIP: Im Frühjahr frisch ausgepalte Bohnen und neue Kartoffeln mit Schale für dieses Gericht nehmen. Die Kartoffeln lassen sich am besten mit einem Plastik-Topfkratzer säubern.
Um etwa 150 Gramm ausgepalte dicke Bohnen zu bekommen, brauchen Sie etwa 500 Gramm Bohnen in Schoten.

Eine Portion ca. 400 kcal

2 mittelgroße Kartoffeln (150 g),
Salz,
1 Hähnchenbrustfilet (90 g),
Zitronensaft,
Cayennepfeffer,
Edelsüß-Paprika,
150 g dicke Bohnen, ausgepalt,
Bohnenkraut,
1 Tasse Gemüsebrühe (Instant),
1/2 Apfel (50 g),
1/2 Teelöffel Öl,
Petersilie.

Hähnchenrisotto mit Backobst

3 Aprikosen (getrock-
net, ungeschwefelt),
3 Pflaumen (getrock-
net, ungeschwefelt),
1 Teelöffelspitze
Koriandersamen,
1 Tasse Gemüsebrühe
(Instant),
1 kleine Möhre (50 g),
1 Lauchzwiebel,
2 Eßlöffel Naturreis
(30 g),
1 Hähnchenkeule
(125 g),
Salz,
Cayenpfeffer,
frischer Koriander.

Backobst mit den Koriander-samen langsam in der Brühe auf-kochen. Obst herausnehmen und beiseite legen. Die Möhre wür-feln, Lauchzwiebel kleinschnei-den. Das Lauchgrün zum Back-obst legen.

Gemüse mit dem Reis in die Brühe geben, aufkochen und auf niedriger Wärmestufe fest ver-schlossen etwa 35 Minuten garen lassen. Ab und zu umrühren und eventuell etwas Flüssigkeit nach-gießen.

In der Zwischenzeit die Hähn-chenkeule mit Salz und Ca-yennepfeffer einreiben, mit ei-nem Eßlöffel Wasser in die kalte Pfanne legen. Von allen Seiten auf mittlerer Wärmestufe braten und das herausbrutzelnde Fett abgießen.

Kurz bevor das Risotto gar ist, Lauchgrün und Backobst hinzu-fügen und erwärmen lassen.

Das Gericht mit Koriandergrün bestreuen.

TIP: Frischer Koriander kann durch glatte Petersilie ersetzt wer-den. Überlegen Sie, ob Sie viel-leicht gleich zwei Hähnchen-keulen braten: Dann könnten Sie das Fleisch als Brotbelag mitver-wenden.

Eine Portion ca. 400 kcal

Tomatensuppe mit Kalbsbratwurstklößchen

1 Zwiebel,
1 kleine Dose geschäl-te Tomaten (230 g),
Salz, Cayenpfeffer,
Süßstoff,
50 g Kalbsbratwurst-brät (ungebrüht),
150 g gekochter
Naturreis (45 g
Rohgewicht),
1/2 Becher
Magermilchjoghurt
(75 g),
1 Knoblauchzehe,
geriebene
Zitronenschale,
1 kleines Bund
frisches Basilikum.

Zwiebel würfeln, zusammen mit den Tomaten im offenen Topf etwa fünfzehn Minuten einko-chen. Mit Salz, Cayenpfeffer und sehr wenig Süßstoff würzen. Aus Bratwurstbrät kleine Klöß-chen in die Suppe geben, zwei Minuten mitkochen. Gekochten Reis zufügen, erhitzen und nach-würzen.

Joghurt mit der in Scheiben ge-schnittenen Knoblauchzehe, Salz, Zitronenschale und gehacktem Basilikum mischen und direkt vor dem Essen in die Suppe rühren, nicht mehr kochen.

TIP: Wer keinen vorgekochten Reis hat, muß drei Eßlöffel unge-kochten Reis zusammen mit den geschälten Tomaten, Zwiebeln und den Gewürzen zugedeckt etwa 35 Minuten kochen. Dann wie beschrieben fortfahren.

Eine Portion ca. 400 kcal

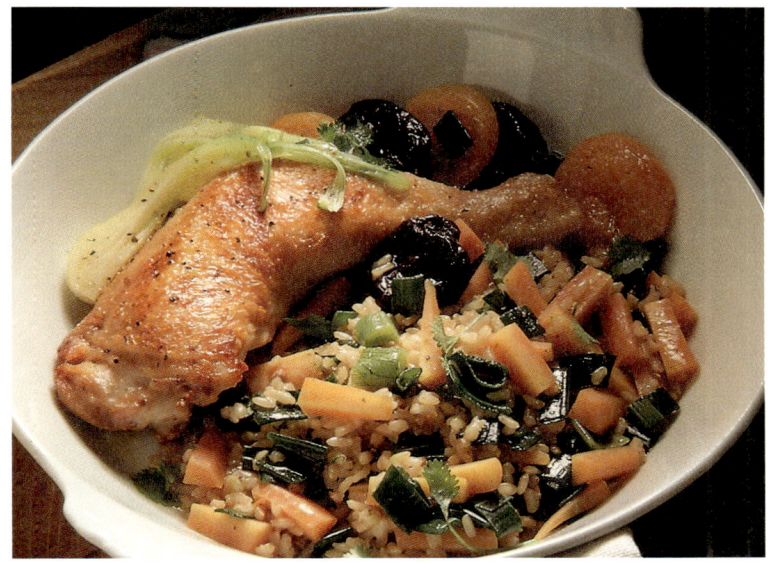

HÄHNCHENRISOTTO MIT BACKOBST

Zitronensteak mit Brot und Maissalat

Chicorée kleinschneiden und mit dem abgetropften Zuckermais, etwas Gemüsewasser, einem Eßlöffel Zitronensaft, Salz, Paprikapulver und den Petersilienblättern mischen.

Eine Eisen- oder Grillpfanne inzwischen erhitzen, das Hackfleisch flachdrücken und auf jeder Seite eine Minute braten oder grillen. Mit Salz, Pfeffer, etwas Zitronensaft und -schale würzen und das Öl darüberträufeln. Vollkornbrotscheibe toasten, mit der aufgeschnittenen Knoblauchzehe abreiben, mit Tomatenmark bestreichen. Darüber Schnittlauchröllchen streuen.

Eine Portion ca. 400 kcal

**100 g Chicorée,
100 g Zuckermais aus der Dose,
1 1/2 Eßlöffel Zitronensaft,
Salz, Rosenpaprika,
glatte Petersilie,
75 g Beefsteakhack,
schwarzer Pfeffer,
geriebene Zitronenschale,
1 Teelöffel Öl,
1 Scheibe Vollkornbrot (50 g), 1 Knoblauchzehe, 2 Teelöffel Tomatenmark,
Schnittlauch.**

Schweineschnitzel mit Spinat und roten Linsen

1 Knoblauchzehe,
2 Eßlöffel Zitronensaft,
geriebene
Zitronenschale,
je eine Messerspitze
Kumin (Kreuzkümmel)
und Zimt,
Salz, 1 kleine Zucchini
(125 g),
2 Eßlöffel rote kleine
Linsen (20 g),
150 g Blattspinat,
100 g Schweine-
schnitzel (sehr dünn
geschnitten),
schwarzer Pfeffer,
1 Teelöffel Öl,
1 Teelöffel
Sesamsamen,
Thymian,
1 großes Vollkorn-
brötchen (60 g).

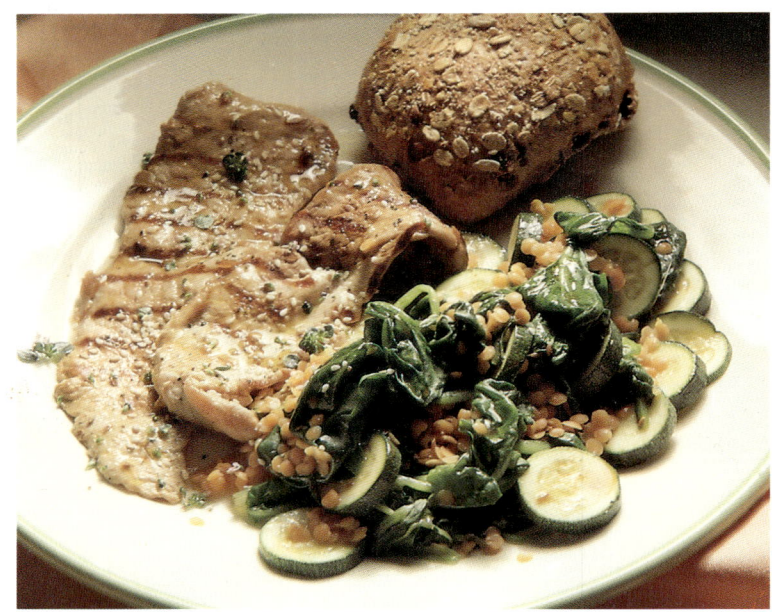

SCHWEINESCHNITZEL MIT SPINAT UND ROTEN LINSEN

Eine Brühe aus Knoblauch, Zitronensaft und Zitronenschale, Kumin, Zimt, Salz und einer halben
Tasse Wasser kochen. Die in
Scheiben geschnittenen Zucchini
und die Linsen in der Brühe etwa
sieben Minuten kochen, Flüssigkeit dabei verdampfen lassen.
Spinat waschen, zu den Linsen
geben und nur kurz zusammen-
fallen lassen. Auf einem vorgewärmten Teller warmhalten. Gemüsesud bis auf drei Eßlöffel einkochen.

Eine Pfanne erhitzen. Schweineschnitzel salzen und auf jeder
Seite eine halbe Minute braten
oder grillen. Mit Pfeffer würzen.
Gemüsesud in die Pfanne gießen
und mit dem Fleisch einmal aufkochen. Darüber Öl träufeln, mit
Sesamsamen und Thymian bestreuen und zum Gemüse geben.
Dazu: ein Brötchen.

Eine Portion ca. 400 kcal

Geflügelleber mit roter Bete und Nudeln

Rote Bete schälen, in fingerdicke Scheiben schneiden, die Zwiebel vierteln und in einer halben Tasse Brühe mit Koriandersamen, Orangenschale und Curry fünf Minuten weichkochen. Einen halben Teelöffel Öl dazu rühren.

Geputzte Geflügelleber mit Salz würzen. Eine Pfanne erhitzen, mit Öl ausstreichen und die Leber etwa sieben Minuten darin unter häufigem Wenden braten. Mit Pfeffer bestreuen und warmstellen.

Eine halbe Tasse Brühe in der Pfanne stark einkochen lassen, gekochte Nudeln in dem Sud schwenken und erhitzen, mit Kräuterblättern mischen und mit dem gekochten Gemüse und der gebratenen Geflügelleber auf einen Teller geben.

TIP: Rote Bete aus dem Glas braucht nur im eigenen Gemüsewasser erhitzt und etwas nachgewürzt zu werden. Sie schmeckt aber längst nicht so gut wie frischgekochte.

Eine Portion ca. 400 kcal

**1 große Knolle rote Bete (200 g),
1 Zwiebel,
1 Tasse Gemüsebrühe (Instant),
1 Teelöffelspitze Koriandersamen,
1 Teelöffelspitze geriebene Orangenschale,
1 Messerspitze Curry,
1 Teelöffel Öl,
100 g Geflügelleber,
Salz,
schwarzer Pfeffer,
75 g gekochte Vollkornnudeln
(30 g Rohgewicht),
Kräuter
(Petersilie, Thymian).**

Apfel, Bohnen und Kasseler

Brühe mit etwas Thymian aufkochen. Bohnen putzen, Kartoffeln schälen (wenn sie älter sind - sonst nur kräftig bürsten) und vierteln. Zwiebeln ebenfalls vierteln.

Das Gemüse und den Apfel in den Topf geben, sieben bis zehn Minuten kochen. Kasseler-Aufschnitt für eine Minute zum Erhitzen obenauf legen. Herausnehmen und auf einem Teller anrichten.

Brühe bei starker Hitze etwas einkochen lassen, mit wenig Zitronensaft nachwürzen und über das Essen geben. Frische Thymianblättchen und Pfeffer darüberstreuen.

TIP: Schmeckt auch sehr gut mit tiefgekühlten Bohnen. Thymian kann durch Bohnenkraut ersetzt werden.

Eine Portion ca. 400 kcal

**1 Tasse Gemüsebrühe (Instant),
1 kleines Bund Thymian,
150 g grüne Bohnen,
2 mittelgroße Kartoffeln (150 g),
2 Zwiebeln,
1 mittelgroßer Apfel (100 g),
3 Scheiben Kasseler-Aufschnitt (60 g),
Zitronensaft nach Geschmack,
schwarzer Pfeffer.**

Fisch

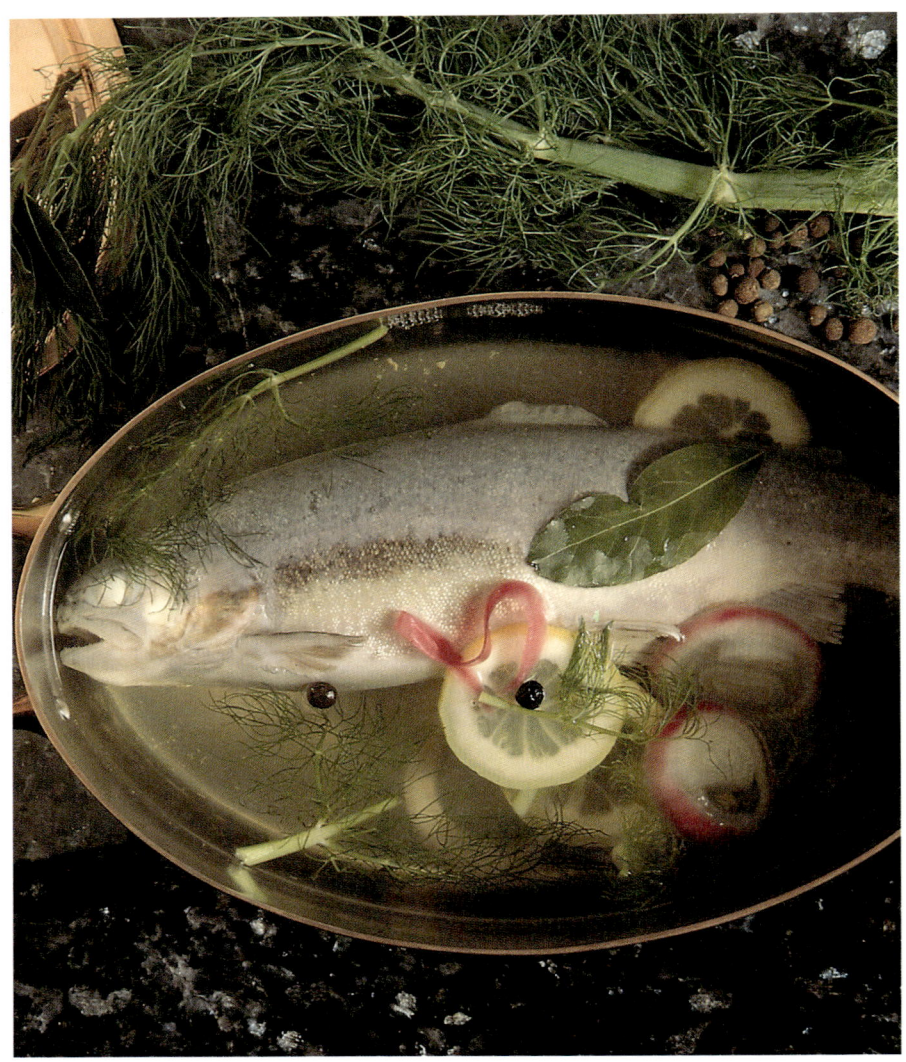

FORELLE MIT KARTOFFEL-FENCHEL-GEMÜSE

Forelle mit Kartoffel-Fenchel-Gemüse

In einem länglichen Topf kräftig gesalzenes Wasser (soviel, daß der Fisch später bedeckt ist) mit der abgezogenen und aufgeschnittenen Zwiebel, dem Lorbeerblatt, Piment- und Pfefferkörnern, Zitronenscheiben und Fenchelgrün mindestens fünf Minuten sprudelnd kochen lassen.

Inzwischen die Fenchelknolle und die Kartoffeln kleinschneiden, in der Gemüsebrühe erhitzen und fest zugedeckt auf mittlerer Wärmestufe zehn Minuten garen. Den Topf zwischendurch schütteln, damit nichts ansetzt.

Die Forelle in den kochenden Sud legen und auf ausgeschalteter Herdplatte oder auf niedrigster Wärmestufe sieben Minuten ziehen lassen.

Gemüse und abgetropften Fisch auf einem vorgewärmten Teller anrichten und mit gehackten Kräutern und Pfeffer bestreuen. Öl, Senf und Zitronensaft verrühren. Nach dem Ablösen der Haut über den Fisch träufeln.

TIP: Wenn Sie keinen länglichen Topf besitzen, garen Sie die Forelle in Küchenfolie verpackt 15 Minuten im Backofen bei 200 Grad (Gas: Stufe 3). Weitere fünf Minuten im ausgeschalteten, geöffneten Ofen garziehen lassen.

Eine Portion ca. 400 kcal

Salz, 1 Zwiebel,
1 Lorbeerblatt,
2 Pimentkörner,
6 Pfefferkörner,
2-3 Zitronenscheiben,
1 Fenchelknolle (200 g),
2 mittelgroße Kartoffeln (150 g),
3 Eßl. Gemüsebrühe (Instant),
1 kleine Forelle (250 g brutto),
Kräuter (Schnittlauch, glatte Petersilie),
schwarzer Pfeffer,
1 Teelöffel Öl,
1 Teelöffel Senf,
1 Eßlöffel Zitronensaft.

Paprikafisch auf Gurken-Dill-Gemüse

Einen Topf erhitzen. Zwiebel hacken, in den heißen Topf rühren und ohne Fett anschwitzen. Kartoffeln und Möhre in zentimetergroße Würfel schneiden, für eine Minute dazurühren, bis ein angenehmer Duft aufsteigt, dann die Brühe zugießen und bei starker Hitze zugedeckt vier Minuten kochen. Gurke schälen, würfeln und zum Gemüse geben und bei starker Hitze weitere fünf Minuten ohne Deckel einkochen lassen. Zwischendurch umrühren. Fischfilet auf beiden Seiten mit Streuwürze

und Paprikapulver würzen, auf das Gemüse setzen und je nach Dicke des Filets drei bis fünf Minuten garen.

Fischfilet auf einen vorgewärmten Teller legen, einen Teelöffel Öl darüberträufeln. Gemüse mit gehacktem Dill, Pfeffer und restlichem Öl verrühren und zum Fisch anrichten.

TIP: Die restliche Gurke kann zur Gurkensuppe (s. S. 195) oder zu Salat verarbeitet werden.

Eine Portion ca. 400 kcal

1 Zwiebel,
3 mittelgroße Kartoffeln (225 g),
1 kleine Möhre (50 g),
1 Tasse Gemüsebrühe (Instant),
250 g Gurke (Salat- oder Schmorgurke),
100 g mageres Fischfilet (Leng-, Rotbarsch- oder Seelachsfilet),
Streuwürze,
Edelsüß- und Rosenpaprika,
2 Teelöffel Öl,
1 Bund Dill,
schwarzer Pfeffer.

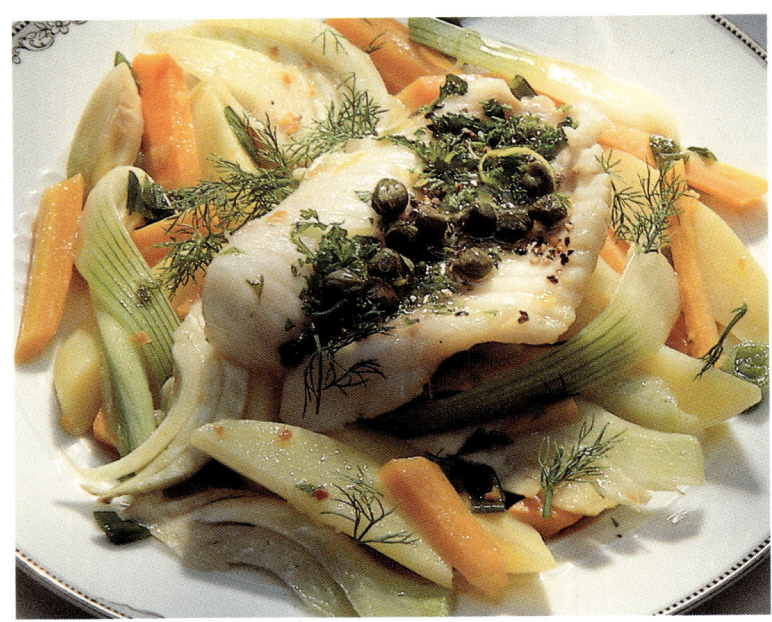

KAPERNFISCH AUF GEMÜSEBETT

Kapernfisch auf Gemüsebett

1/2 Fenchelknolle
(100 g), 3 mittelgroße
Kartoffeln (225 g),
1 kleine Möhre
(50 g), 1 Lauchzwiebel,
1 Tasse Gemüsebrühe
(Instant),
Cayennepfeffer,
100 g mageres
Fischfilet
(Leng-, Rotbarsch-
oder Seelachsfilet),
Salz, glatte Petersilie,
schwarzer Pfeffer,
Zitronenschale,
2 Teelöffel Kapern,
2 Teelöffel Öl.

Gewaschenes Gemüse in Stifte oder Spalten schneiden, mit der Brühe in einen Topf geben, mit Cayennepfeffer würzen und fünf Minuten kochen.

Inzwischen das Fischfilet salzen, mit gehackter Petersilie, Pfeffer, geriebener Zitronenschale und Kapern bestreuen. Auf das Gemüse legen und zugedeckt weitere fünf Minuten auf mittlerer Wärmestufe garen.

Gemüse und Fisch auf einen vorgewärmten Teller legen, abdekken. Den Sud bei starker Hitze etwas einkochen, Öl zufügen und auf den Fisch träufeln.

Eine Portion ca. 400 kcal

Gemüse-Fischtopf

Suppengrün und Paprikahälfte fein würfeln und in kalter Gemüsebrühe mit Safran, Dillsamen, Cayennepfeffer, Lorbeerblatt, Zitronensaft und Orangenschale (ersatzweise Zitronenschale) zum Kochen bringen. Fünf Minuten auf mittlerer Wärmestufe weiterkochen.

Fischfilet würfeln, leicht salzen und pfeffern, Tomaten achteln. In die heiße Suppe geben und eine Minute auf niedrigster Wärmestufe zugedeckt erhitzen.

Vollkornbrot toasten. Knoblauch zerdrücken und mit Öl, Parmesankäse, Pfeffer und einem Basilikumblatt vermischen. Auf das Brot streichen und in einen tiefen Teller legen. Eintopf auf das Brot füllen und heiß essen.

TIP: Kleine Safranmengen gibt's in der Apotheke.

Eine Portion ca. 400 kcal

1/2 Bund Suppengrün (125 g), 1/2 Paprikaschote (75 g), 1/4 l Gemüsebrühe (Instant), 1 Messerspitze Safran, 1 Teelöffelspitze Dillsamen, Cayennepfeffer, 1 kleines Lorbeerblatt, 2 Eßlöffel Zitronensaft, 1 Stückchen Orangenschale, 125 g mageres Fischfilet (Leng-, Rotbarsch- oder Seelachsfilet), Salz, schwarzer Pfeffer, 2 kleine Tomaten (100 g), 1 Scheibe Vollkornbrot (50 g), 1 Knoblauchzehe, 2 Teelöffel Öl, 1 Eßl. Parmesankäse, 1 Basilikumblatt.

Matjesfilet mit Apfel-Radieschen-Salat und Kartoffeln

Neue Kartoffeln sauber bürsten, in Salzwasser garen und abgießen. Die Schale wird mitgegessen. Ältere Kartoffeln vorm Essen abziehen.

Inzwischen Radieschen, Apfel und Zwiebel würfeln, Petersilie und Dill fein hacken. Mit je zwei Eßlöffel Zitronensaft und warmer Gemüsebrühe mischen. Ein Matjesfilet auf einen Teller legen, den Salat darüber häufen und kühlstellen. Vor dem Servieren die Kartoffeln dazugeben und alles mit Pfeffer bestreuen.

Eine Portion ca. 400 kcal

3 mittelgroße Kartoffeln (225 g), Salz, 1/2 Bund Radieschen, 1/2 mittelgroßer Apfel (5o g), 1 kleine Zwiebel, glatte Petersilie, Dill, Zitronensaft, Gemüsebrühe (Instant), 1 frisches Matjesfilet, schwarzer Pfeffer.

Kartoffeln

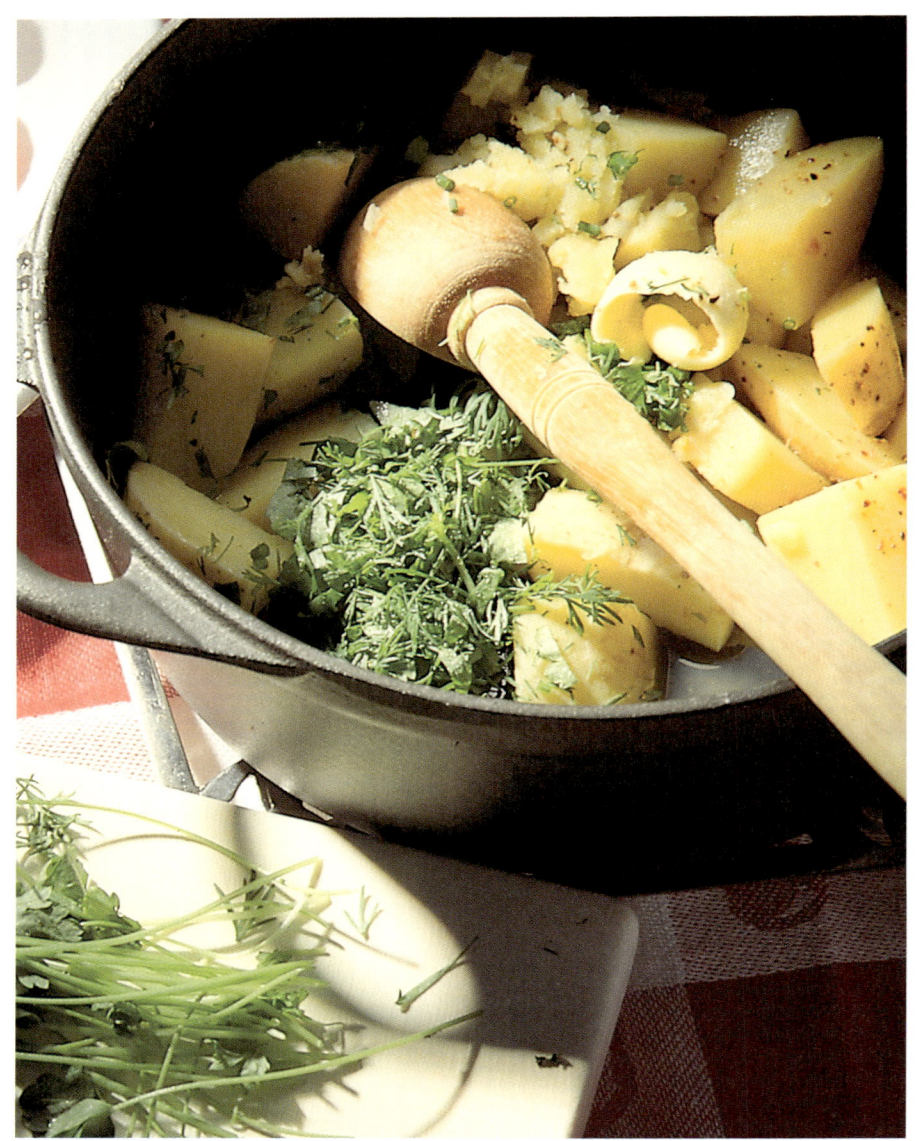

KRÄUTERKARTOFFELN

Kartoffeln sind für uns eine Selbstverständlichkeit. Trotzdem: hier beschreiben wir noch einmal die beste Methode, um sie weich zu kriegen.
Kartoffeln waschen, in einen Topf geben, mit kaltem Wasser bedecken, salzen und zugedeckt zum Kochen bringen. Wärme reduzieren und etwa 20 Minuten auf mittlerer Wärmestufe kochen. Garprobe: mit einem spitzen Messer prüfen, ob es sich ohne Widerstand einstechen läßt.

Weil die wichtigsten Nährstoffe bei Kartoffeln direkt unter der Schale sitzen, essen Sie sie so oft wie möglich als Pellkartoffeln.

Kalorien:
1 kleine Kartoffel (50 g) = ca. 35 kcal; 1 mittelgroße Kartoffel (75 g) = ca. 52 kcal; 1 große Kartoffel (100 g) = ca. 70 kcal.

Kräuterkartoffeln

Alte Kartoffeln schälen, neue Kartoffeln nur sorgfältig waschen, achteln und mit ihrer Schale in Gemüsebrühe auf mittlerer Wärmestufe etwa zehn Minuten im geschlossenen Topf garen.
Kräuter hacken. Zusammen mit der Butter und dem Pfeffer in den Topf geben. Kartoffeln mit einem Kartoffelstampfer oder einer großen Gabel zerdrücken. Bierschinken ohne Fett in einer heißen Pfanne oder Grillpfanne rösten. Tomaten in Scheiben schneiden, auf einen Teller legen, mit Streuwürze, Pfeffer und wenig Zitronensaft würzen. Kräuterkartoffeln und gebratenen Bierschinken dazu anrichten.

TIP: Die Kräuterkartoffeln allein, ohne Geflügel-Bierschinken und Tomaten, haben etwa 300 Kalorien.

Eine Portion ca. 400 kcal

4 mittelgroße Kartoffeln (300 g), 1 Tasse Gemüsebrühe (Instant), frische Kräuter (Schnittlauch, Petersilie, Dill), 1 Teelöffel Butter oder Margarine, schwarzer Pfeffer, 3 Scheiben Geflügel-Bierschinken (60 g), 2 kleine Tomaten (100 g), Streuwürze, Zitronensaft.

Kartoffeleintopf mit Würstchen

**3 mittelgroße Kartoffeln (225 g),
1/2 Bund Suppengrün (ca. 125 g Gemüse),
1/4 l Gemüsebrühe (Instant),
1 kleines Lorbeerblatt,
frisches Bohnenkraut,
1 Wiener Würstchen (70 g),
Salz,
schwarzer Pfeffer,
glatte Petersilie.**

Kartoffeln schälen, Suppengrün putzen. Gemüse würfeln oder in Scheiben schneiden und mit Brühe, kleinem Lorbeerblatt und einem Zweig Bohnenkraut aufkochen und zehn Minuten auf mittlerer Wärmestufe zugedeckt garen.

Würstchen kleinschneiden und weitere drei Minuten kochen. Mit Salz und Pfeffer würzen. Etwas Bohnenkraut und Petersilie hacken und unter den fertigen Eintopf rühren.

TIP: Wenn Sie den Eintopf ohne Würstchen kochen, kommen Sie auf etwa 200 Kalorien.

Eine Portion ca. 400 kcal

Majorankartoffeln

**1 mittelgroßer Apfel (100 g),
1 Lauchzwiebel,
1/2 Tasse Gemüsebrühe (Instant),
Majoran (frisch oder getrocknet),
3 mittelgroße gekochte Kartoffeln (225 g),
2 Scheiben magerer gekochter Schinken (40 g),
1 Portion Blattsalat,
2 Teelöffel Butter oder Margarine,
Salz,
schwarzer Pfeffer.**

Den Apfel in Spalten und die Zwiebel in Ringe schneiden und in der Gemüsebrühe mit einem Zweig Majoran fünf Minuten zugedeckt dünsten.

Die gekochten Kartoffeln achteln und für weitere drei Minuten zum Erhitzen mit in den Topf geben.

Schinken fein würfeln und in einer Pfanne ohne Fett rösten. Salatblätter in feine Streifen schneiden, auf einem Teller ausbreiten. Butter oder Margarine unter die Majorankartoffeln rühren, mit Salz und Pfeffer würzen.

Alles auf die Salatstreifen füllen und mit frischen Majoranblättern und den gerösteten Schinkenwürfeln bestreuen.

TIP: Statt Butter oder Margarine kann auch kaltgepreßtes Öl verwendet werden.

Eine Portion ca. 400 kcal

Kümmelkartoffeln mit Spinat

Saubergebürstete Kartoffeln halbieren, die Schnittfläche mit Kümmel bestreuen, in den kalten Ofen schieben und bei 250 Grad (Gas: Stufe 3) 30 bis 35 Minuten garen.

Dickmilch mit Öl, einem Eßlöffel Zitronensaft und etwas geriebener Zitronenschale, gehacktem Knoblauch, Salz und Cayennepfeffer verrühren.

100 Gramm Champignons halbieren, in einem heißen Topf ohne Fett anrösten, salzen. Erst einen Eßlöffel Zitronensaft, dann sofort den Spinat zufügen. Bei starker Hitze eine halbe Minute erhitzen und sofort zu den Kartoffeln mit der Dickmilchsoße anrichten. Mit Streuwürze, Pfeffer und Sonnenblumenkernen bestreuen.

TIP: Verwenden Sie kaltgepreßtes Olivenöl, es schmeckt am besten bei diesem Gericht.

Eine Portion ca. 400 kcal

**4 mittelgroße Kartoffeln (300 g),
Kümmel,
100 g Dickmilch (fettarm),
2 Teelöffel Öl,
2 Eßlöffel Zitronensaft,
Zitronenschale,
Knoblauch,
Salz,
Cayennepfeffer,
100 g Champignons,
150 g Blattspinat,
Streuwürze,
schwarzer Pfeffer,
2 Teelöffel Sonnenblumenkerne.**

Kartoffel-Lauch-Suppe

Kartoffeln schälen, fein würfeln, Lauch in dünne Ringe schneiden. Einen Topf erhitzen, den Lauch darin andünsten, einen Eßlöffel voll abnehmen und beiseite legen.

Kartoffelwürfel und Brühe in den Topf geben, aufkochen und etwa zehn Minuten auf mittlerer Wärmestufe zugedeckt garen.

Kartoffel-Gemüse mit dem Pürierstab des Handrührers pürieren oder durch ein Sieb passieren. Zurück in den Topf geben und mit den beiseite gelegten Lauchringen aufkochen. Mit Salz, Pfeffer und etwas Zitronensaft würzen. In einen Teller füllen, Crème fraîche und gehackte Petersilie hineinrühren.

TIP: Im Sommer schmeckt die Suppe auch kalt ausgezeichnet.

Eine Portion ca. 200 kcal

**3 mittelgroße Kartoffeln (225 g),
1/2 Stange Porree (75 g),
1 gut gefüllte Tasse Gemüsebrühe (Instant),
Salz,
weißer Pfeffer,
Zitronensaft,
2 Teelöffel Crème fraîche,
glatte Petersilie.**

Pellkartoffeln in grüner Soße

4 mittelgroße
Kartoffeln (300 g),
Salz,
Kräuter (Basilikum,
Schnittlauch,
Petersilie,
Estragon),
1 kleine Gewürzgurke
(50 g),
1 Eßlöffel Kapern,
1/2 Eßlöffel
Kürbiskerne,
1 Teelöffel Senf,
1 1/2 Teelöffel Öl,
1 Teelöffel Essig,
Cayennepfeffer,
1 Becher
Magermilchjoghurt
(150 g),
Süßstoff,
1 Portion Blattsalat.

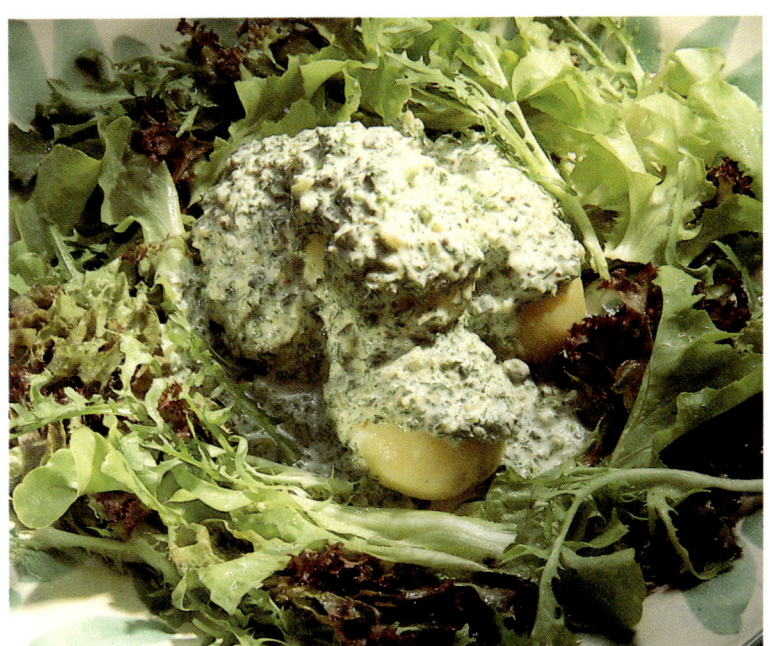

PELLKARTOFFELN IN GRÜNER SOSSE

Kartoffeln in Salzwasser garen und abziehen. Inzwischen Kräuter, Gewürzgurke, Kapern und Kürbiskerne hacken. Mit Senf, Öl, Essig und Cayennepfeffer verrühren. Joghurt hinzufügen und mit Salz und einem Spritzer Süßstoff abschmecken.

Blattsalat in Streifen schneiden und wie ein Nest auf einem Teller anrichten. Die Kartoffeln hineingeben und mit der Soße übergießen.

TIP: Experimentieren Sie mit verschiedenen Kräutermischungen und Senfsorten. Besonders gut passen Kräuter-, Estragon- oder körniger Senf und auch milder Balsamessig in diese grüne Soße.

Eine Portion ca. 400 kcal

Kartoffelpfanne mit Rosmarin und Salat

Die gekochten Kartoffeln klein-schneiden und in Öl auf mittlerer Wärmestufe braten. Wenn sie gebräunt sind, mit Pfeffer, Salz und Rosmarin würzen.

Das Ei mit einem Teelöffel Wasser, Salz, Schnittlauchröllchen verquirlen, über die Bratkartof-feln geben und zugedeckt stok-ken lassen.

Inzwischen Dickmilch mit Zitro-nensaft, Salz, Pfeffer, Schnitt-lauchröllchen und gehacktem Knoblauch zu einer Salatsoße verrühren und mit dem Blattsalat mischen.

TIP: Ohne den Salat mit der Dickmilchsoße hat die Kartoffel-pfanne etwa 300 Kalorien.

Eine Portion ca. 400 kcal

4 mittelgroße gekoch-te Kartoffeln (300 g),
1 Teelöffel Öl,
schwarzer Pfeffer,
Salz,
Rosmarin, möglichst frisch,
1 Ei,
Schnittlauch,
100 g Dickmilch (fettarm),
1 Eßlöffel Zitronensaft,
Knoblauch,
1 Portion Blattsalat.

Pellkartoffeln mit Gemüsequark

Möglichst neue Kartoffeln ver-wenden, sauber bürsten und in Salzwasser mit Kümmel weichko-chen. Inzwischen die Lauchzwie-bel und Tomate fein würfeln, Fenchel raspeln: mit Öl, Zitro-nensaft, Salz, Pfeffer und wenig gehacktem Knoblauch verrühren und etwas ziehen lassen.

Magerquark und Kräuter mit dem Gemüse vermengen und mit Kresseblättern anrichten.

Kartoffeln abgießen, mit Schale essen oder nur dann abziehen, wenn es gelagerte Winterkartof-feln sind.

Eine Portion ca. 400 kcal

3 mittelgroße Kartoffeln (225 g),
Salz,
1 Teelöffelspitze Kümmel,
1 Lauchzwiebel,
1 kleine Tomate (50 g),
1/2 Fenchelknolle (100 g),
1 1/2 Teelöffel Öl,
1 Eßlöffel Zitronensaft,
schwarzer Pfeffer,
Knoblauch,
1/2 Paket Magerquark (125 g),
Kräuter (Schnittlauch, Petersilie, Kresse).

Lauwarmer Kartoffelsalat und Ei

1 große Zwiebel,
1 Tasse Gemüsebrühe
(Instant),
1 Eßlöffel Essig,
schwarzer Pfeffer,
1 kleines Lorbeerblatt,
2 kleine Möhren
(100 g),
3 gekochte
mittelgroße Kartoffeln
(225 g),
1 Stück Gurke (50 g),
1 Teelöffel Senf,
1 1/2 Teelöffel Öl,
glatte Petersilien- und
Sellerieblätter,
1 Ei,
1 Portion Blattsalat.

Zwiebel kleinschneiden und mit der Gemüsebrühe, gewürzt mit Essig, grob gemahlenem Pfeffer und Lorbeerblatt, aufkochen.
Möhren kleinschneiden und in der Brühe in etwa vier Minuten bißfest garen. Die Flüssigkeit dabei etwas einkochen lassen.
Gekochte Kartoffeln in Scheiben schneiden, Gurke fein würfeln, mit Senf, Öl und Kräuterblättern zu den Möhren geben. Etwas ziehen lassen. Ein Ei nach Geschmack entweder vier Minuten wachsweich oder sieben Minuten hart kochen.

Eine Portion Blattsalat auf einem Teller anrichten. Den durchgezogenen, lauwarmen Kartoffelsalat und das gekochte Ei darauf geben.

TIP: Wenn Sie auf das Ei verzichten, kommen Sie auf etwa 300 Kalorien. Estragonessig und Estragonsenf passen am besten in diesen Salat, der natürlich auch kalt gegessen werden kann.

Eine Portion ca. 400 kcal

Himmel und Erde

4 mittelgroße Kartoffeln (300 g, am besten weichkochende),
1 1/2 mittelgroße Äpfel (150 g),
3/4 Tasse Gemüsebrühe (Instant),
Salz,
schwarzer Pfeffer,
2 Lauchzwiebeln,
2 Teelöffel Butter oder Margarine,
Petersilien- und
Sellerieblätter.

Gelagerte Winterkartoffeln schälen, Frühkartoffeln sauber bürsten, vierteln. Äpfel entkernen und ebenfalls vierteln. Kartoffeln und eine halbe Tasse Brühe in einen Topf geben und auf mittlerer Wärmestufe im geschlossenem Topf etwa sieben Minuten kochen. Apfelstücke zufügen und noch fünf Minuten garen. Mit Salz und Pfeffer würzen.
Inzwischen Lauchzwiebeln in feine Ringe schneiden und in einer heißen Pfanne ohne Fett andünsten, den Rest der Gemüsebrühe zugießen und drei Minuten garen.

Butter oder Margarine unter die Zwiebeln rühren, dann alles mit Apfel- und Kartoffelstücken vermischen und nach Geschmack etwas zerdrücken.
Auf einen Teller geben und mit Petersilien- und Sellerieblättern bestreuen.

TIP: Das Rezept mit der halben Menge kann gut als Beilage zu gebratenem Fleisch eingeplant werden.

Eine Portion ca. 400 kcal

Kartoffel-Krabben-Salat

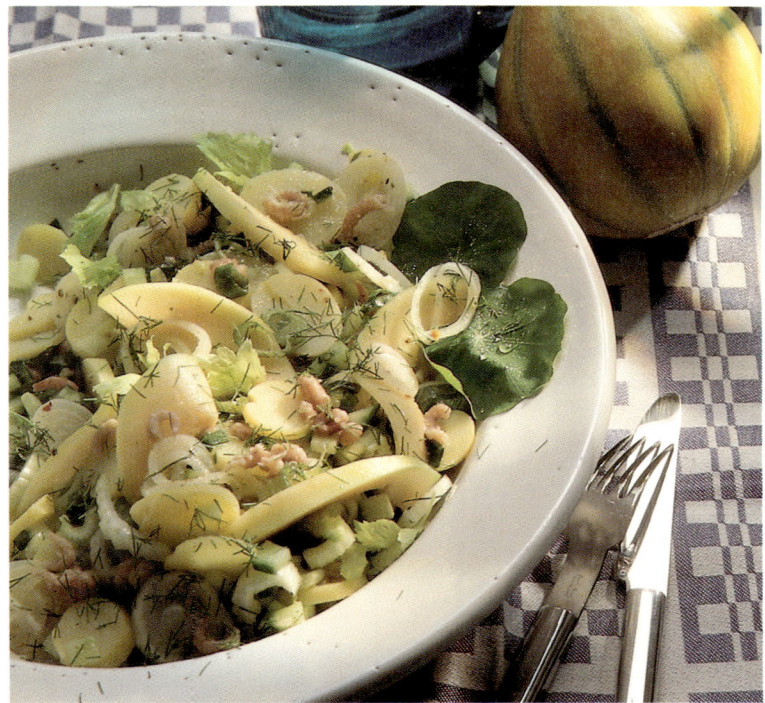

1 Lauchzwiebel,
1 knappe Tasse
Gemüsebrühe
(Instant),
schwarzer Pfeffer,
2 Eßlöffel Zitronensaft,
3 mittelgroße gekoch-
te Kartoffeln (225 g),
100 g Staudensellerie,
100 g Gurke,
1 Teelöffel Öl,
1/4 Zuckermelone
(100 g),
1 Bund Dill,
100 g Krabbenfleisch,
Salatblatt oder
Kresse.

KARTOFFEL-KRABBEN-SALAT

Lauchzwiebel in Ringe schneiden. Brühe mit Pfeffer auf- und
etwas einkochen, Zitronensaft
und Lauchzwiebelringe zufügen
und eine Minute kochen.
Kartoffeln, Staudensellerie und
Gurke fein würfeln, mit dem Öl
in den warmen Sud geben und
abkühlen lassen. Melone kleinschneiden, Dill hacken und mit
den Krabben unter den Salat
mengen. Auf einem Salatblatt
oder der Kresse anrichten.

Eine Portion ca. 400 kcal

157

Topinambur

Diese Knolle kommt wie die Kartoffel ursprünglich aus Amerika und gehört zur Familie der Sonnenblumengewächse. Im Geschmack ist die Topinambur den Artischockenböden ähnlich. In den Wintermonaten beim

Gemüsehändler danach fragen. Zur Mengen- und Kalorienberechnung: 350 Gramm Topinambur ergeben gekocht und abgezogen etwa 250 Gramm (ca. 70 kcal).

Gekochte Topinambur

350 g Topinambur, Salz.

Topinambur waschen und in Salzwasser oder besser im Sieb über Wasserdampf je nach Größe 15 bis 20 Minuten garen. Garprobe wie bei der Kartoffel mit einem spitzen Messer machen. Die Schale läßt sich gut abziehen, wenn die Knollen etwas abgekühlt sind. Man kann sie auch kurz mit kaltem Wasser abschrecken.

TIP: Kühl gewordene Topinambur können über Wasserdampf oder in wenig Brühe wieder erhitzt oder wie Bratkartoffeln in Öl gebraten werden. Dann müssen Sie pro Teelöffel Fett knapp 50 Kalorien dazurechnen.

Eine Portion ca. 70 kcal

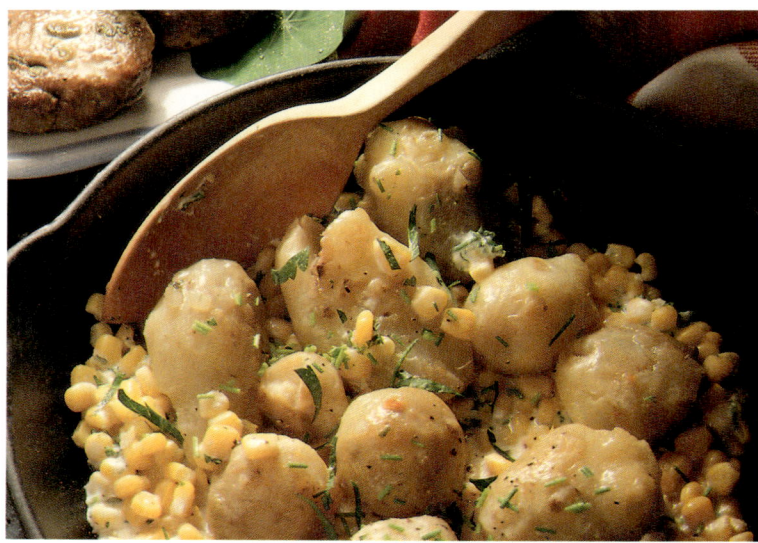

TOPINAMBUR MIT MAIS, KRÄUTERJOGHURT UND FRIKADELLE

Topinambur-Salat

Gekochte rote Bete und gekochte Topinambur kleinschneiden. Die rohe Knolle Topinambur in besonders hauchdünne Scheiben hobeln oder raspeln.

Alles mit Petersilienblättern und körnigem Frischkäse auf einem Teller vermischen. Zitronensaft mit Öl verrühren und darüberträufeln. Mit Schnittlauchröllchen, Sesamsamen, Salz und Pfeffer bestreuen.

Das Knäckebrot dazu essen.

Eine Portion ca. 200 kcal

50 g rote Bete (gekocht),
150 g Topinambur (gekocht, geschält),
50 g Topinambur (roh, geschält),
glatte Petersilie,
1 Eßlöffel körniger Frischkäse,
2 Eßlöffel Zitronensaft,
1 Teelöffel Öl,
Schnittlauch,
1 Teel. Sesamsamen,
Salz,
schwarzer Pfeffer,
1 Scheibe Vollkornknäckebrot.

Topinambur mit Mais, Kräuterjoghurt und Frikadelle

Topinambur wie auf Seite 158 beschrieben kochen und abziehen. Joghurt mit Salz, Pfeffer, Zitronensaft und den gehackten Kräutern verrühren.

Beefsteakhack mit Haferkleie, Salz, Pfeffer und Kapern verkneten. Eine oder zwei flache Frikadellen daraus formen.

Eine Pfanne erhitzen, mit Öl auspinseln und die Frikadellen von beiden Seiten darin braten, bis sie braun sind.

Frikadellen herausnehmen und auf einem vorgewärmten Teller warmhalten. Topinambur mit Zuckermais in der heißen Pfanne schwenken, ein bis zwei Eßlöffel Gemüsewasser vom Mais hinzufügen und verdampfen lassen. Kräutersoße in die warme Pfanne geben und mit dem Gemüse vermischen, nicht mehr kochen lassen.

Eine Portion ca. 400 kcal

300 g Topinambur,
Salz,
schwarzer Pfeffer,
1/2 Becher Magermilchjoghurt (75 g),
1/2 Eßlöffel Zitronensaft,
Kräuter (Schnittlauch, Petersilie, Kresse),
75 g Beefsteakhack,
1 Eßlöffel Haferkleie mit Keim,
1 Eßlöffel Kapern,
1 Teelöffel Öl,
100 g Zuckermais (Dose).

159

Nudeln

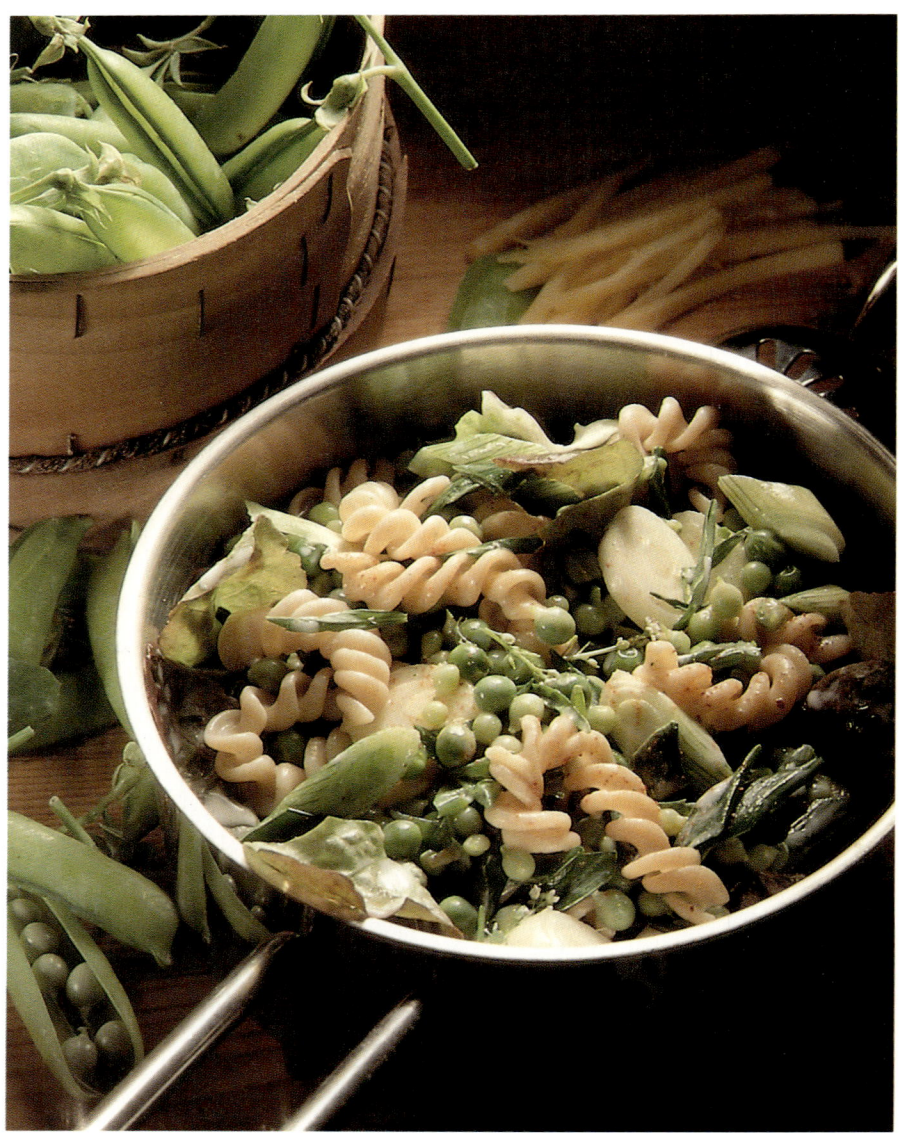

NUDELN MIT ESTRAGON-ERBSEN

Unsere Rezepte haben wir mit den ballast- und nährstoffreicheren Vollkornnudeln gekocht, obwohl wir wissen, daß die nicht jedermanns Geschmack sind. Wenn Sie also lieber die herkömmlichen Nudelsorten verwenden wollen, können Sie sich trotzdem genau an die Rezepte halten: es gibt kaum Veränderungen in Menge, Kochzeit oder Kalorienzahl.

Nudeln kocht man normalerweise acht Minuten in sprudelndem Salzwasser, dann sind sie bißfest. Ausnahme: bei sehr dünnen Teigwaren schon vorher probieren, sie werden schneller gar. Nudeln quellen durch das Kochen um das Zwei- bis Dreifache auf. 50 Gramm Rohgewicht ergeben etwa 125 Gramm gekochte Nudeln (ca. 170 kcal).

Nudeln mit Estragon-Erbsen

Die Lauchzwiebeln kleinschneiden und mit den Erbsen, einem Zweig Estragon und Süßstoff in einer knappen Tasse Salzwasser etwa fünf Minuten lang garen. Dann die gekochten Vollkornnudeln zufügen und eine Minute unter häufigem Wenden miterhitzen, dabei die Feuchtigkeit etwas verdampfen lassen.
Salat und Käse in Streifen schneiden, Petersilie und restlichen Estragon hacken, mit Crème fraîche und Paprikapulver vermischen. Unter die Nudeln heben und auf einen vorgewärmten Teller geben.

TIP: Für dieses Gericht können Sie auch TK-Erbsen verwenden. Wenn Sie frische Erbsen palen wollen, brauchen Sie insgesamt etwa 450 Gramm mit Schote.
Als Alternative zum Blattsalat eignen sich auch Eisberg- oder Römersalat.
Wird getrockneter Estragon verwendet, dann brauchen Sie nur eine Teelöffelspitze, um darin die Erbsen zu kochen.

Eine Portion ca. 400 kcal

3 Lauchzwiebeln,
150 g Erbsen,
ausgepalt,
1 Bund Estragon,
Süßstoff,
Salz,
100 g gekochte
Vollkornnudeln
(40 g Rohgewicht),
1 Portion Blattsalat,
1 Scheibe Schnittkäse
(45 % Fett),
glatte Petersilie,
2 Teelöffel Crème
fraîche,
Rosenpaprika.

Nudelsalat mit Gewürzgurke und Tomaten

1 Lauchzwiebel
(ersatzweise eine
Zwiebel),
Salz,
2 kleine
Gewürzgurken (100 g),
2 kleine Tomaten
(100 g),
100 g gekochte
Vollkornnudeln
(40 g Rohgewicht),
1 Eßlöffel Zitronensaft,
1/2 Teelöffel Öl,
schwarzer Pfeffer,
Kräuter (glatte
Petersilie,
Brunnenkresse).

Die Lauchzwiebel kleinschneiden und eine Minute in wenig Salzwasser blanchieren.

Gewürzgurken und Tomaten in Scheiben schneiden, mit den gekochten Nudeln und der Lauchzwiebel mischen.

Aus Zitronensaft, Öl, Salz und Pfeffer eine Soße rühren und unter den Salat heben. Vor dem Essen die frischen Kräuter hinzufügen.

TIP: Dieser Salat kann sehr gut abends zubereitet und am nächsten Tag in einem Schraubglas mitgenommen werden. Er schmeckt immer besser, wenn er gut durchgezogen ist.

Eine Portion ca. 200 kcal

Nudeln mit Hack- und Tomatensoße

1 kleine Zwiebel,
1 kleine Dose geschälte Tomaten (230 g),
1 kleines Lorbeerblatt,
Salz,
Cayennepfeffer,
100 g Beefsteakhack,
1 Knoblauchzehe
(nach Geschmack),
50 g Vollkornnudeln,
1 Lauchzwiebel,
1 Teelöffel Öl,
Kräuter (glatte
Petersilie, Basilikum).

Zwiebel würfeln und mit den Tomaten, dem Lorbeerblatt, Salz und Cayennepfeffer in einem offenen Topf bei starker Hitze etwa zehn Minuten einkochen.

Für die letzten fünf Minuten Hack und zerdrückten Knoblauch dazurühren. Inzwischen Nudeln in Salzwasser bißfest garen oder gekochte Nudeln in einem Sieb zum Erwärmen über die Tomatensoße hängen. Lauchzwiebel hauchdünn schneiden und für die letzten fünf Minuten zu den Nudeln geben.

Alles auf einen vorgewärmten tiefen Teller geben. Öl und Kräuter zufügen.

TIP: Zu diesem Nudelgericht schmeckt am besten kaltgepreßtes Olivenöl. Wenn Sie gekochte Nudeln verwenden, brauchen Sie 125 Gramm.

Eine Portion ca. 400 kcal

Nudeln mit Kräuterei

Zwiebel kleinschneiden und mit der Brühe und Zitronenschale in einer Pfanne stark einkochen. Kräuter hacken und mit dem Ei verquirlen.

Inzwischen die Tomaten kleinschneiden, Öl mit Zitronensaft und Salz verrühren und darüberträufeln. Gekochte Nudeln in der Zwiebelbrühe erhitzen, Kräuterei dazurühren und unter ständigem Wenden leicht stocken lassen. Mit Pfeffer und Parmesankäse bestreuen. Tomatensalat mit den Nudeln auf einem Teller anrichten.

TIP: Wer keine Lust hat, einen Salat anzurichten, kann die Tomaten auch am Pfannenrand mit erhitzen. Nudeln mit Kräuterei brauchen nicht extra gesalzen zu werden, weil die Gemüsebrühe und der Parmesankäse schon salzig genug sind.

Eine Portion ca. 400 kcal

1 kleine Zwiebel,
1 Tasse Gemüsebrühe (Instant),
1 Teel. feingehackte Zitronenschale,
Kräuter (Petersilie, Basilikum, Schnittlauch, Thymian),
1 Ei,
4 kleine Tomaten (200 g),
1/2 Teelöffel Öl,
2 Eßlöffel Zitronensaft,
Salz, 150 g gekochte Vollkornnudeln (60 g Rohgewicht),
schwarzer Pfeffer,
1 Teelöffel Parmesankäse.

Curry-Nudelsalat

Orange und Chicorée kleinschneiden. Joghurt mit Öl, Curry, Salz, Zitronensaft und Schnittlauch verrühren. Currysoße mit Orangenstücken, Chicorée und den gekochten Nudeln mischen. Zugedeckt etwas durchziehen lassen. Vor dem Essen mit Kresse und Sonnenblumenkernen bestreuen.

Eine Portion ca. 200 kcal

1/2 Orange, geschält,
100 g Chicorée,
2 Eßlöffel Magermilchjoghurt,
1/2 Teelöffel Öl,
1 Teelöffelspitze Curry, Salz,
1 Eßlöffel Zitronensaft,
Schnittlauch,
75 g gekochte Vollkornnudeln (30 g Rohgewicht),
Kresse,
1 Teelöffel Sonnenblumenkerne.

Chiligemüsetopf mit Nudeln und Würstchen

**1/4 l Gemüsebrühe
(Instant),
1 Teelöffelspitze Chili-
Gewürzmischung,
1 Bund Suppengrün
(250 g),
1 Wiener Würstchen
(70 g),
100 g gekochte
Vollkornnudeln
(40 g Rohgewicht),
Kräuter (glatte
Petersilie, frischer
Koriander).**

Brühe mit Chili-Gewürzmischung aufkochen. Suppengemüse würfeln und in der Brühe fünf bis zehn Minuten kochen. Für die letzten zwei Minuten das Würstchen und die Nudeln zufügen.

Kräuter hacken und vor dem Essen über den Gemüsetopf streuen.

Eine Portion ca. 400 kcal

Nudeln mit Staudensellerie und Lachs

**200 g Staudensellerie,
1 Tasse Gemüsebrühe
(Instant),
1 Eßlöffel
Weißweinessig,
50 g Räucherlachs,
150 g gekochte
Vollkornnudeln
(60 g Rohgewicht),
1 Bund Schnittlauch,
gehackt,
2 Teelöffel Crème
fraîche,
50 g Spinatblätter,
1 Teelöffel Pistazien,
schwarzer Pfeffer.**

Staudensellerie in Scheiben schneiden, mit Gemüsebrühe und Weißweinessig in einer Pfanne auf- und die Flüssigkeit einkochen lassen.
Den Räucherlachs kleinschneiden. Gekochte Nudeln, Schnittlauch und Crème fraîche zum Gemüse in die Pfanne rühren und eine Minute erhitzen. Spinatblätter unterheben, nicht mehr kochen.
Alles auf einen vorgewärmten Teller füllen und mit den Lachsstückchen, gehackten Pistazien und Pfeffer bestreuen.

TIP: Dieses Nudelgericht kann auch mit kleingeschnittenem frischen Lachs zubereitet werden. Dazu die Lachsstückchen zusammen mit den Nudeln zum Gemüse geben. Etwas nachsalzen.

Eine Portion ca. 400 kcal

Knoblauchnudeln mit Schinken

Brühe mit Zitronensaft und Thymian in einer Pfanne aufkochen. Zucchini kleinschneiden und drei Minuten bei starker Hitze garen. Die Flüssigkeit dabei etwas verdampfen lassen.

Oliven und Knoblauch hacken, mit den gekochten Nudeln in die Pfanne geben und erhitzen - erst danach Öl dazugeben. Alles mit dem Schinken auf einem vorgewärmten Teller anrichten.

TIP: Wenn Sie kein Fleisch zu den Nudeln essen möchten, nehmen Sie 100 Gramm marinierten Tofu dazu: Tofu würfeln und mit je einem Eßlöffel Zitronensaft und Sojasoße beträufeln. Ziehen lassen.

Eine Portion ca. 400 kcal

**1 Tasse Gemüsebrühe (Instant),
2 Eßlöffel Zitronensaft,
1 Zweig Thymian,
2 kleine Zucchini
(200 - 250 g),
4 - 5 Oliven (20 g),
1 - 2 Knoblauchzehen,
150 g gekochte
Vollkornnudeln
(60 g Rohgewicht),
1/2 Teelöffel Öl,
2 Scheiben magerer
gekochter Schinken,
ohne Fettrand (40 g).**

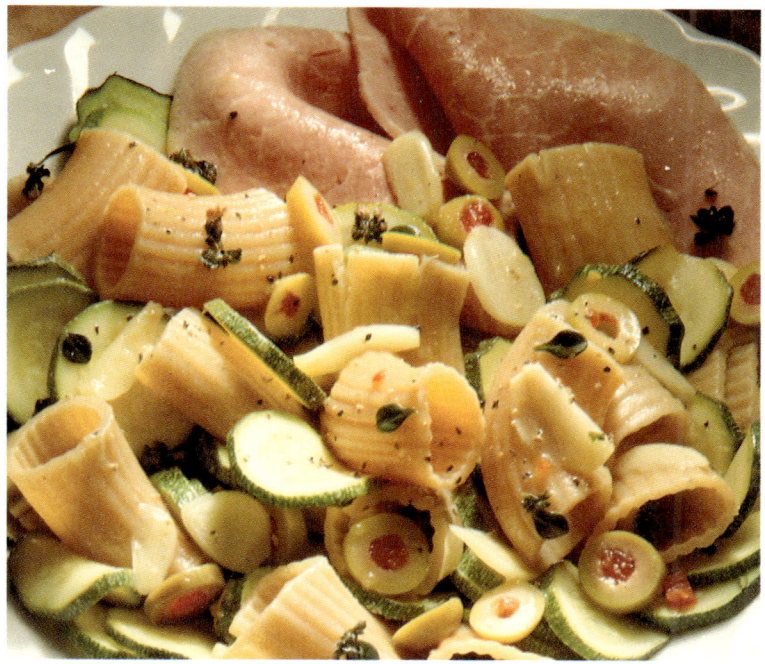

KNOBLAUCHNUDELN MIT SCHINKEN

Spinatnudeln mit Rinderfilet

60 g Vollkornnudeln,
Salz,
100 g Champignons,
1 Knoblauchzehe,
150 g Blattspinat,
1 1/2 Teelöffel Öl,
75 g Rinderfilet
(hauchdünn
geschnitten),
1/2 Tasse
Gemüsebrühe
(Instant),
schwarzer Pfeffer.

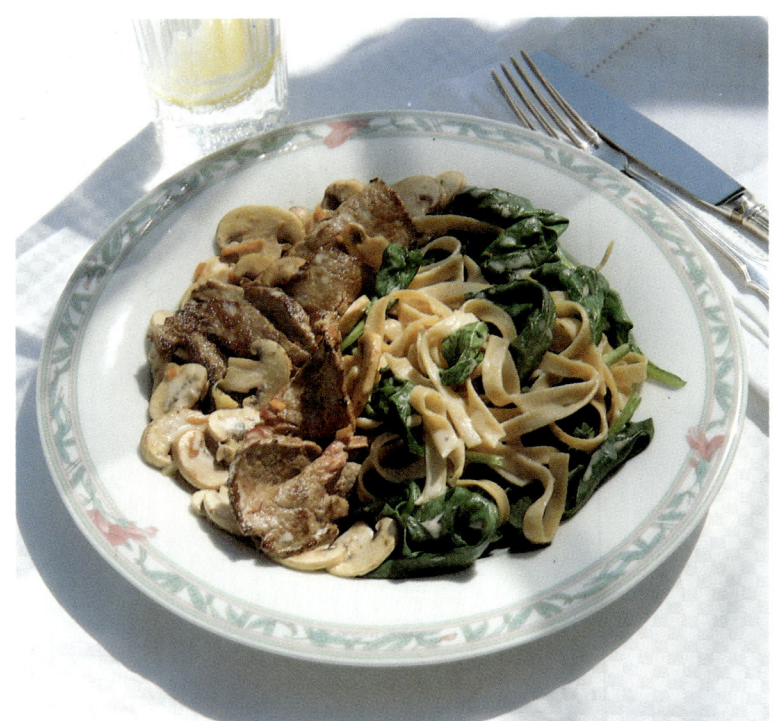

SPINATNUDELN MIT RINDERFILET

Vollkornnudeln in Salzwasser bißfest garen. Champignons und Knoblauch in Scheiben schneiden, Spinat abtropfen lassen.
Eine Pfanne erhitzen, mit einem halben Teelöffel Öl ausstreichen. Die Filetscheiben kurz auf jeder Seite braten, aus der Pfanne nehmen und warmhalten.
Gemüsebrühe, Champignon- und Knoblauchscheiben in der Pfanne aufkochen, den Bratensatz mit einem flachen Spatel lösen. Einen Teelöffel Öl zufügen. Den Spinat mit ins kochende Nudel-Wasser geben, einmal aufkochen und mit den Nudeln abgießen.
Spinatnudeln zum Fleisch auf den Teller legen, Champignonsoße zufügen und mit Pfeffer überstreuen.

TIP: Filetscheiben werden hauchdünn, wenn das Fleisch mit der Aufschnittmaschine geschnitten wird.

Eine Portion ca. 400 kcal

Nudelsalat mit Apfel und Radieschen

Aus Zitronensaft, Sojasoße, Öl und Cayennepfeffer eine Salatsoße rühren. Radieschen und Apfelhälfte raspeln und zu den gekochten Nudeln und Sojakeimlingen geben. Mit der Soße mischen und etwas durchziehen lassen. Kräuter hacken und vor dem Essen unter den Salat heben.

TIP: Der Salat eignet sich besonders gut zum Mitnehmen. Wenn Sie keinen frischen Koriander bekommen, ersetzen Sie ihn durch glatte Petersilie.

Eine Portion ca. 200 kcal

2 Eßlöffel Zitronensaft,
3 Eßlöffel Sojasoße,
1 Teelöffel Öl,
Cayennepfeffer,
1/2 Bund Radieschen,
1/2 Apfel,
75 g gekochte
Vollkornnudeln
(30 g Rohgewicht),
30 g Sojakeimlinge,
1/2 Bund Schnittlauch,
Koriander, frisch.

Nudeln mit Thunfisch

Tomaten, Paprika und Zucchini kleinschneiden und mit der Gemüsebrühe, dem Zitronensaft, Cayennepfeffer und Thymianzweig zugedeckt auf mittlerer Wärmestufe fünf Minuten dünsten. Das Gemüse soll gar sein, aber noch etwas Biß haben.
Thunfisch in Stückchen teilen, mit den gekochten Nudeln zum Gemüse geben und nur erwärmen. Pfeffer und gehackte Kräuter unterheben und auf einen vorgewärmten Teller geben. Mit Öl beträufeln.

TIP: Zum Überträufeln schmeckt hier am besten Olivenöl.

Eine Portion ca. 400 kcal

2 kleine Tomaten
(100 g),
1 mittelgroße grüne
Paprikaschote (150 g),
1 kleine Zucchini
(125 g),
3 Eßlöffel
Gemüsebrühe
(Instant),
1 Eßlöffel Zitronensaft,
Cayennepfeffer,
1 Thymianzweig,
100 g Thunfisch
naturell (aus der Dose,
ohne Öl),
125 g gekochte
Vollkornnudeln,
(50 g Rohgewicht),
schwarzer Pfeffer,
Kräuter (Schnittlauch,
Basilikum, glatte
Petersilie),
1 Teelöffel Öl.

Reis

Alle Reisgerichte oder Reisbeilagen in diesem Buch werden mit Naturreis gekocht. Er ist ballaststoffreicher und enthält wesentlich mehr Vitamine und Mineralstoffe als der polierte weiße Reis. Aber natürlich können die vorgeschlagenen Speisen auch mit weißem Reis zubereitet werden. Beachten Sie bitte dabei, daß die Kochzeit sich in diesem Fall um zehn bis 15 Minuten verringert.
Ein gestrichener Eßlöffel roher Reis wiegt etwa 10 Gramm, ein schwach gehäufter Eßlöffel etwa 15 Gramm. Ein schwach gehäufter Eßlöffel gekochter Reis hat etwa 25 Kalorien.

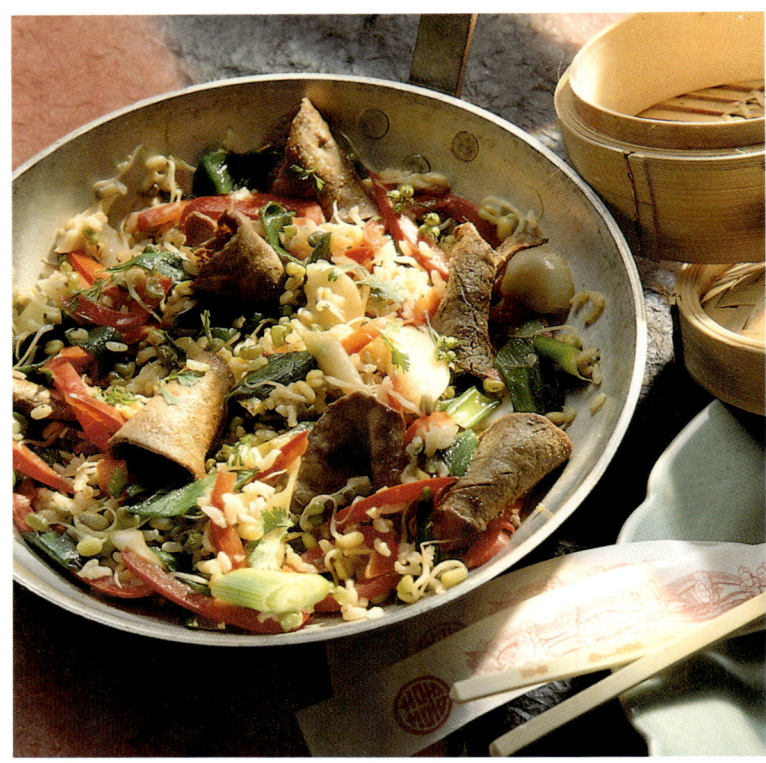

ASIATISCHE REISPFANNE

Gekochter Naturreis

Reis mit der zwei- bis dreifachen Menge Flüssigkeit (Salzwasser oder Brühe) aufkochen und auf niedrigster Wärmestufe etwa 30 Minuten fest zugedeckt quellen lassen. Restflüssigkeit abgießen und für weitere Speisen, z. B. Suppen, verwenden oder im offenen Topf verdampfen lassen.

Eine Portion ca. 180 kcal

50 g Naturreis, Salz.

Asiatische Reispfanne

Rinderfilet, Paprikaschote und Zwiebel in dünne Streifen schneiden. Knoblauch und Ingwer fein hacken. Eine Pfanne erhitzen, die Fleischstreifen für eine halbe Minute hineingeben und unter ständigem Wenden leicht bräunen, mit Chinagewürz bestreuen und aus der Pfanne nehmen.
Sofort die Gemüsestreifen und Sojakeimlinge, den gehackten Knoblauch und Ingwer in die Pfanne geben, eine halbe Minute rühren. Brühe und Sojasoße zugießen und eine weitere halbe Minute wenden. Öl und gekochten Reis untermengen, das angebratene Fleisch obenauf legen und zugedeckt nochmals eine halbe Minute erwärmen. Mit Chinagewürz abschmecken. Reis auf einen Teller geben und mit frischem Koriander bestreuen.

TIP: Zu dieser fernöstlichen Reispfanne paßt natürlich das asiatische Sesamöl am besten.

Eine Portion ca. 400 kcal

**75 g Rinderfilet,
1/2 mittelgroße
Paprikaschote
(75 - 100 g),
1 Lauchzwiebel,
1 Knoblauchzehe,
1 Stück Ingwer
(möglichst frisch),
Chinagewürz,
100 g Sojakeimlinge,
1/2 Tasse
Gemüsebrühe
(Instant),
2 - 3 Eßlöffel
Sojasoße,
1 1/2 Teelöffel Öl,
etwa 150 g gekochter
Naturreis
(50 g Rohgewicht),
frischer Koriander.**

Reissalat mit Kurkuma

1 Teelöffel Öl,
2 Eßl. Zitronensaft,
2 Eßl. Gemüsebrühe
(Instant),
1 Teelöffelspitze
Kurkuma,
Salz,
Cayennepfeffer,
1/2 Eßl. Kürbiskerne,
1 gehäufter Teelöffel
Rosinen,
1/2 Knoblauchzehe,
1 Stückchen Orangen-
schale, etwa 75 g
gekochter Reis
(25 g Rohgewicht),
Schnittlauch,
glatte Petersilie.

Öl mit Zitronensaft, Gemüsebrühe, Kurkuma, Salz und Cayennepfeffer verrühren. Kürbiskerne, Rosinen, Knoblauch und
Orangenschale (ersatzweise Zitronenschale) hacken. Alles mit
dem Reis vermischen und ziehen
lassen. Kurz vor dem Essen
Schnittlauch und Petersilienblätter
zufügen.

TIP: Das Gewürz Kurkuma findet
man auch unter der Bezeichnung
Gelbwurz.

Eine Portion ca. 200 kcal

Curryreis mit Banane und Corned Beef

1 mittelgroße Stange
Porree (150 g),
1 kleine Möhre (50 g),
Curry, 1 knappe Tasse
Gemüsebrühe
(Instant),
1 kleine Banane
(100 g), 2 Scheiben
Corned Beef (40 g),
etwa 150 g gekochter
Naturreis
(50 g Rohgewicht),
2 Teelöffel Crème
fraîche.

Porree in dünne Ringe und die
Möhre in Scheiben schneiden.
Eine Pfanne erhitzen und das
Gemüse darin ohne Fett unter
ständigem Rühren andünsten, bis
ein angenehmer Duft aufsteigt.
Curry dazurühren, dann die
Brühe dazugießen und drei
Minuten zugedeckt aufkochen.
Die Banane am Pfannenrand mit
erhitzen.
Corned Beef würfeln und mit
Reis und Crème fraîche unter das

Gemüse rühren. Erwärmen und
mit Salz und eventuell noch mit
Curry abschmecken.

TIP: Curry-Mischungen sind unterschiedlich scharf. Geben Sie
deshalb erst nur eine Teelöffelspitze Curry in die Pfanne, und
würzen Sie zum Schluß lieber
nach.

Eine Portion ca. 400 kcal

170

Indischer Reistopf mit Linsen

Gewürznelke in die Knoblauchzehe stecken und mit anderthalb Tassen Salzwasser, Zimt, Kumin, Cayennepfeffer, Koriander, Ingwer und Reis in einen Topf geben. Auf mittlerer Wärmestufe zum Kochen bringen. Nach 15 Minuten die Linsen dazurühren. Zwiebeln achteln, Champignons in Scheiben schneiden, alles auf den Linsenreis geben und weitere 15 bis 20 Minuten fest verschlossen garen, ohne umzurühren.

Inzwischen Joghurt mit Salz, Öl und gehacktem Minzblatt verrühren. Spinatblätter auf einen Teller geben.

Gewürze aus dem Reistopf entfernen, Reis auf den Spinatblättern anrichten und die Joghurtsoße zufügen.

TIP: Für dieses Gericht eignen sich die kleinen roten Linsen nicht, da sie zu schnell zerkochen. Der Spinat sollte jung und zart sein, weil er roh gegessen wird. Sonst legen Sie ersatzweise Blattsalat auf den Teller.

Eine Portion ca. 400 kcal

1 Gewürznelke,
1 Knoblauchzehe,
Salz,
1 Stückchen
Stangenzimt,
1 Messerspitze Kumin
(Kreuzkümmel),
Cayennepfeffer,
1 Teelöffelspitze
Korianderkörner,
1 Stückchen frischer
Ingwer,
50 g Naturreis,
20 g grüne Linsen,
2 mittelgroße
Zwiebeln,
100 g Champignons,
1/2 Becher
Magermilchjoghurt
(75 g),
2 Teelöffel Öl,
1 Minzblatt,
50 g Blattspinat.

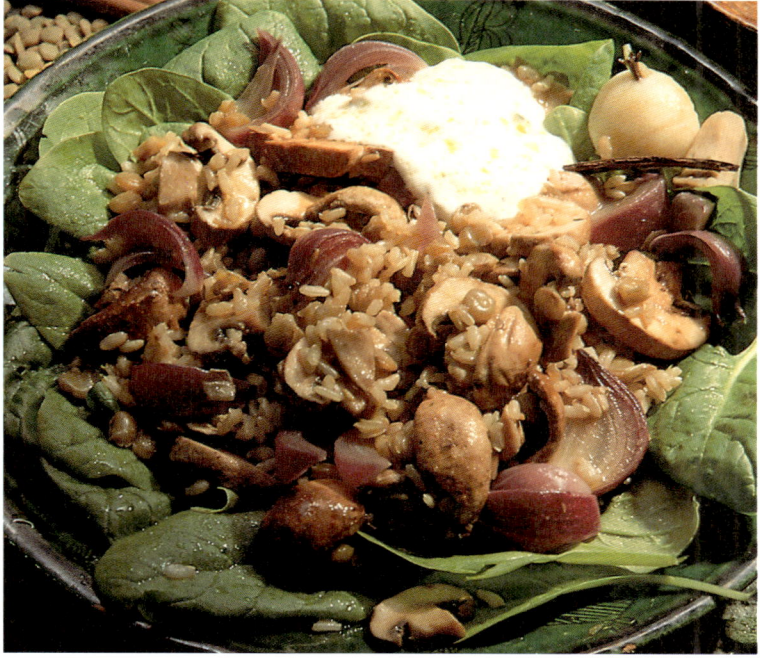

INDISCHER REISTOPF MIT LINSEN

Hirse

Hirse ist heute noch für viele Menschen in Asien und Afrika ein Grundnahrungsmittel. Die kleinen harten Körner sind besonders reich an Magnesium und Kieselsäure. Man kann Hirse wie Reis als Beilage verwenden, aber auch als Einlage in Suppen oder als Bratlinge. Hirse muß nicht vorher eingeweicht werden. Zu kaufen gibt es sie bei uns fast überall.
60 Gramm rohe Hirse ergeben gekocht etwa 200 Gramm. Das sind 16 schwach gehäufte Eßlöffel. Pro Eßlöffel gekochte Hirse kann man etwa 13 Kalorien rechnen.

Gekochte Hirse

**60 g Hirse,
Salz.**

Hirse in gut der doppelten Menge Salzwasser zum Kochen bringen und 20 Minuten bei ausgeschalteter Herdplatte oder auf niedrigster Wärmestufe fest zugedeckt quellen lassen. Zwischendurch nicht rühren.

Wenn beim Ankochen zuviel Feuchtigkeit verdampft, muß Flüssigkeit zugefügt werden.

Eine Portion ca. 200 kcal

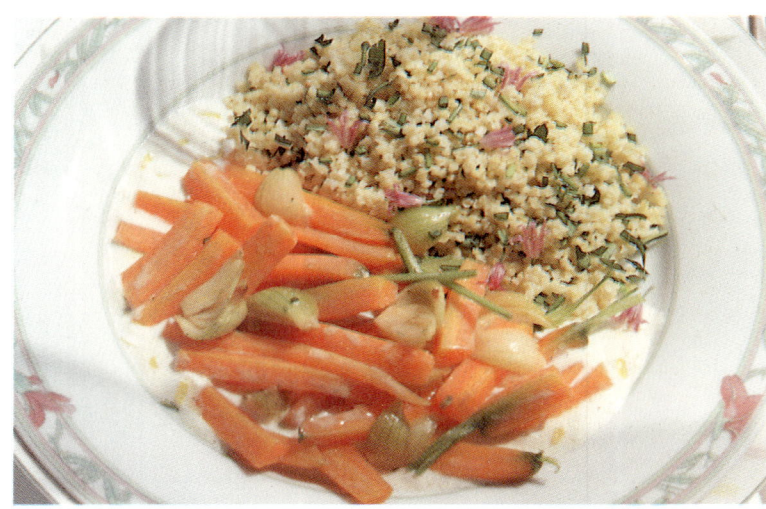

HIRSE-MÖHREN MIT JOGHURTSOSSE

Gefüllte Hirsetomaten

Deckel von den Tomaten abschneiden, die Tomaten aushöhlen und das Innere in einem Topf mit dem Lorbeerblatt etwas einkochen lassen.

Lauchzwiebeln kleinschneiden, Knoblauch hacken und in den Topf geben. Mit Cayennepfeffer und Streuwürze abschmecken. Rosmarin und Basilikum hacken und mit der bereits gekochten Hirse, Parmesankäse, Streuwürze und Pfeffer mischen.

Ausgehöhlte Tomaten mit Hirse-Masse füllen, zur Soße in den Topf stellen und zehn Minuten zugedeckt erhitzen. Die restliche Hirse in den Sud rühren und weitere fünf Minuten offen auf- und einkochen.

Magermilchjoghurt mit Zitronenschale, Streuwürze und Öl verquirlen, in die Soße rühren. Den Topf sofort vom Herd nehmen, damit die Soße nur erwärmt wird, aber nicht kocht.

Eine Portion ca. 400 kcal

**6 kleine Tomaten (300 g),
1 kleines Lorbeerblatt,
2 Lauchzwiebeln,
1 Knoblauchzehe,
Cayennepfeffer,
Streuwürze,
1 kleiner Zweig Rosmarin,
1/2 Bund Basilikum,
200 g gekochte Hirse (60 g Rohgewicht),
3 Teel. Parmesankäse,
schwarzer Pfeffer,
1/2 Becher Magermilchjoghurt (75 g), 1 Teel. geriebene Zitronenschale,
1 Teelöffel Öl.**

Hirse-Möhren mit Joghurtsoße

Hirse mit gut der doppelten Menge Salzwasser aufkochen und fest verschlossen auf niedrigster Wärmestufe 20 Minuten quellen lassen.

Inzwischen Möhren schälen und Zwiebeln abziehen, in Stifte schneiden oder vierteln. Brühe mit Koriander verrühren, die Hälfte mit dem Gemüse in einen Topf geben und fest verschlossen zehn Minuten auf mittlerer Wärmestufe einkochen. Die restliche Brühe und Crème fraîche dazugeben, mit einem Holzspatel den Gemüsesud lösen und verrühren. Joghurt mit dem Öl vermischen und mit Salz, Zitronenschale und Cayennepfeffer würzen.

Gekochte Hirse mit den gehackten Kräutern mischen und mit dem Gemüse und der Joghurtsoße anrichten.

Eine Portion ca. 400 kcal

**50 g Hirse, Salz,
250 g junge kleine Möhren,
4 - 5 kleine Zwiebeln (120 g),
1/2 Tasse Gemüsebrühe (Instant),
1 Teel. gemahlener Koriander,
2 Teel. Crème fraîche,
1 Becher Magermilchjoghurt (150 g),
1 Teelöffel Öl,
Zitronenschale,
Cayennepfeffer,
Kräuter (Schnittlauch, glatte Petersilie, Liebstöckel).**

Buchweizen

Der Buchweizen ist ein Knöterichgewächs, kein Getreide. Er enthält viel Eiweiß. In unseren Rezepten haben wir den ganzen ungeschroteten Buchweizen verwendet. Zu kaufen gibt es ihn mittlerweile wieder fast überall.

60 Gramm ganzer roher Buchweizen ergeben gekocht etwa 165 Gramm. Das sind etwa elf schwach gehäufte Eßlöffel. Ein schwach gehäufter Eßlöffel gekochter Buchweizen hat knapp 20 Kalorien.

2 mittelgroße
Zwiebeln,
3 Eßl. Gemüsebrühe
(Instant),
1 Eßlöffel Sojasoße,
3 kleine Tomaten
(150 g), 1 Becher
Magermilchjoghurt
(150 g), geriebene
Zitronenschale,
Salz,
schwarzer Pfeffer,
1 Teelöffel Öl,
1 Eßlöffel Essig,
165 g gekochter
Buchweizen
(60 g Rohgewicht),
Kräuter (Petersilie,
Schnittlauch,
Liebstöckel),
1 Eßlöffel Kürbiskerne.

Gebratener Buchweizen mit Zwiebeln

Zwiebeln in Streifen schneiden und in einer Pfanne in Gemüsebrühe und Sojasoße kochen, bis alle Flüssigkeit verdampft ist. Tomaten zum Anwärmen an den Pfannenrand legen.

Inzwischen Joghurt mit Zitronenschale, wenig Salz und Pfeffer und Öl in einem tiefen Teller verrühren.

Essig und gekochten Buchweizen zu den Zwiebeln geben und erhitzen. Rühren, bis alles leicht angeröstet ist. Kräuter hacken und unterheben.

Buchweizen und Tomaten zur Joghurtsoße auf den Teller geben. Kürbiskerne darüberstreuen.

Eine Portion ca. 400 kcal

Gekochter Buchweizen

60 g ganzer
Buchweizen ,
Salz.

Eine Tasse Salzwasser zum Kochen bringen. Buchweizen in einem Sieb abspülen, in das kochende Wasser geben, im offenen Topf kurz aufkochen lassen. Temperatur niedrigst stellen (oder bei einer Elektroplatte abschalten) und zugedeckt quellen lassen. Koch- und Quellzeit zusammen betragen 15 Minuten. Die Körner sollten nicht zerkocht werden. Ideal ist es, wenn sie nicht zerfallen und etwas Biß haben.

Eine Portion ca. 200 kcal

Chinakohl-Roulade mit Buchweizen

In einem größeren Topf Salzwasser zum Kochen bringen. Inzwischen für die Füllung Zwiebeln fein hacken und in der Gemüsebrühe glasig dünsten. Dann Kumin, gekochten Buchweizen, Sonnenblumenkerne, Crème fraîche und gehackte Petersilie zufügen und mit Salz und Pfeffer abschmecken. Chinakohlblätter eine Minute lang in das kochende Salzwasser legen, dann abgießen. Die Buchweizenfüllung so darauf verteilen, daß sich zwei Rouladen rollen lassen. Mit Zwirn umwickeln. Tomaten vierteln und mit den geputzten Champignons und den Rouladen in einen Topf geben. Gut verschlossen auf mittlerer Wärmestufe 20 Minuten schmoren lassen. Den Topf zwischendurch immer leicht schütteln. Gemüse und Rouladen auf einen Teller geben, warmhalten. Die Flüssigkeit einkochen lassen. Joghurt dazurühren, nicht mehr kochen und sofort auf den Teller gießen.

TIP: Diese Rouladen sind etwas aufwendiger in der Zubereitung als die anderen Gerichte, aber die Arbeit lohnt sich, weil sie so gut schmecken. Sie können gleich die doppelte Menge zubereiten und die andere Hälfte einfrieren.

Eine Portion ca. 400 kcal

Salz, 3 mittelgroße Zwiebeln, 3 Eßlöffel Gemüsebrühe (Instant), 1 Messerspitze Kumin (Kreuzkümmel), 135 g gekochter Buchweizen (50 g Rohgewicht), 1 Eßlöffel Sonnenblumenkerne, 3 Teel. Crème fraîche, 1/2 Bund glatte Petersilie, schwarzer Pfeffer, 200 g große Chinakohlblätter, 3 kleine Tomaten (150 g), 100 g Champignons, 1/2 Becher Magermilchjoghurt (75 g).

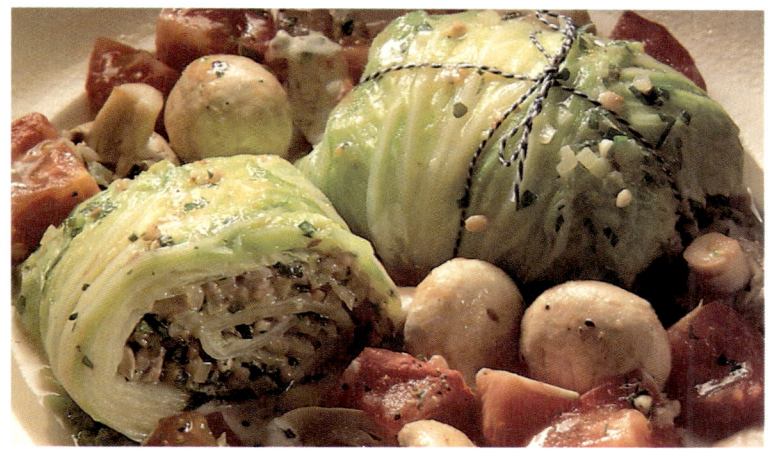

CHINAKOHL-ROULADE MIT BUCHWEIZEN

Gerste

Gerste ist wahrscheinlich die älteste unter den Getreidesorten. Sie ist mineralhaltig und hat das meiste Vitamin B. Ein feines Häutchen umgibt die Gerstenkörner. Wird es vorsichtig abgeschält, entsteht die Sprießkorn- oder Nacktgerste. Noch etwas mehr bearbeitet werden die Gerstengraupen, die dabei aber auch einen Teil ihrer Inhaltsstoffe verlieren. Gerste läßt sich schnell zum Keimen bringen: die Körner über Nacht mit Wasser bedeckt einweichen, abgießen und zwei Tage in einem Glas bei Zimmertemperatur abgetropft keimen lassen. Dabei täglich mindestens zweimal lauwarm durchspülen. In einigen Reformhäusern gibt es auch gekeimte Gerste zu kaufen.

Fünf schwach gehäufte Eßlöffel rohe Gerste (ca. 50 g) ergeben gekocht acht leicht gehäufte Eßlöffel (ca. 115 g). Ein Eßlöffel gekochte Gerste hat etwa 18 Kalorien.

Geschmorter Apfelporree mit Gerstenkeimen

2 mittelgroße Kartoffeln (150 g), roh oder gekocht, Salz, 1 mittelgroße Stange Porree (150 g), 1 Apfel (100 g), 2 Eßlöffel Obstessig, schwarzer Pfeffer, Kräuter (Petersilie, Schnittsellerie), 100 g gekeimte Gerste (ca. 50 g Rohgewicht), 3 Teelöffel Crème fraîche.

Kartoffeln in Salzwasser kochen (oder gekochte Kartoffeln am Pfannenrand wieder erhitzen). Porree in dicke Ringe schneiden. Den Apfel entkernen und in Spalten teilen.

Eine Pfanne erhitzen, Porree und Apfelstücke hineinrühren und garen, bis ein intensiver Gemüseduft aufsteigt. Essig und einen Eßlöffel Wasser, Salz und Pfeffer zufügen und drei Minuten zugedeckt kochen. Zwischendurch einmal umrühren.

Gehackte Kräuter und gekeimte Gerste zufügen und weitere drei Minuten garen. Wenn sich zu viel Flüssigkeit angesammelt hat, ohne Deckel verkochen lassen. Crème fraîche hineinrühren und mit den Kartoffeln auf einen vorgewärmten Teller geben.

Eine Portion ca. 400 kcal

Gekochte Sprießkorngerste

Gerste in einem Sieb abspülen und mit der doppelten Menge Salzwasser oder Gemüsebrühe in kaltem Wasser aufsetzen, zum Kochen bringen und gut verschlossen auf ausgeschalteter Herdplatte oder auf niedrigster Wärmestufe 40 Minuten quellen lassen.

TIP: Wenn die Gerste vor dem Kochen mindestens eine Stunde eingeweicht wird, können zehn Minuten Quellzeit gespart werden. Gerste hat eine lange Quellzeit. Darum lohnt es sich, gleich mehrere Portionen im voraus mitzukochen.

Eine Portion ca. 150 kcal

**50 g Sprießkorn-
oder Nacktgerste,
Salz.**

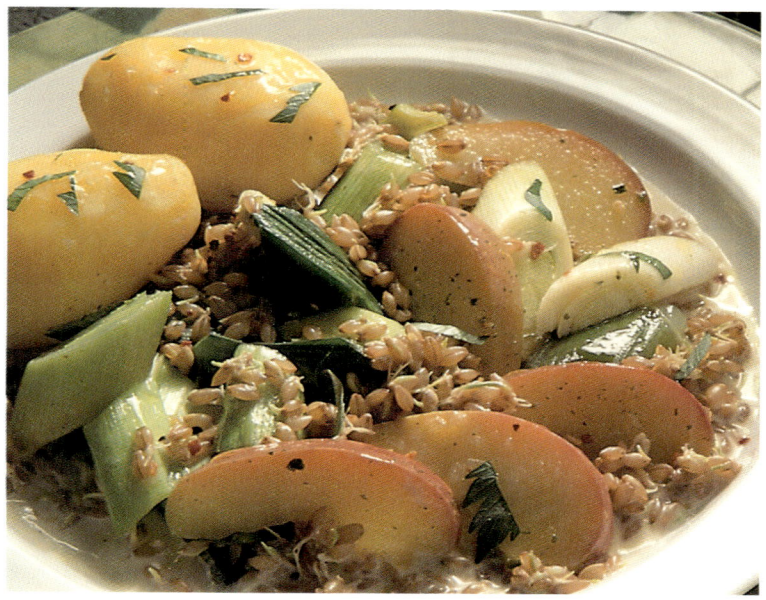

GESCHMORTER APFELPORREE MIT GERSTENKEIMEN

Quinoa

Quinoa (sprich: Kienwa) ist eigentlich kein Getreide, sondern ein Gänsefußgewächs. Die runden abgeflachten Körner enthalten mehr und hochwertigeres Eiweiß als vergleichbare Pflanzen. Quinoa sieht der Hirse ähnlich, *ist im Geschmack aber saftiger. Fragen Sie in Bioläden oder Reformhäusern danach. 50 Gramm ungekochte Quinoa sind etwa 5 Eßlöffel. Sie haben etwa 180 Kalorien.*

Gekochte Quinoa

**50 g Quinoa,
1 knappe Tasse
Gemüsebrühe
(Instant),
eine Messerspitze
Butter oder Margarine.**

Die Quinoa mit der Brühe in einen Topf geben, umrühren. Auf mittlerer Wärmestufe zum Kochen bringen und 15 Minuten auf niedrigster Stufe oder bei ausgeschalteter Herdplatte ausquellen lassen. Butter oder Margarine dazurühren.

TIP: Quinoa kann auch nur mit Salzwasser und ohne Fett gekocht werden.

Eine Portion ca. 200 kcal

Quinoa-Mais-Salat

**1/2 rote Paprikaschote
(75 - 100 g),
2 Eßl. Gemüsebrühe
(Instant),
5 Eßl. gekochte
Quinoa (25 g
Rohgewicht),
100 g Zuckermais,
abgetropft,
2 Eßlöffel Zitronensaft,
1 Messerspitze Chili-
Gewürzmischung,
Salz, Kräuter
(glatte Petersilie,
Schnittlauch).**

Paprikaschote fein würfeln, nach Geschmack roh verwenden oder eine Minute im geschlossenen Topf dünsten. Alle Zutaten mischen, möglichst etwas ziehen lassen und vor dem Essen mit den frischgehackten Kräutern bestreuen.

TIP: Wer auf einen Teelöffel Öl (Olivenöl) nicht verzichten möchte, muß etwa 45 Kalorien dazurechnen.

Eine Portion ca. 200 kcal

Quinoa mit Orangenzwiebeln

Zwiebeln kleinschneiden und in der Brühe mit Orangensaft, etwas Paprikapulver und gemahlenem Koriander weichkochen. Die gekochte Quinoa hinzufügen, umrühren, erhitzen und mit Salz und Pfeffer würzen.

Feldsalat putzen, Gurke schälen und raspeln. Zitronensaft, Salz und Pfeffer dazumischen.

Magermilchjoghurt mit Öl, Salz, Zitronensaft und Zitronenschale verrühren und zum Salat und der Quinoa auf den Teller geben. Sonnenblumenkerne darüberstreuen.

TIP: Eiweißträger ist hier neben der Quinoa der Joghurt. Wer gern Fleisch ißt, kann den Joghurt durch zwei Scheiben Lachsschinken oder deutsches Corned Beef (das ist magerer als das amerikanische) ersetzen.

Wer nur Quinoa mit den Orangenzwiebeln ißt, ohne Salat und Joghurt, muß etwa 250 Kalorien berechnen.

Eine Portion ca. 400 kcal

**2 mittelgroße Zwiebeln,
knapp 1/2 Tasse Gemüsebrühe (Instant),
Saft 1/2 Orange,
Rosenpaprika,
Koriander,
140 g gekochte Quinoa (50 g Rohgewicht, in Brühe gekocht),
schwarzer Pfeffer,
Salz,
50 g Feldsalat,
150 g Salatgurke,
Zitronensaft und -schale,
1 Becher Magermilchjoghurt (150 g),
1 Teelöffel Öl,
1 Teelöffel Sonnenblumenkerne.**

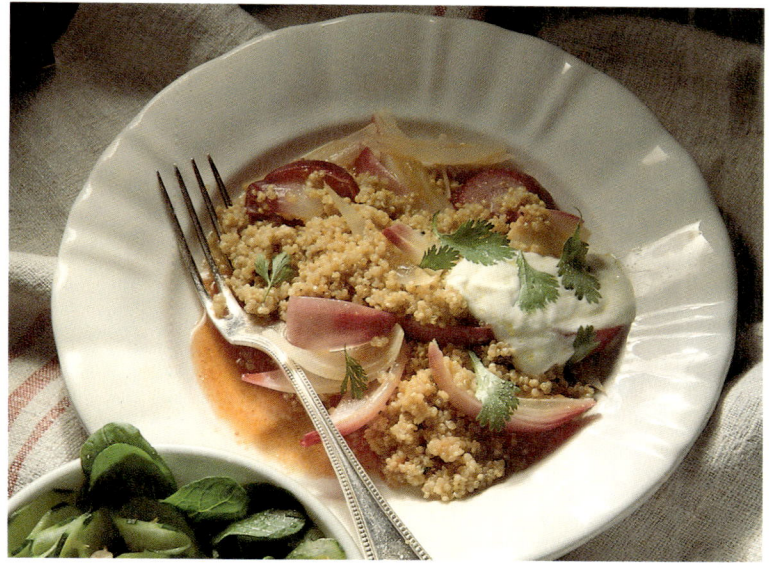

QUINOA MIT ORANGENZWIEBELN

Grünkern

Grünkern ist getrockneter, leicht gerösteter Dinkel - eine Weizenart. Sie finden ihn in Bioläden, im Reformhaus und in den Bio-Ecken der Supermärkte.
Zum Zubereiten den Grünkern immer in der doppelten Menge Salzwasser ansetzen (zum Beispiel 50 Gramm Grünkern in 100 Milliliter Wasser garen). Vorgekocht hält er sich minde-
stens vier Tage lang im Kühlschrank. Es lohnt sich also, eine größere Menge vorzukochen, um weitere Rezepte auszuprobieren.

Fünf schwach gehäufte Eßlöffel ungeschroteter Grünkern (ca. 50 g) ergeben gekocht acht leicht gehäufte Eßlöffel (ca. 115 g). Ein Eßlöffel gekochter Grünkern hat etwa 20 Kalorien.

Gekochter Grünkern

50 g Grünkern, ungeschrotet , Salz oder Gemüsebrühe (Instant), 1 Teelöffel Butter oder Margarine.

Grünkernkörner im Sieb abspülen, mit knapp einer Tasse Salzwasser oder Gemüsebrühe zum Kochen bringen und zugedeckt auf niedrigster Wärmestufe 40 bis 45 Minuten ausquellen lassen.

Wenn die Flüssigkeit vorschnell verdampft, etwas Wasser oder Brühe nachgießen. Mit Butter verrühren.

Eine Portion ca. 200 kcal

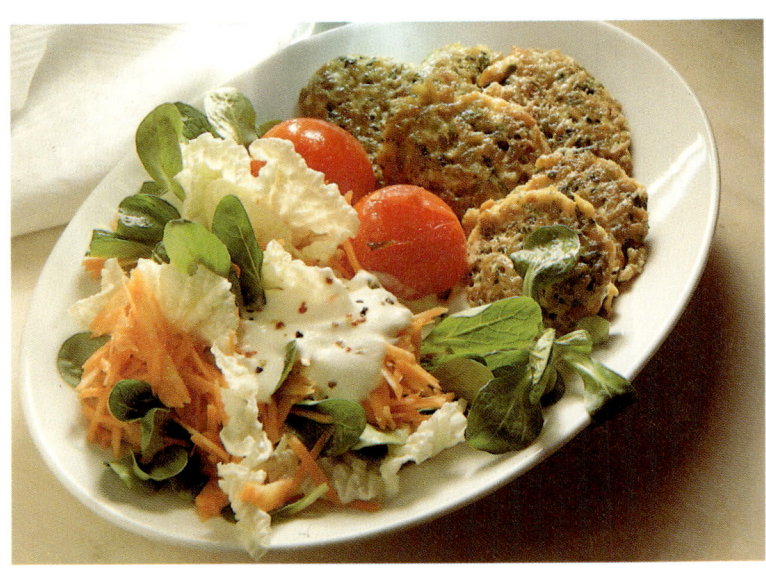

GRÜNKERN-PLINSEN MIT SALAT

180

Grünkern mit Spinat und Joghurtsoße

Grünkern mit Gemüsebrühe aufkochen und fest verschlossen 40 bis 45 Minuten quellen lassen. Magermilchjoghurt mit Zitronensaft und Zitronenschale, Salz und Cayennepfeffer verrühren und leicht anwärmen, nicht kochen.

Den Spinat grob, die Knoblauchzehe fein hacken. Champignons in einer vorgeheizten Pfanne ohne Fett anrösten, mit Zitronensaft und Salz würzen, unter häufigem Rühren eine Minute wärmen und Saft ziehen lassen. Spinat, Knoblauch und gedünstete Champignons unter den heißen Grünkern rühren, erhitzen und sofort mit Joghurtsoße auf einen Teller geben. Öl darüberträufeln und mit Pfeffer und Sesamsamen bestreuen.

TIP: Wenn Sie noch gekochten Grünkern haben, wärmen Sie ihn mit etwas Brühe wieder auf, und verarbeiten Sie ihn wie beschrieben.

Eine Portion ca. 400 kcal

**60 g Grünkern, ungeschrotet,
1 Tasse Gemüsebrühe,
1/2 Becher Magermilchjoghurt (75 g),
1 Eßlöffel Zitronensaft, geriebene Zitronenschale, Salz, Cayennepfeffer,
150 g Blattspinat, Knoblauch,
150 g Champignons,
2 Teelöffel Öl, schwarzer Pfeffer,
1 Teel. Sesamsamen.**

Grünkern-Plinsen mit Salat

Kräuter hacken und mit gekochtem Grünkern, Ei und Gewürzen verrühren. Eine Pfanne erhitzen, mit Öl auspinseln. Aus der Grünkern-Mischung sechs Plinsen formen und in die Pfanne geben. Auf mittlerer Wärmestufe auf jeder Seite etwa zwei Minuten braten. Tomaten am Rand mit erwärmen.

Möhren raspeln und mit den Salatblättern auf einen Teller geben. Dickmilch mit Zitronensaft, Salz, Pfeffer und etwas Süßstoff verrühren und über den Salat geben.

TIP: Diese Plinsen eignen sich gut als Zwischen- oder Abendmahlzeit. Deshalb: auf Vorrat zubereiten und einfrieren. Wenn aus der angegebenen Menge sechs Plinsen gebraten werden, hat eine Plinse etwa 50 Kalorien.

Eine Portion ca. 400 kcal

**1 Bund gemischte Kräuter (Schnittlauch, Petersilie, Liebstöckel),
115 g gekochter Grünkern (50 g Rohgewicht),
1 Ei, Salz, schwarzer Pfeffer,
1 Teelöffel Öl,
2 kleine Tomaten (100 g),
2 kleine Möhren (100 g),
1 Portion Blattsalat,
100 g Dickmilch (fettarm),
Zitronensaft, Süßstoff.**

Weiße Bohnen

Frische weiße Bohnen gibt es für kurze Zeit nur im Sommer. Deshalb haben wir die folgenden Rezepte mit getrockneten oder Dosenbohnen zubereitet.

100 Gramm getrocknete Bohnen entsprechen dem Inhalt einer kleinen Dose und sind mit etwa 275 Kalorien zu berechnen.

**1 kleine Zwiebel,
1 Gewürznelke,
1 kleines Lorbeerblatt,
2 mittelgroße
Kartoffeln (150 g),
2 kleine Möhren
(100 g),
1/2 kleine Dose weiße
Bohnen (125 g),
Gemüsebrühe
(Instant),
1 Zweig Bohnenkraut,
3 kleine Tomaten
(150 g),
1 mittelgroße Birne
(175 g),
Kräuter (Schnittlauch,
Petersilie),
Edelsüß- und
Rosenpaprika,
1 Teelöffel Öl.**

Bunter Bohneneintopf

Zwiebel mit der Gewürznelke und dem Lorbeerblatt bestecken. Kartoffeln und Möhren fein würfeln. Bohnenwasser mit Gemüsebrühe auf einen viertel Liter auffüllen. Bohnen, Zwiebel, Bohnenkraut und Gemüsewürfel hineingeben und sieben bis zehn Minuten kochen.
Tomaten und Birne vierteln, in den Topf geben und weitere vier Minuten kochen. Zum Schluß frische Kräuter, Paprikapulver und Öl in den Eintopf rühren. Ohne die besteckte Zwiebel servieren.

Eine Portion ca. 400 kcal

Bohnengemüse mit Thymian

**3 Lauchzwiebeln,
1/2 kleine Dose weiße
Bohnen (125 g),
Thymian,
1 Stückchen
Zitronenschale,
Salz, 3 kleine Tomaten
(150 g), 1 Scheibe
Vollkornbrot (50 g),
1 Knoblauchzehe,
2 Teelöffel Öl,
1 Teelöffel
Parmesankäse,
schwarzer Pfeffer.**

Lauchzwiebeln in dünne Ringe schneiden und im vorher erhitzten Topf ohne Fett unter ständigem Rühren andünsten.
Bohnen, Thymian, fein gehackte Zitronenschale, Salz und etwas Bohnenwasser hinzufügen und etwa fünf Minuten auf mittlerer Wärmestufe kochen. Tomaten vierteln, in den Topf geben und weitere drei Minuten kochen.

Inzwischen eine Scheibe Vollkornbrot toasten, mit einer aufgeschnittenen Knoblauchzehe einreiben und mit etwas Öl bestreichen. Restliche Knoblauchzehe hacken, mit Öl, Parmesankäse und Pfeffer in den Bohnentopf rühren. Mit dem getoasteten Vollkornbrot servieren.

Eine Portion ca. 400 kcal

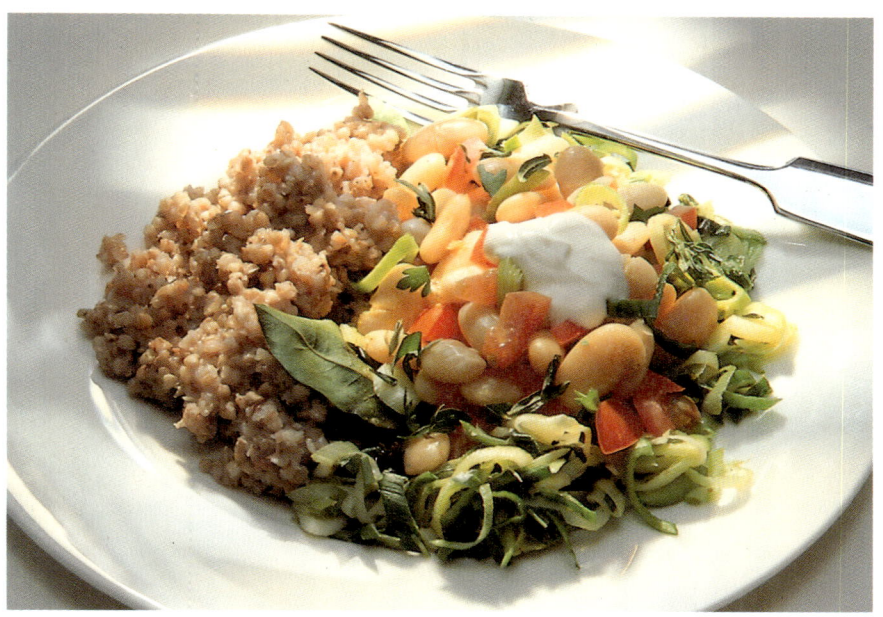

CURRYBOHNEN MIT BUCHWEIZEN

Currybohnen mit Buchweizen

Buchweizen in gut der doppelten Menge Salzwasser zum Kochen bringen und auf niedrigster Wärmestufe 15 bis 20 Minuten quellen lassen.

Porree in dünne Ringe schneiden und tropfnaß im heißen Topf bei geschlossenem Deckel drei Minuten dünsten. Salz und Curry nach Geschmack einstreuen, drei Eßlöffel Bohnenwasser, das Lorbeerblatt und die abgetropften Bohnen dazugeben und alles drei Minuten kochen. Tomaten würfeln und kurz miterhitzen. Alles auf einem Teller anrichten, Crème fraîche zufügen und mit Kräutern bestreuen.

TIP: Statt Buchweizen können Sie auch drei mittelgroße Kartoffeln oder 50 Gramm Reis kochen.

Eine Portion ca. 400 kcal

50 g Buchweizen,
Salz,
1 Stange Porree
(150 g),
Curry,
1/2 kleine Dose weiße
Bohnen (125 g),
1 kleines Lorbeerblatt,
2 kleine Tomaten
(100 g),
3 Teelöffel Crème
fraîche,
Kräuter (Petersilie,
Schnittlauch,
Basilikum).

Linsen

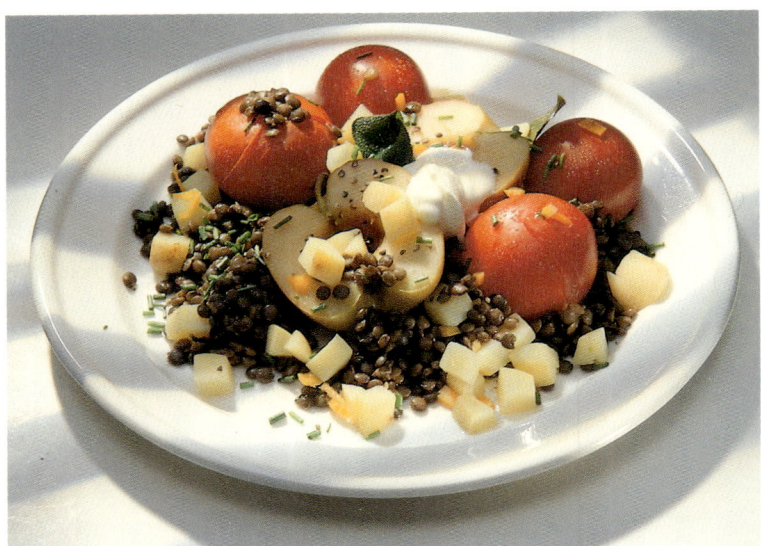

LINSENGEMÜSE MIT APFEL

*Es gibt verschiedene Linsensorten:
kleine und große, rote, grüne und
gelbe. Für die folgenden Rezepte
eignet sich jede Sorte. Die Gar-
Zeiten betragen zwischen 15 und
40 Minuten. Sie können nicht
genau angegeben werden, da sie
wie bei allen Hülsenfrüchten vom
Alter und auch von der Sorte ab-
hängen. Probieren Sie zwischendurch immer wieder, ob die
Linsen weich genug sind. Zu
lange gekocht, zerfallen einige
Linsensorten zu Brei. Linsen werden am besten mit der vierfachen Menge Salzwasser und
Gewürzen weichgekocht. Restflüssigkeit etwas verdampfen lassen oder für andere Gerichte,
zum Beispiel Suppen, verwenden.
60 Gramm rohe Linsen ergeben
gekocht etwa 180 Gramm
und haben etwa 200 Kalorien.*

Linsengemüse mit Apfel

Linsen mit der knapp vierfachen Menge Salzwasser, Lorbeer- und Salbeiblatt etwa 20 Minuten kochen. Inzwischen den Apfel halbieren und entkernen, die Kartoffel sauber bürsten oder schälen und kleinschneiden. Apfel- und Kartoffelstücke und die Tomaten auf die Linsen geben und weitere acht bis zehn Minuten garen.

Alles mit Crème fraîche auf einem Teller anrichten und mit Schnittlauchröllchen und Pfeffer bestreuen.

TIP: Statt Crème fraîche können 1 1/2 Teelöffel kaltgepreßtes Öl unter die Linsen gerührt werden.

Eine Portion ca. 400 kcal

60 g kleine grüne Linsen,
Salz,
1 kleines Lorbeerblatt,
1 Salbeiblatt,
1 mittelgroßer Apfel (100 g),
1 mittelgroße Kartoffel (75 g),
4 kleine Tomaten (200 g),
4 Teelöffel Crème fraîche,
Schnittlauch,
schwarzer Pfeffer.

Linseneintopf mit Gemüse und Joghurtsoße

Eine kleine Zwiebel mit einer Gewürznelke bestecken. Kartoffel, Suppengrün und rote Bete würfeln und in einem heißen Topf ohne Fett andünsten, bis ein angenehmer Duft aufsteigt. Besteckte Zwiebel, Lorbeerblatt, Orangen- oder Zitronenschale, Linsen und Gemüsebrühe zufügen und 20 bis 30 Minuten auf mittlerer Stufe weichkochen. Joghurt mit Öl, Zitronensaft, Salz, Cayennepfeffer und feingehacktem Basilikum verrühren.

Besteckte Zwiebel, Lorbeerblatt und Zitrusschale aus dem Topf nehmen. Den Eintopf mit zerdrückter Knoblauchzehe, Salz und Pfeffer würzen. Alles in einen tiefen Teller füllen und die Joghurtsoße in die Mitte geben.

Eine Portion ca. 400 kcal

1 kleine Zwiebel,
1 Gewürznelke,
1 mittelgroße Kartoffel (75 g), 1/2 Bund Suppengrün (125 g),
1 Knolle rote Bete (100 g),
1 kleines Lorbeerblatt,
1 Stückchen Orangen- oder Zitronenschale,
60 g Linsen,
1/4 l Gemüsebrühe (Instant),
1/2 Becher Magermilchjoghurt (75 g), 1 Teelöffel Öl,
1 - 2 Eßlöffel Zitronensaft,
Salz, Cayennepfeffer, Basilikum,
1 Knoblauchzehe,
schwarzer Pfeffer.

Tofu

Tofu ist ein Sojabohnen-Quark, der in der asiatischen Küche oft anstelle von Fleisch als Eiweiß-spender genommen wird - ideal also für Vegetarier.
Tofu gibt es mittlerweile nicht nur in Bio-Läden und Reform-häusern, sondern auch im Super-markt.
100 Gramm Tofu haben etwa 75 Kalorien. Wenn Tofu schon in irgendeiner Form zubereitet ist, ändert sich natürlich der Kalo-riengehalt.

Kräuter-Tofuklößchen mit Nudeln

200 g Möhren,
1 Tasse Gemüsebrühe (Instant),
Salz, 125 g Tofu,
Kräuter (Schnittlauch, Liebstöckel,
glatte Petersilie),
1 kleines Stückchen Zitronenschale,
1 kleines Stückchen frischer Ingwer,
1 Eßlöffel Sojasoße,
1 Eßlöffel Zitronensaft,
schwarzer Pfeffer,
50 g Chinakohl,
150 g gekochte Vollkornnudeln (60 g Rohgewicht),
1 1/2 Teelöffel Öl.

Möhren schälen, in Stifte schneiden und in wenig Gemüsebrühe in einer Pfanne dünsten. Salzwasser zum Kochen bringen.
Den abgetropften Tofu in große Würfel schneiden. Kräuter, Zitronenschale und Ingwer hacken. Alles mit je einem Eßlöffel Sojasoße und Zitronensaft und dem Pfeffer fein pürieren. Mit dem Eßlöffel Klößchen abstechen und in dem siedenden Wasser etwa fünf Minuten erhitzen.
Chinakohl in Streifen schneiden und mit den gekochten Nudeln und etwas Brühe in die Pfanne geben, bei erhöhter Wärmezufuhr unter ständigem Rühren erhitzen. Öl unterrühren.
Gemüsenudeln und die abgetropften Kräuterklößchen auf einen Teller geben.

TIP: Tofu schmeckt mit Sesamöl am besten. Die Kräuter-Tofuklößchen haben ohne Beilage etwa 100 Kalorien.

Eine Portion ca. 400 kcal

Tofu auf Radieschensalat

1 Eßlöffel Sojasoße,
schwarzer Pfeffer,
1 Eßlöffel Zitronensaft,
1 Teelöffel Öl,
125 g Tofu,
1/2 Bund Radieschen,
1/2 mittelgroßer Apfel (50 g),
glatte Petersilie,
1 Scheibe Vollkornknäckebrot.

Sojasoße, Pfeffer, Zitronensaft und Öl in einer Schüssel oder einem tiefen Teller mischen.
Tofu würfeln oder in dünne Scheiben schneiden, in die Marinade geben und wenden.
Radieschen putzen, raspeln oder in dünne Scheiben hobeln. Ein paar zarte Radieschenblätter in Streifen schneiden. Apfel fein würfeln. Radieschen und Apfel mit der Tofu-Marinade mischen.
Radieschen- und gehackte Petersilienblätter zufügen. Tofu auf dem Radieschensalat anrichten und mit Pfeffer bestreuen. Knäckebrot dazu essen.

TIP: Die marinierte Tofuportion ohne den Salat hat etwa 150 Kalorien.

Eine Portion ca. 200 kcal

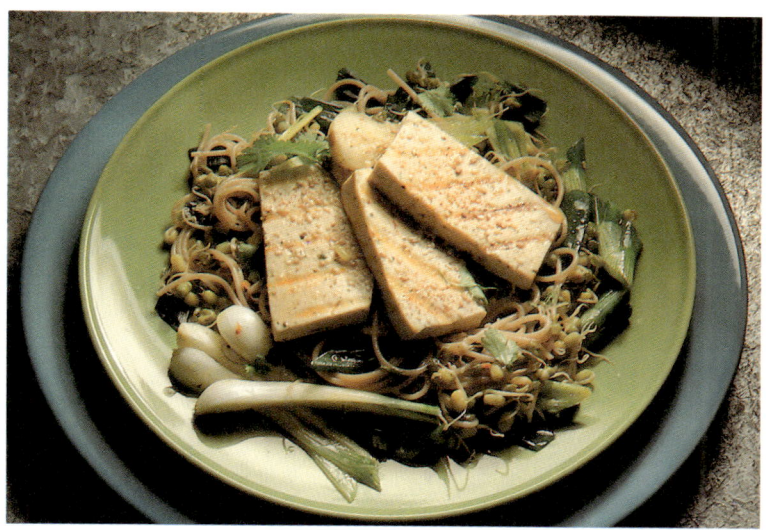

MARINIERTER TOFU MIT SOJASPROSSEN-GEMÜSE

Marinierter Tofu mit Sojasprossen-Gemüse und Lauchzwiebeln

Tofu abtropfen lassen, in Scheiben schneiden und mit Küchenkrepp trockentupfen.

Eine Pfanne ohne Fett erhitzen, die Tofuscheiben darin von beiden Seiten etwa eine halbe Minute braten, auf einen Teller geben und mit Sojasoße, Zitronensaft und Öl beträufeln.

Lauchzwiebeln putzen, kleinschneiden und mit etwas Gemüsebrühe weichdünsten. Gekochte Nudeln und Sojasprossen dazurühren, eventuell mehr Brühe zufügen. Tofuscheiben obenauf legen, Marinade vom Teller dar-übergießen, zugedeckt eine Minute wärmen. Tofu und Gemüse-Nudel-Mischung auf einen Teller legen. Mit Cayennepfeffer, Sesamsamen und frischem Koriander bestreuen.

TIP: Gut schmecken auch chinesische Nudeln: mit kochendem Wasser übergießen, 10 Minuten ziehen lassen, Wasser abgießen und die Nudeln mit feingehackten Kräutern würzen.

Eine Portion ca. 400 kcal

125 g Tofu,
1 Eßlöffel Sojasoße,
1 Eßlöffel Zitronensaft,
1 Teelöffel Öl,
2 Lauchzwiebeln,
1 Tasse Gemüsebrühe
(Instant)
125 g gekochte
Vollkornnudeln
(50 g Rohgewicht),
100 g Sojasprossen,
Cayennepfeffer,
1 Teelöffel
Sesamsamen,
Koriander, frisch.

Zwischenmahlzeiten

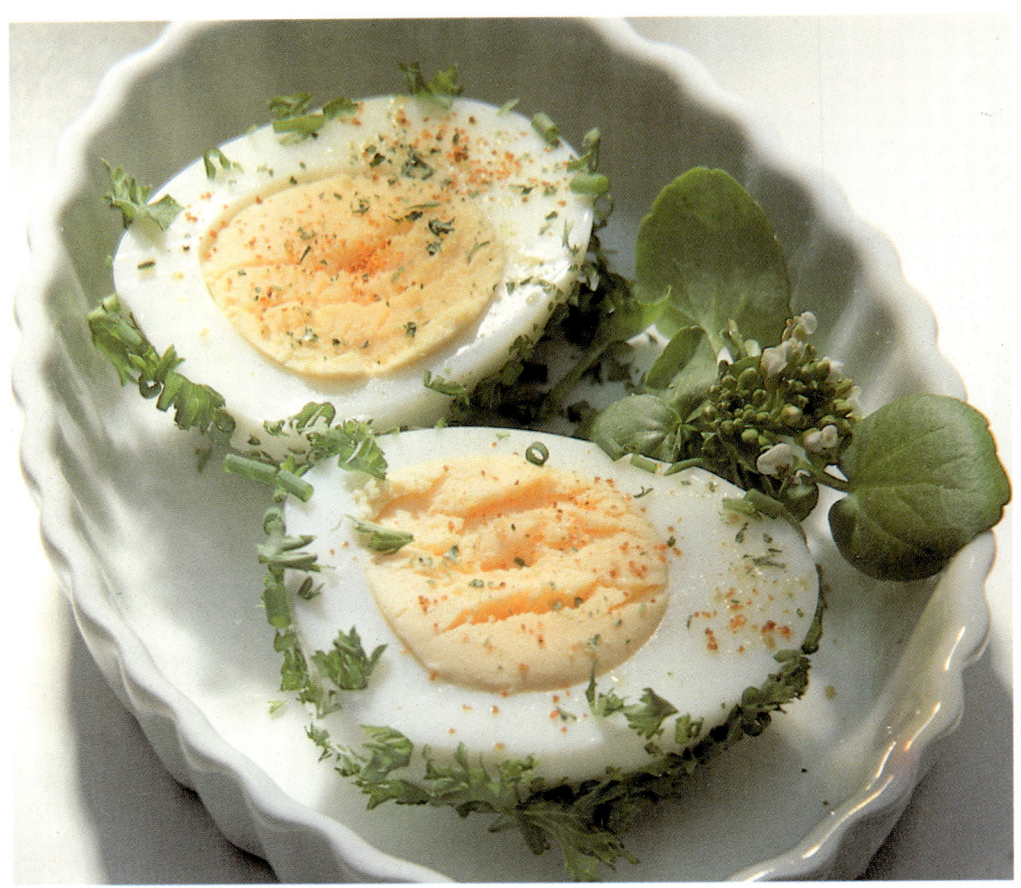

KRÄUTER-EI

Kräuter-Ei

**1 Ei, Kräuter
(Schnittlauch,
Petersilie, Kresse),
Streuwürze,
schwarzer Pfeffer.**

Ei sieben Minuten hart kochen.
Kräuter fein hacken. Das gekochte Ei in den Kräutern wälzen, halbieren und Streuwürze und Pfeffer darübergeben.

Eine Portion ca. 100 kcal

Erdbeerjoghurt mit Ingwer

Magermilchjoghurt mit Melisse-blättern, Süßstoff, geriebenem Ingwer und Crème fraîche ver-rühren. Erdbeeren kleinschnei-den und dazurühren.

Eine Portion ca. 100 kcal

1 Becher
Magermilchjoghurt
(150 g),
Zitronenmelisse,
Süßstoff,
frischer Ingwer,
1 Teel. Crème fraîche,
100 g frische
Erdbeeren.

Zitronen-Buttermilch-Mix

Alle Zutaten im Mixer verquirlen oder im Schraubglas schütteln. Nach Geschmack Eiswürfel zufü-gen.

Eine Portion ca. 100 kcal

1/4 l Buttermilch,
1 Teel. Crème fraîche,
3 Eßlöffel Zitronensaft,
Zitronenschale,
Süßstoff,
1 Minzblatt.

Harzer-Knäckebrot

Tomatenmark auf das Vollkorn-knäckebrot streichen. Salatblatt und Sauermilchkäse darauf legen. Mit Öl beträufeln und mit Kresse und Pfeffer bestreuen.

Eine Portion ca. 100 kcal

1 Teel. Tomatenmark,
1 Scheibe Vollkorn-knäckebrot, Salatblatt,
30 g Sauermilchkäse
(Harzer, Handkäse),
1/2 Teelöffel Öl,
Kresse,
schwarzer Pfeffer.

Zimt-Dickmilch mit Himbeeren

Dickmilch mit Süßstoff und Zimt verrühren, Himbeeren unter-heben.

Eine Portion ca. 100 kcal

150 g Dickmilch
(fettarm),
100 g Himbeeren.

Kräuterkartoffel

1 mittelgroße gekoch-
te Kartoffel (75 g),
1 Teelöffel
Salatcreme,
1 Teelöffel Senf,
Kräuter (Schnittlauch,
Petersilie, Dill),
schwarzer Pfeffer.

Gekochte Kartoffel der Länge nach halbieren. Salatcreme mit Senf verrühren und auf beide Schnittflächen streichen. Mit gehackten Kräutern und Pfeffer bestreuen.

Eine Portion ca. 100 kcal

Schnittlauchquark-Brötchen

1 Eßl. Magerquark,
1/2 Teel. Öl,
1/2 Roggenbrötchen,
1 kleines Stück
Zitronenschale,
Schnittlauch,
Streuwürze,
schwarzer Pfeffer.

Magerquark mit Öl verrühren und auf die Brötchenhälfte streichen. Zitronenschale und Schnittlauch fein hacken und zusammen mit Streuwürze und Pfeffer über das Brötchen streuen.

Eine Portion ca. 100 kcal

Tomatenbrühe mit Brötchen

1 Tasse Gemüsebrühe
(Instant),
Kräuter (Schnittlauch,
Petersilie, Basilikum),
1 Teel. Tomatenmark,
1/2 Roggenbrötchen.

In eine Tasse die Gemüsebrühe, die gehackten Kräuter und das Tomatenmark hineinrühren. Brötchenhälfte auf dem Toaster rösten und dazu essen.

Eine Portion ca. 100 kcal

Möhren-Kresse-Salat

2 Eßl. Zitronensaft,
2 Eßl. Gemüsebrühe
(Instant), Salz,
Cayennepfeffer,
1 Teel.-Spitze Korian-
dersamen, zerdrückt,
1 Spritzer Süßstoff,
1 Teel. Öl, 4 kleine
Möhren (200 g),
1/2 Päckchen Kresse.

Aus Zitronensaft, Brühe, Salz, Cayennepfeffer, Koriander, Süßstoff und Öl eine Salatsoße rühren. Möhren raspeln und mit Kresse und der Salatsoße vermischen.

Eine Portion ca. 100 kcal

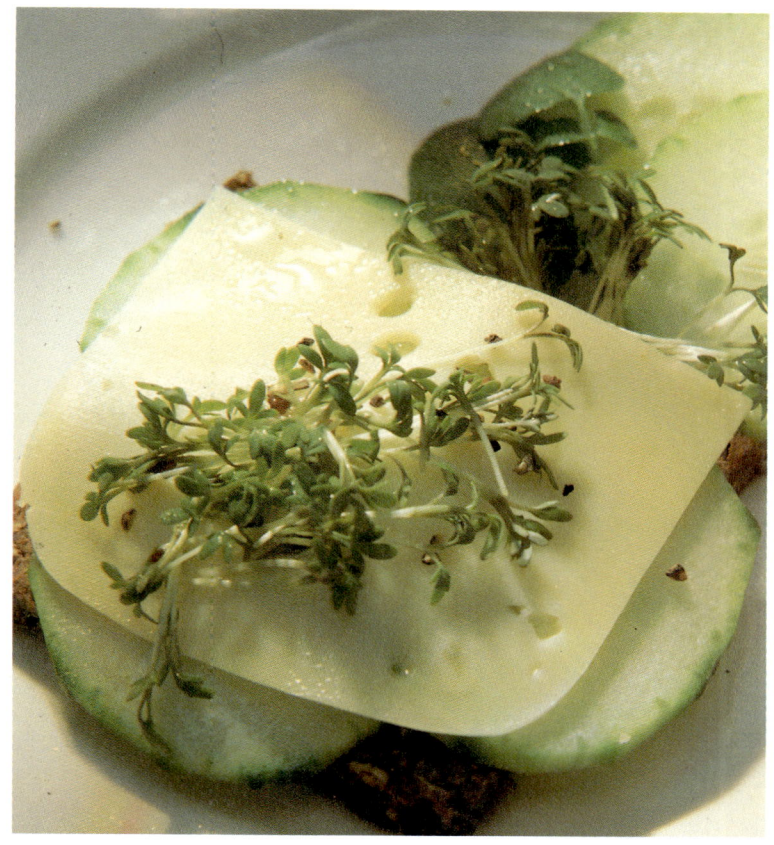

KÄSE-GURKEN-BROT

Käse-Gurken-Brot

Vollkornbrot mit Senf bestreichen. Gurke in dünne Scheiben
schneiden und mit der Käse-
scheibe auf das Brot legen. Mit
Kresse und Pfeffer bestreuen.

Eine Portion ca. 100 kcal

1/2 Scheibe
Vollkornbrot,
1 Teel. Senf, 1 kleines
Stück Gurke (50 g),
1/2 Scheibe Käse
(45 %), Kresse,
schwarzer Pfeffer.

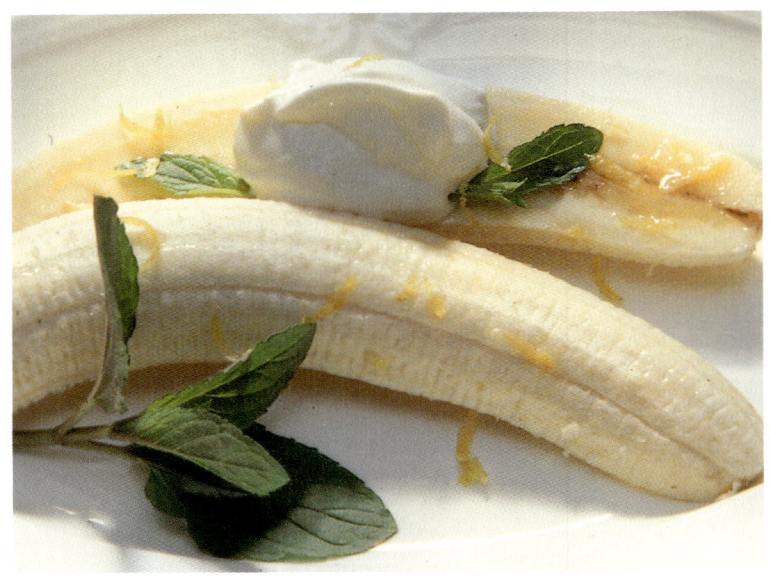

SAHNE-BANANE

Sahne-Banane

1 kleine Banane
(100 g),
Zitronensaft
und -schale ,
2 Teel. Crème fraîche,
Minzblätter.

Banane halbieren, mit Zitronensaft beträufeln und mit wenig
geriebener Zitronenschale bestreuen. Crème fraîche auf die
Bananenhälften streichen und die
Minzblätter darauf anrichten.

Eine Portion ca. 100 kcal

Gemüse mit Dip

2 kl. Möhren (100 g),
1/4 Gurke (125 g),
1/2 Becher
Magermilchjoghurt
(75 g), Salz,
2 Teel. Salatcreme,
1 Eßlöffel Zitronensaft,
Cayennepfeffer,
Kräuter (Schnittlauch,
Petersilie, Kerbel).

Möhren und Gurke schälen und
in längliche Stücke schneiden. Joghurt mit Salz, Salatcreme, Zitronensaft, Cayennepfeffer und
Kräutern verrühren. Als Dip zum

Gemüse in einem Schälchen anrichten.

Eine Portion ca. 100 kcal

192

Warmes Tomatenbrötchen

Tomaten kleinschneiden. Eine Pfanne erhitzen, Tomatenstücke hineingeben, mit Salz, Pfeffer und etwas Curry bestreuen. Kurz erwärmen und auf einen Teller geben. Schnittlauch und Knoblauch hacken und mit dem Öl über die Tomaten verteilen. Brötchenhälfte toasten und dazu essen.

Eine Portion ca. 100 kcal

3 kl. Tomaten (150 g),
Salz, schw. Pfeffer,
1 Teelöffelspitze
Curry, Schnittlauch,
1 Knoblauchzehe,
1/2 Teel. Öl,
1/2 Roggenbrötchen.

Knoblauchspinat

Knoblauch fein hacken und mit Öl, Salz, Pfeffer und Zitronensaft vermengen. Einen Topf erhitzen, den Blattspinat hineingeben und für eine halbe bis eine Minute erwärmen. Knoblauchmischung mit dem warmen Spinat vermengen, auf einen Teller geben und mit Parmesankäse bestreuen. Knäckebrot dazu essen.

Eine Portion ca. 100 kcal

1 - 2 Knoblauchzehen,
1/2 Teel. Öl, Salz,
schwarzer Pfeffer,
2 - 3 Eßl. Zitronensaft,
150 g Spinatblätter,
1 Teel. Parmesankäse,
1 Scheibe Knäckebrot.

Gurkensalat mit Kürbiskernen

Gurke hobeln. Kräuter und Kürbiskerne fein hacken und mit Zitronensaft, Streuwürze und Pfeffer unter die Gurkenscheiben mischen. Vollkornknäckebrot dazu essen.

Eine Portion ca. 100 kcal

1/4 Gurke (125 g),
Kräuter (Schnittlauch,
Petersilie, Dill oder
Borretsch),
1 Eßlöffel Kürbiskerne,
2 Eßlöffel Zitronensaft,
Streuwürze,
schwarzer Pfeffer,
1 Scheibe
Vollkornknäckebrot.

Zitronenschaum-Ei

Das Ei trennen. Eine kleine Schüssel mit kochendem Wasser erwärmen. Das Eigelb, Zitronensaft und Süßstoff in die angewärmte Schüssel geben und miteinander verquirlen. In einer zweiten Schüssel das Eiweiß sehr steif schlagen und mit dem Eigelb vermischen.

Eine Portion ca. 100 kcal

1 Ei,
2 - 3 Eßl. Zitronensaft,
Süßstoff.

Suppen

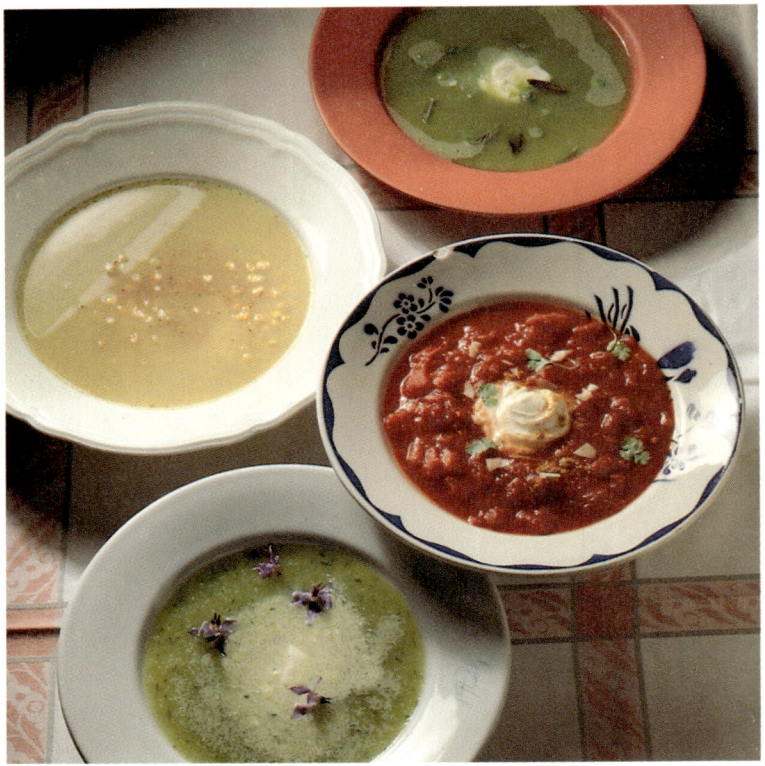

MAIS-, GURKEN-, CURRY-TOMATEN- UND ERBSENSUPPE

Curry-Tomaten-Suppe

**1 kleine Zwiebel,
1 kleine Dose geschäl-
te Tomaten (ca. 230 g),
Salz, Curry,
1 Spritzer Süßstoff,
Knoblauch,
3 Teel. Crème fraîche,
Korianderblätter.**

Zwiebel hacken und mit den Tomaten zehn Minuten kochen. Tomaten dabei zerdrücken. Mit Salz, Curry und Süßstoff würzen. Frischgehackten Knoblauch und Crème fraîche in die Suppe rühren. Mit Korianderblättern bestreuen.

Eine Portion ca. 100 kcal

194

Gurkensuppe

Einen Topf erhitzen. Gurke schälen, würfeln und in dem heißen Topf andünsten. Brühe zugießen und fünf Minuten kochen. Mit Pfeffer und Zitronensaft würzen, gehackte Kräuterblätter zufügen und mit dem Pürierstab des Handrührers pürieren.
Crème fraîche in die Suppe rühren und mit frischen Kräuterblättern oder wie auf dem Foto mit Borretschblüten bestreuen.

TIP: Frischen Borretsch, erst recht den blühenden, bekommt man nur im Sommer. Zu dieser Gurkensuppe passen auch Schnittlauch, Petersilie oder Pimpernell.

Eine Portion ca. 100 kcal

**1/2 Gurke (250 g),
1 1/2 Tassen
Gemüsebrühe
(Instant),
schwarzer Pfeffer,
1 Eßlöffel Zitronensaft,
Borretsch,
2 Teelöffel Crème
fraîche.**

Maissuppe

Die Brühe mit dem Gemüsewasser aus der Maisdose und der Hälfte der Maiskörner mit dem Pürierstab des Handrührers pürieren und erhitzen. Den restlichen Mais zufügen, nochmals erhitzen. Mit Zitronensaft und Paprikapulver abschmecken.

TIP: Als Gewürze eignen sich auch Chili-Gewürzmischung und Curry.

Eine Portion ca. 100 kcal

**1 1/2 Tassen
Gemüsebrühe
(Instant),
9 Eßlöffel Mais (aus
der Dose, ca. 90 g),
1 - 2 Eßlöffel
Zitronensaft,
Rosenpaprika.**

Erbsensuppe mit Minze

Erbsen in der Gemüsebrühe 15 bis 20 Minuten kochen, bis sie weich sind. Ein gehacktes Minzblatt zufügen, Erbsen mit dem Pürierstab des Handrührers pürieren. Mit Pfeffer würzen. Crème fraîche in die Suppe rühren.

TIP: Statt Minze können Sie auch Petersilie, Selleriekraut, Estragon oder Schnittlauch nehmen.

Eine Portion ca. 100 kcal

**100 g Erbsen (frisch
oder TK-Produkt),
1 1/2 Tassen
Gemüsebrühe
(Instant), Minze,
schwarzer Pfeffer,
1 Teel. Crème fraîche.**

Salate

Zucchini-Linsen-Salat

1 kleine Zucchini
(125 g),
3 Eßlöffel
Gemüsebrühe
(Instant),
3 Eßlöffel Zitronensaft,
1 Teelöffel Öl,
Salz,
schwarzer Pfeffer,
etwa 5 gehäufte
Eßlöffel gekochte
Linsen (40 g
Rohgewicht),
Kräuter: Petersilie,
Schnittlauch,
Kresse
(Kapuzinerkresse-
blätter und, wer hat,
auch -blüten).

Zucchini in Scheiben schneiden und in der Gemüsebrühe bei geschlossenem Deckel etwa vier Minuten dünsten. Zitronensaft, Öl, Salz und Pfeffer hinzufügen. Gekochte Linsen dazugeben, etwas ziehen lassen. Vor dem Essen eventuell nachwürzen und mit den frischen, gehackten Kräutern bestreuen.

TIP: Für Salate eignen sich am besten die grünen französischen Puy-Linsen: sie zerkochen nicht so leicht.

Eine Portion ca. 200 kcal

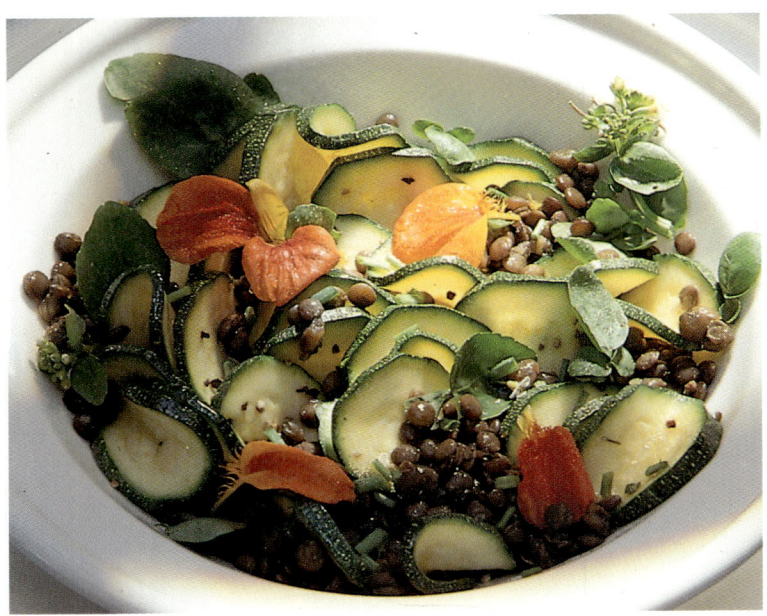

ZUCCHINI-LINSEN-SALAT

Rohkostsalat

Gemüse und Apfel raspeln oder kleinschneiden. Kräuter und Kürbiskerne hacken. Gemüsebrühe mit Zitronensaft, Öl, Pfeffer und gehackten Kräutern mischen und mit dem Gemüse vermengen. Das Vollkornbrot zerkrümeln und mit den gehackten Kürbiskernen in einer heißen Pfanne ohne Fett rösten.

Rohkost auf einem Teller anrichten und mit Brotbröseln und Kürbiskernen bestreuen.

Eine Portion ca. 200 kcal

**1/2 mittelgroßer Fenchel (100 g),
1 kleine Möhre (50 g),
1 Lauchzwiebel,
1 mittelgroßer Apfel (100 g),
Kräuter (Thymian, glatte Petersilie),
1 Teel. Kürbiskerne,
2 - 3 Eßlöffel Gemüsebrühe (Instant),
2 Eßlöffel Zitronensaft,
1/2 Teelöffel Öl,
schwarzer Pfeffer,
1/4 Scheibe Vollkornbrot.**

Gurkentopf mit Knoblauchtoast

Kräuter hacken. Gurke schälen und in feine Streifen hobeln. Joghurt mit Öl, Salz, Cayennepfeffer, Zitronensaft und Kräutern verrühren, Gurkenstreifen und Sesamsamen unterheben. Vollkornbrot toasten und mit einer aufgeschnittenen Knoblauchzehe kräftig einreiben. Noch warm zum Gurkentopf essen.

Eine Portion ca. 200 kcal

**Kräuter (Schnittlauch, Dill, Zitronenmelisse),
100 g Gurke,
1/2 Becher Magermilchjoghurt (75 g),
1 Teel. Öl, Salz, Cayennepfeffer,
1 Eßlöffel Zitronensaft,
1 Teel. Sesamsamen,
1 Scheibe Vollkornbrot (50 g),
1 Knoblauchzehe.**

Kartoffelsalat mit Ei

1 Ei, 3 Eßl. Gemüse-
brühe (Instant),
schwarzer Pfeffer,
1 Spritzer Süßstoff,
Zitronensaft,
2 mittelgroße gekoch-
te Kartoffeln (150 g),
1/2 Bund Radieschen,
Kresse, Schnittlauch.

Ei hart kochen und achteln. Brühe mit drei Eßlöffel Wasser, Pfeffer und Süßstoff wieder auf drei Eßlöffel Flüssigkeit einkochen. Mit Zitronensaft würzen.

Die Kartoffeln abziehen, kleinschneiden, in den warmen Sud geben und ziehen lassen. Radieschen in Scheiben schneiden und untermischen. Kartoffelsalat mit dem Ei auf einem Kressebett anrichten und mit Pfeffer und Schnittlauchröllchen bestreuen.

Eine Portion ca. 200 kcal

Thunfisch-Tomaten-Salat

2 kleine Tomaten
(100 g),
50 g Thunfisch
(ohne Öl),
Basilikumblätter,
schwarzer Pfeffer,
Salz, Zitronenschale,
1 - 2 Eßl. Zitronensaft,
1/2 Teelöffel Öl,
1 großes Roggen-
brötchen (60 g).

Tomaten in Scheiben schneiden, Thunfisch zerpflücken und mit Basilikumblättern auf einem Teller anrichten. Mit Pfeffer, Salz und geriebener Zitronenschale bestreuen. Zitronensaft mit Öl verrühren und über den Salat träufeln. Brötchen frisch rösten und dazu essen.

TIP: Wer mag, überstreut den Salat noch mit gehacktem Knoblauch.

Eine Portion ca. 200 kcal

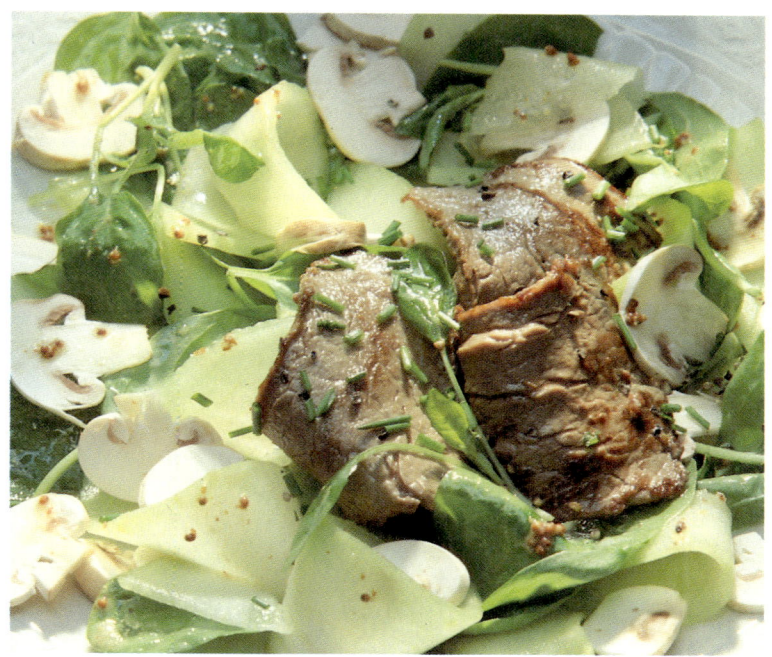

MELONENSALAT MIT RINDFLEISCH

Melonensalat mit Rindfleisch

Spinat gut abtropfen lassen. Roastbeefscheiben, Melonen-fleisch und Champignons klein-schneiden.
Aus Öl, Senf, Zitronensaft, Salz und Pfeffer eine Soße rühren und mit allen Zutaten vermengen.
Schnittlauch hacken und über-streuen. Knäckebrot dazu essen.

TIP: Für diesen Salat müssen die Spinatblätter jung und zart sein. Die Melone sollte ebenfalls reif und aromatisch sein

Eine Portion ca. 200 kcal

50 g junge Spinat-blätter, 2 Scheiben Roastbeef (40 g), 1/4 Melone (100 g, Ogen-, Zucker- oder Honigmelone), 50 g Champignons, 1 Teelöffel Öl, 1 Teelöffel Senf, 2 Eßlöffel Zitronensaft, Salz, schwarzer Pfeffer, Schnittlauch, 1 Scheibe Vollkornknäckebrot.

Brote

Handkäse mit Zwiebeln auf Vollkornbrot

1 Scheibe Vollkornbrot (50 g), 1 Teelöffel Senf, 30 g Sauermilchkäse (Harzer- oder Handkäse), 1/2 kleine Zwiebel, glatte Petersilie, 1 Teelöffel Öl, schwarzer Pfeffer.

Vollkornbrot mit Senf bestreichen. Sauermilchkäse klein- und Zwiebel in hauchdünne Scheiben schneiden und auf dem Brot verteilen. Mit Petersilienblättern bestreuen. Mit Öl beträufeln und mit Pfeffer würzen.

Eine Portion ca. 200 kcal

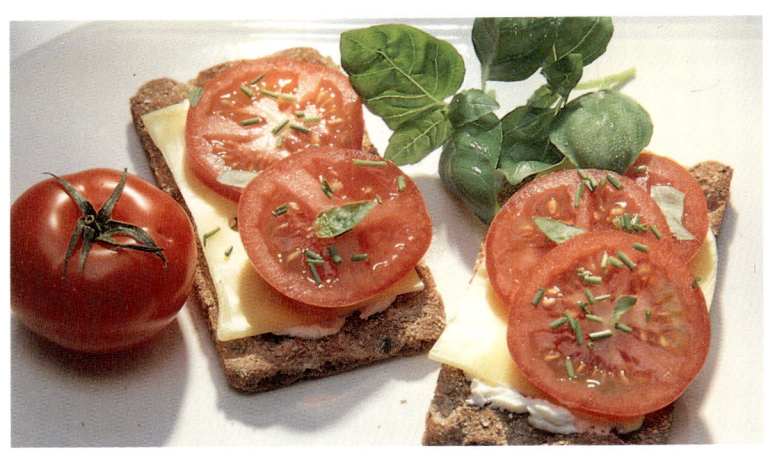

KÄSEKNÄCKE MIT TOMATE

Käseknäcke mit Tomate

2 Scheiben Vollkornknäckebrot, 3 Teel. Crème fraîche, 1 Scheibe Käse (45 %, 20 g), 2 kleine Tomaten (100 g), Kräuter (Basilikum, Schnittlauch).

Knäckebrote mit Crème fraîche bestreichen und mit je einer halben Scheibe Käse belegen. Eine Tomate in Scheiben schneiden, auf den Käse legen und mit Kräutern bestreuen. Die zweite Tomate dazu essen.

Eine Portion ca. 200 kcal

Corned-Beef-Brot

Vollkornbrot erst mit Butter oder Margarine, dann mit Senf bestreichen. Mit Corned Beef, Petersilienblättern und Mandarinenspalten belegen. Schnittlauchröllchen überstreuen.

Eine Portion ca. 200 kcal

1 Scheibe Vollkornbrot (50 g),
1 Teelöffel Butter oder Margarine,
1 Teelöffel Senf,
1 Scheibe deutsches Corned Beef (20 g),
glatte Petersilie,
1 Mandarine (50 g),
Schnittlauch.

Schmelzkäsebrot mit Radieschen

Vollkornbrot mit Butter oder Margarine und mit Schmelzkäse bestreichen. Einige Radieschen kleinschneiden, auf dem Brot verteilen und mit Pfeffer und Streuwürze bestreuen. Restliche Radieschen dazu essen.

Eine Portion ca. 200 kcal

1 Scheibe Vollkornbrot (50 g),
1 Teelöffel Butter oder Margarine,
1/2 Ecke Schmelzkäse (20 %, 31 g),
1 Bund Radieschen,
schwarzer Pfeffer,
Streuwürze.

Kräuterfrischkäse auf Vollkornbrot

Kräuter hacken, mit dem Frischkäse, Öl, Pfeffer und Salz verrühren und auf das Vollkornbrot streichen.

Eine Portion ca. 200 kcal

Kräuter (Schnittlauch, Petersilie, Basilikum),
2 Eßlöffel körniger Frischkäse (60 g),
1 Teelöffel Öl,
schwarzer Pfeffer,
Salz, 1 Scheibe Vollkornbrot (50 g).

Käseknäcke mit Ei

Ei in sieben Minuten hart kochen und in Scheiben schneiden. Schmelzkäse auf beide Knäckebrotscheiben streichen. Die Eischeiben darauf verteilen und mit grobgemahlenem Pfeffer und viel Kresse bestreuen.

Eine Portion ca. 200 kcal

1 Ei,
1/2 Ecke Schmelzkäse (20 %, 31 g),
2 Scheiben Vollkornknäckebrot,
schwarzer Pfeffer,
Kresse.

Vollkornbrot mit Lachsschinken

**1 Scheibe Vollkornbrot
(50 g), 1 Teelöffel
Butter oder Margarine,
2 Scheiben Lachs-
schinken ohne Fett-
rand (40 g),
1 kleine Tomate (50 g),
Schnittlauch.**

Brot mit Butter oder Margarine bestreichen und mit Lachs-schinken und Tomatenscheiben belegen. Mit Schnittlauch bestreuen.

Eine Portion ca. 200 kcal

Kasseler-Brot

**1 Scheibe Vollkornbrot
(50 g), 1 Teelöffel
Butter oder Margarine,
1 Teelöffel Senf,
1 Scheibe Kasseler-
Aufschnitt (20 g),
Kräuter (Schnittlauch,
Petersilie),
1 Teelöffel Kapern.**

Vollkornbrot mit Butter oder Margarine und Senf bestreichen und mit einer Scheibe Kasseler, gehackten Kräutern und Kapern belegen.

Eine Portion ca. 200 kcal

Schinkenbrot

**1 Scheibe Vollkornbrot
(50 g), 1 Teelöffel
Butter oder Margarine,
1 Teelöffel
Tomatenmark,
1 Scheibe magerer
gekochter Schinken
(20 g),
1 Stück Gurke (100 g),
Sellerieblätter,
schwarzer Pfeffer.**

Vollkornbrot mit Butter oder Margarine und Tomatenmark bestreichen. Schinken, Gurkenscheiben und Sellerieblätter auf das Brot legen. Mit Pfeffer würzen.

Eine Portion ca. 200 kcal

Lachsbrot

**1 Teelöffel Senf,
2 Teel. Crème fraîche,
1 Scheibe Vollkornbrot
(50 g), 1 kleine
Scheibe Lachs (30 g),
Dill.**

Senf mit Crème fraîche auf das Vollkornbrot streichen. Den Lachs mit einem Dillzweig daraufgeben.

Eine Portion ca. 200 kcal

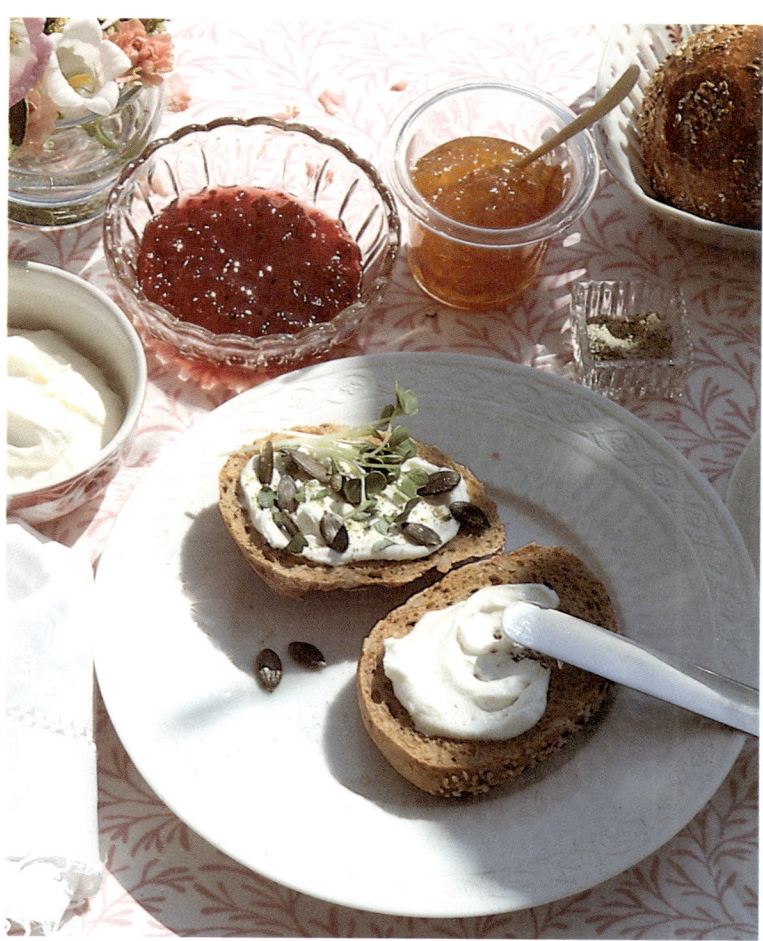

QUARKBRÖTCHEN

Quarkbrötchen

Magerquark mit Crème fraîche
verrühren und auf die beiden
Brötchenhälften streichen. Auf
eine Hälfte Marmelade, auf die
andere Hälfte Kürbiskerne, Streuwürze und Kräuter geben.

Eine Portion ca. 200 kcal

**1 Eßlöffel Magerquark
(40 g), 1 Teelöffel
Crème fraîche,
1 kleines Roggen-
brötchen (40 g),
1 Teelöffel Marmelade
ohne Zuckerzusatz,
1/2 Eßl. Kürbiskerne,
Streuwürze,
Kräuter (Kresse,
Petersilie).**

203

Geflügelleber-Brot mit Tomate

1 kleine Tomate (50 g), Kresse, 1 Scheibe Vollkornbrot (50 g), 50 g gebratene Geflügelleber, 1/2 Teel. Öl, Sojasoße, schwarzer Pfeffer.

Tomate in Scheiben schneiden und mit Kresseblättern auf das Vollkornbrot legen. Gebratene Leber in hauchdünne Scheiben schneiden, auf dem Brot verteilen, mit Öl und Sojasoße beträufeln und mit Pfeffer würzen.

Eine Portion ca. 200 kcal

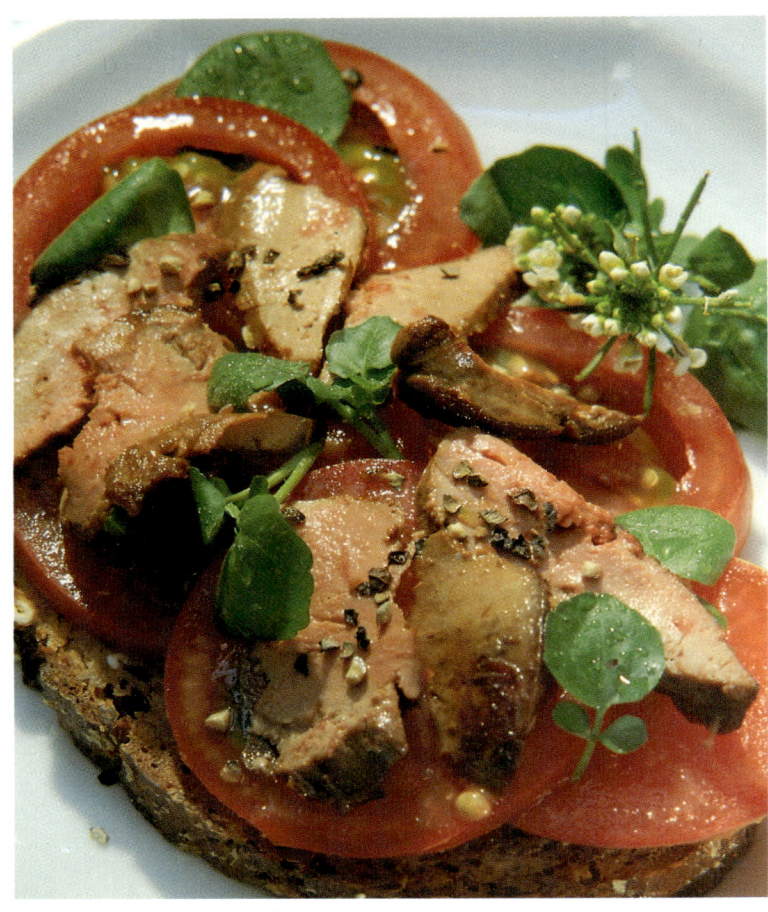

GEFLÜGELLEBER-BROT MIT TOMATE

Krabbenbrot

Senf und Crème fraîche auf das Vollkornbrot streichen. Tomate würfeln, Schnittlauch und Dill hacken und mit dem Krabbenfleisch auf das Brot geben.

Eine Portion ca. 200 kcal

1 Teel. Senf,
2 Teel. Crème fraîche,
1 Scheibe Vollkornbrot (50 g),
1 kleine Tomate (50 g),
Schnittlauch, Dill,
50 g Krabbenfleisch.

Hackbrot

Tomatenmark mit Crème fraîche und Beefsteakhack auf das Vollkornbrot streichen. Schnittlauch und Gewürzgurke hacken, auf dem Hackbrot verteilen und mit Streuwürze und Pfeffer würzen.

Eine Portion ca. 200 kcal

2 Teel. Tomatenmark,
1 Teel. Crème fraîche,
50 g Beefsteakhack,
1 Scheibe Vollkornbrot (50 g), Schnittlauch,
1 kleine Gewürzgurke,
Streuwürze,
schwarzer Pfeffer.

Waldorf-Brot

Knollensellerie raspeln und mit Zitronensaft, Salz, Cayennepfeffer und Salatcreme mischen. Selleriesalat auf das Vollkornbrot häufen. Mandarine in Spalten teilen und mit den Kürbiskernen und Petersilienblättern auf dem Brot verteilen.

Eine Portion ca. 200 kcal

1 kleines Stück Knollensellerie (50 g),
Zitronensaft, Salz,
Cayennepfeffer,
3 Teel. Salatcreme,
1 Scheibe Vollkornbrot (50 g), 1 kleine Mandarine (50 g),
1 Teel. Kürbiskerne,
glatte Petersilie.

Gurkenbrot mit Ei

Das Ei vier Minuten weich oder sieben Minuten hart kochen. Quark mit Öl verrühren und auf die Brothälfte streichen. Gurke in Scheiben schneiden. Das Brot damit belegen, würzen und die gehackten Kräuter darüberstreuen. Die restliche Gurke und das Ei dazu essen.

Eine Portion ca. 200 kcal

1 Ei, 1 Eßl. Magerquark (40 g),
knapp 1/2 Teel. Öl,
1/2 Scheibe Vollkornbrot, 100 g Gurke,
Streuwürze, Pfeffer,
Kräuter
(Dill, Petersilie).

Süßes

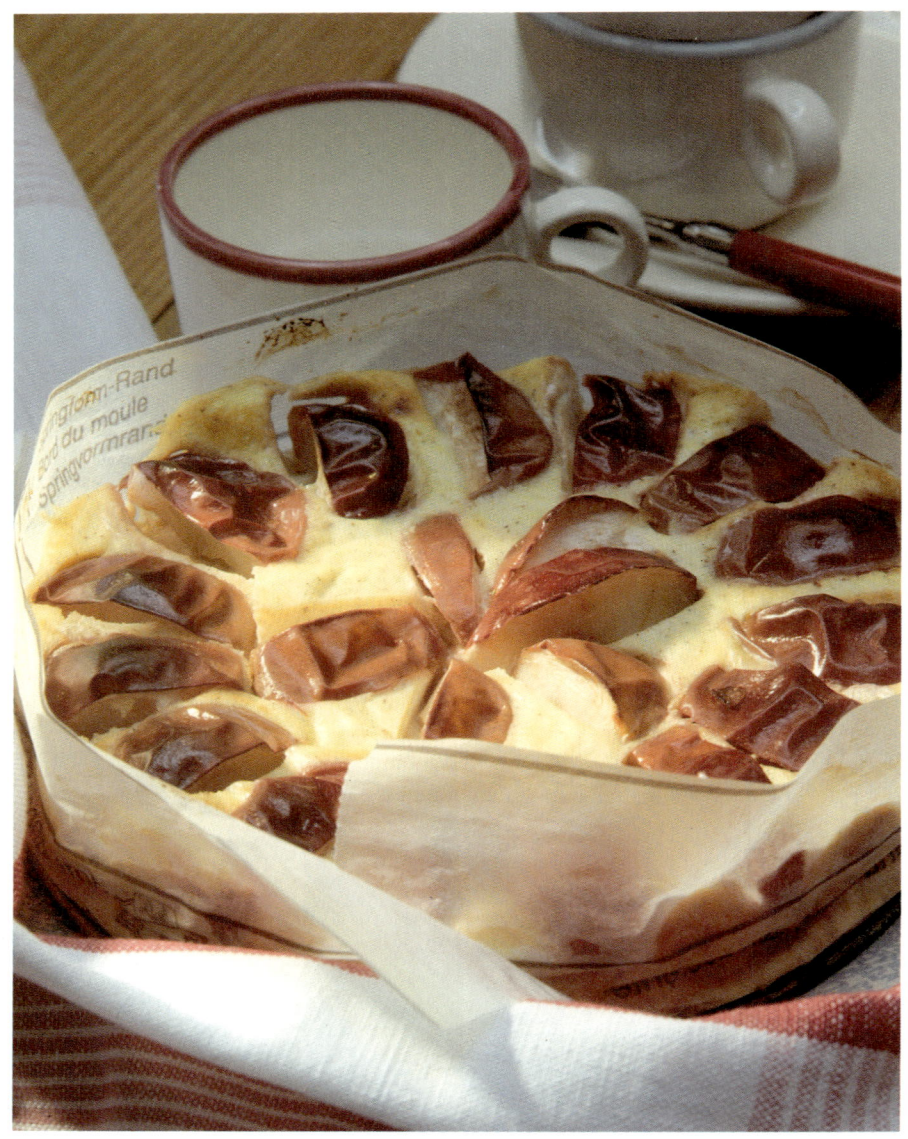

QUARKKUCHEN

Quarkkuchen

Boden und Rand einer Springform mit Back-Trennpapier auslegen. Ofen auf 180 Grad vorheizen (Gas: Stufe 2).
Zutaten mit einem Schneebesen oder Handrührer verrühren, in die Form geben und 55 Minuten auf der untersten Schiene des Ofens backen. Da der Kuchen nicht bräunt, die Oberfläche weitere fünf Minuten übergrillen (oder auf der oberen Schiene weiterbacken).
Quarkkuchen aus der Form nehmen, Papier entfernen und auf einem Kuchengitter abkühlen lassen.

TIP: Der Kuchen schmeckt lauwarm am besten, entweder pur oder als Dessert mit einer Soße aus ungezuckerten pürierten Früchten, z.B. Himbeer-, Erdbeer- oder Heidelbeersoße.
Pro Eßlöffel Fruchtsoße ohne Zucker rechnen Sie dann etwa 7 Kalorien dazu. Die Stücke können gut portionsweise geschnitten und tiefgekühlt werden. Zum Auftauen eignet sich die Mikrowelle.
Sie können den Kuchen auch vor dem Backen mit Apfel- oder Birnen-Achteln belegen. Es genügt dann die Süßstoffmenge für 75 Gramm Zucker. Auf einen Kuchen passen zwei mittelgroße Äpfel (106 kcal) oder zwei mittelgroße Birnen (158 kcal).

8 Portionen;
pro Portion ca. 70 kcal

Zutaten für eine Springform mit 20 cm Durchmesser:
500 g Magerquark (0 % Fett),
2 Eier, Gewichtsklasse 4,
2 Eßlöffel Grieß (20 g),
1/2 Paket Vanille-Puddingpulver (20 g),
Saft und Schale einer 1/2 Zitrone,
flüssiger Süßstoff für 100 g Zucker.

Holunderbirne

Die Birne so abschälen, daß immer ein Streifen Schale bleibt. Das Kerngehäuse mit einem spitzen Messer von der Blüte aus entfernen und die Birne mit den anderen Zutaten in einem kleinen Topf langsam aufkochen und garen. Die Frucht zwischendurch wenden und im Sud erkalten lassen.
Dann die Birne herausheben, den Sud vor dem Servieren im offenen Topf einkochen, erst dann abschmecken und warm über die Birne geben.

TIP: Statt einer Birne können Sie auch einen Apfel in Holundersud kochen. Achten Sie darauf, daß Sie keine mürbe Sorte verwenden: der Apfel zerfällt dann sehr leicht.

Eine Portion ca. 165 kcal

1 mittelgroße Birne (175 g),
1/8 l Apfelsaft, ungesüßt,
1/2 Tasse Holunderbeersaft, ungesüßt,
1 Stück Zitronenschale,
Süßstoff nach Geschmack.

207

Schokoladenpudding

**1/8 l Milch (3,5 % Fett),
1/2 Paket Vanille-
Puddingpulver (20 g),
2 Teelöffel
Kakaopulver,
Süßstoff.**

Milch aufkochen, 1/8 Liter kaltes Wasser mit Pudding- und Kakaopulver verquirlen, in die kochende Milch rühren, noch einmal aufkochen und abkühlen lassen. Den abgekühlten Pudding mit Süßstoff abschmecken.

TIP: Dazu paßt etwas geschlagene Sahne und ein Teelöffel Mandelblättchen. Die bringen 15 Kalorien pro Teelöffel Schlagsahne und 12 Kalorien für die Mandelblättchen zusätzlich.

**1 - 2 Portionen
insgesamt ca. 200 kcal**

Rote Grütze aus Tiefkühlfrüchten

**1 Paket TK-
Beerencocktail
(300 g),
1 Blatt weiße Gelatine,
1/8 l Apfelsaft, ohne
Zucker,
Süßstoff für 4 - 5
Eßlöffel Zucker.**

Beerencocktail auftauen lassen und den Saft auffangen. Gelatine einweichen, im Wasserbad auflösen und erst mit dem Apfel- und dem aufgefangenem Beerensaft und Süßstoff mischen. Dann mit dem aufgetauten Beerencocktail vermengen. Rote Grütze im Kühlschrank gelieren lassen.

TIP: Die Grütze kann auch gut aus anderen Früchten, zum Beispiel Himbeeren, hergestellt werden.

**2 - 4 Portionen
insgesamt ca. 200 kcal**

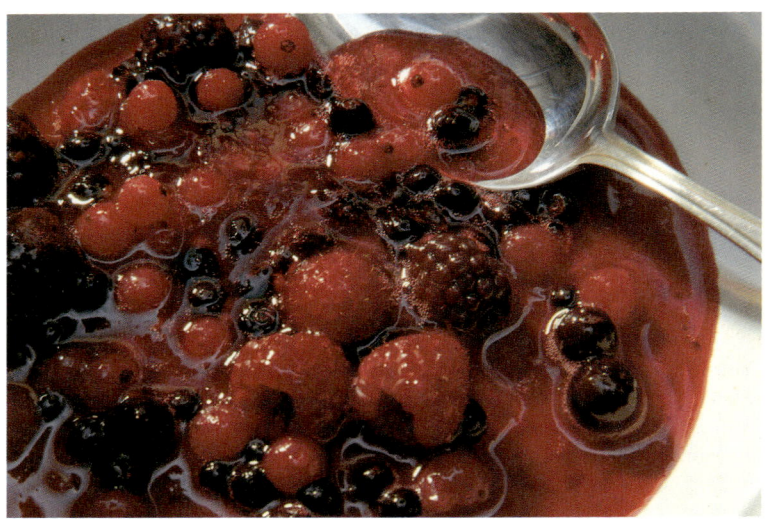

ROTE GRÜTZE AUS TIEFKÜHLFRÜCHTEN

Mokka-Schaum

Gelatine in kaltem Wasser einweichen. Instant-Kaffeepulver und das Kakaopulver mit einer halben Tasse kochendem Wasser übergießen. Gelatine darin auflösen und in den Kühlschrank stellen. Wenn der Kaffee zu gelieren beginnt, das Eiweiß mit dem Süßstoff steifschlagen und mit einem Schneebesen unterheben. Schaum in Schälchen füllen und mit wenig Kakaopulver bepudern.

TIP: Der Mokka-Schaum wird etwas feiner, wenn ein bis zwei Teelöffel Schlagsahne untergehoben werden. Pro Teelöffel müssen Sie dann 15 Kalorien mehr berechnen.

1 - 2 Portionen insgesamt ca. 20 kcal

**1 Blatt Gelatine,
1 gehäufter Teelöffel Instant-Kaffee,
1/2 Teelöffel Kakaopulver,
1 Eiweiß
Süßstoff für 1 1/2 -
2 Eßlöffel Zucker.**

Bananenquark mit Piment

Die Banane in der Schale drükken, so daß sie ganz weich wird. Schale abziehen, das Fruchtfleisch mit den restlichen Zutaten mit einer Gabel vermengen. Nach Geschmack mit Zitronenmelisseblättern garnieren.

TIP: Noch lockerer wird der Bananenquark natürlich mit geschlagener Sahne. Die benötigte winzige Menge entnehmen Sie am besten einer Sahne-Sprühdose. Ein Teelöffel Sprühsahne (ohne Zucker) hat etwa 15 Kalorien.

Eine Portion ca. 175 kcal

**1 kleine Banane
(100 g),
2 Eßlöffel Zitronensaft,
1 Messerspitze Piment,
2 Eßlöffel Magerquark,
Süßstoff,
1 Eßlöffel Sahne,
Zitronenmelisse.**

Himbeerkaltschale

Einige Himbeeren beiseite legen. Die restlichen Himbeeren, den Kefir, Zitronensaft und Zitronenschale im Mixer pürieren. Mit Süßstoff süßen und den Himbeer-Mix in einen Suppenteller geben. Die unpürierten Beeren hinzufügen und das Ganze mit Minzblättern bestreuen.

TIP: Die Kaltschale kann auch mit Erdbeeren zubereitet werden. An warmen Tagen die Zutaten vor der Zubereitung im Kühlschrank durchkühlen.

Eine Portion ca. 100 kcal

**125 g Himbeeren,
125 g Kefir (1,5 %),
1 Teelöffel Zitronensaft,
geriebene Zitronenschale,
Süßstoff,
1 - 2 Minzblätter.**

Crèpe mit Erdbeerquarkfüllung

1 Ei, 1 Eßlöffel
Haferkleie mit Keim,
1 Teel. Weizenmehl,
4 Eßl. Mineralwasser,
1 Prise Salz, Süßstoff,
1 Eßlöffel Magerquark,
geriebene
Zitronenschale,
50 g reife Erdbeeren,
fein gewürfelt,
1/2 Teelöffel Öl,
Streusüße.

Ei, Haferkleie mit Keim, Weizenmehl, drei Eßlöffel Mineralwasser, Salz und einen Spritzer Süßstoff verrühren. Zehn Minuten ruhen lassen.
Magerquark mit einem Eßlöffel Mineralwasser, der Zitronenschale und den gewürfelten Erdbeeren mischen.
Eine große Pfanne erhitzen, dünn mit Öl auspinseln. Den Crèpe-

Teig einfüllen, stocken lassen, wenden und backen, bis beide Seiten leicht gebräunt sind.
Crèpe mit Erdbeerquark bestreichen, zusammenfalten oder aufrollen. Mit Streusüße bepudern.

Eine Portion ca. 200 kcal

Melonen-Joghurt-Mix

1/4 Honigmelone
(100 g Fruchtfleisch),
1/2 Becher Magermilchjoghurt (75 g),
geriebene Zitronenschale, 2 Eßlöffel
Zitronensaft, Süßstoff.

Melone entkernen, Fruchtfleisch herauslösen und mit den restlichen Zutaten im Mixer verquirlen.

TIP: An heißen Tagen etwas zerstoßenes Eis und einen Schuß Mineralwasser zufügen.

Noch erfrischender wird der Mix mit einem Minzblatt.

Eine Portion ca. 100 kcal

Frische Honigmelone

1/2 Honigmelone,
1 Eßlöffel Zitronensaft,
Zitronenmelisse.

Die Honigmelone entkernen. Das Fruchtfleisch mit einer Gabel einstechen, mit Zitronensaft beträufeln und mit Zitronenmelisse dekorieren.

TIP: Eine mittelgroße Honigmelone wiegt etwa 780 Gramm, inklusive Schale und Kerne. Das

sind etwa 400 Gramm Fruchtfleisch. Die angeschnittene Melone immer gut mit Küchenfolie abdecken und im Kühlschrank aufbewahren.

Eine Portion ca. 100 kcal

Gedämpfter Ingwerapfel

Orangensaft mit einer sehr kleinen Prise Salz, einer halben Tasse Wasser und wenig geriebenem Ingwer vermischen.

Den Apfel schälen und vom Blütenansatz so entkernen, daß der Stengel noch an der Frucht bleibt. Den Apfel in einen kleinen Topf geben, mit dem Saft übergießen und fest verschlossen bei mittlerer Wärmezufuhr etwa 10 Minuten dämpfen.

Aus dem Topf nehmen und auf einen Teller geben. Den Sud nach Wunsch etwas einkochen, mit Süßstoff nachwürzen und über den Apfel gießen. Pistazien darüberstreuen. Der Apfel kann warm oder kalt gegessen werden.

TIP: Das Salz verhindert, daß der Apfel braun wird. Auch sollte der Apfel nicht zu mürbe sein, weil er sonst zerfällt.

Eine Portion ca. 130 kcal

**Saft einer halben Orange,
1 Prise Salz,
1 Messerspitze getrockneter,
oder eine Teelöffelspitze frisch geriebener Ingwer,
1 mittelgroßer fester Apfel (100 g),
Süßstoff,
1 Teelöffel gehackte Pistazien.**

Buttermilchspeise mit Erdbeeren

Gelatine in kaltem Wasser einweichen, abtropfen lassen, im Wasserbad auflösen und mit der Buttermilch verrühren. Süßstoff nach Geschmack und Zitronen- oder Orangenschale zufügen.

Erdbeeren kleinschneiden, in eine Form geben. Buttermilchmischung zugießen und zwei bis drei Stunden im Kühlschrank erstarren lassen.

Aus dem Kühlschrank nehmen, Form in heißes Wasser tauchen, auf einen Teller stürzen und mit Mandelblättchen bestreuen.

**1 - 2 Portionen
insgesamt ca. 200 kcal**

**3 Blätter Gelatine,
weiß oder rot,
1 1/2 Tassen Buttermilch, Süßstoff,
geriebene Zitronen- oder Orangenschale,
150 g reife Erdbeeren,
1 Teelöffel gehobelte Mandeln.**

Schokoladenmus

18 - 20 g bittere Schokolade (3 Stück), 1 Eßlöffel Milch, 1 Teelöffelspitze geriebene Orangenschale, Süßstoff für 1 - 2 Teelöffel Zucker, 1 Eiweiß.

Schokolade in Milch im Wasserbad erwärmen und auflösen. Orangenschale und Süßstoff zufügen.
Eiweiß steifschlagen, Orangenschokolade mit einem Schneebesen unterrühren.
Schokoladenmus für mindestens eine Stunde in den Kühlschrank stellen.

TIP: Besonders appetitlich sieht das Mus aus, wenn Sie es mit Minzblättern und einer Orangenscheibe dekorieren.

Eine Portion ca. 150 kcal

Makronen aus Vier-Korn-Flocken und Kürbiskernen

4 Eßlöffel Vier-Korn-Flocken (40 g), 3 Eßlöffel Kürbiskerne (24 g), 1 Eßlöffel Haferkleie mit Keim, 1 Teelöffel Fenchel oder Anis, 1 Teelöffel geriebene Orangenschale, 1 Eßlöffel Zitronensaft, 1 Eiweiß, 1 Päckchen Vanillezucker, Süßstoff.

Den Backofen auf 70 Grad vorheizen (Gas: niedrigste Stufe, die Tür geöffnet lassen).
Eine Eisenpfanne erhitzen. Vier-Korn-Flocken und Kürbiskerne unter ständigem Rühren und Schütteln rösten. In eine Schüssel geben, Haferkleie hinzufügen. Fenchel oder Anis, Orangenschale, Zitronensaft und zwei Eßlöffel Wasser unterrühren und kurze Zeit ziehen lassen.
Eiweiß steifschlagen, Vanillezucker und etwas Süßstoff zufügen. Unter die Flockenmischung heben. Mit einem Teelöffel etwa 18

kleine Häufchen formen und auf ein Stück Backtrennpapier geben. Im Ofen 60 Minuten trocknen lassen.

TIP: Orangenschale kann auch durch unbehandelte geriebene Zitronenschale ersetzt werden. Probieren Sie die Makronen auch mit Zimt, Ingwer oder Vanille aus.

18 Stück, je ca. 20 kcal

Frische Ananas

1 Scheibe Ananas (100 g).

Von einer frischen Ananas eine fingerdicke Scheibe abschneiden, die Schale und den holzigen Kern entfernen.

TIP: Die Schnittflächen gut mit Küchenfolie abdecken und jede Scheibe einzeln schälen.

Das Fruchtfleisch schmeckt auch gut in einem Müsli: Nehmen Sie zum Beispiel statt einem Apfel, einer Birne oder einer halben Banane eine Scheibe Ananas.

Eine Portion ca. 50 kcal

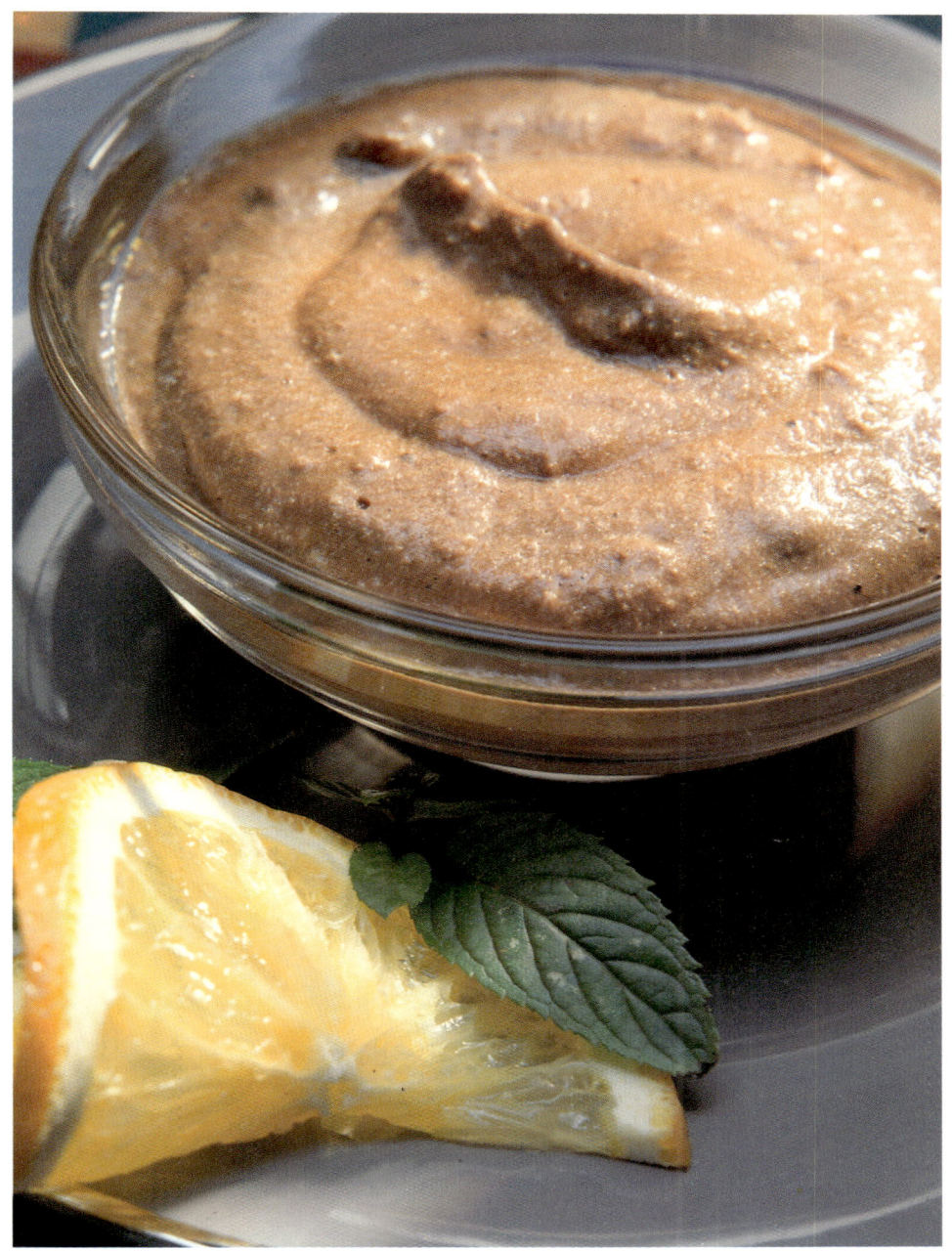

SCHOKOLADENMUS

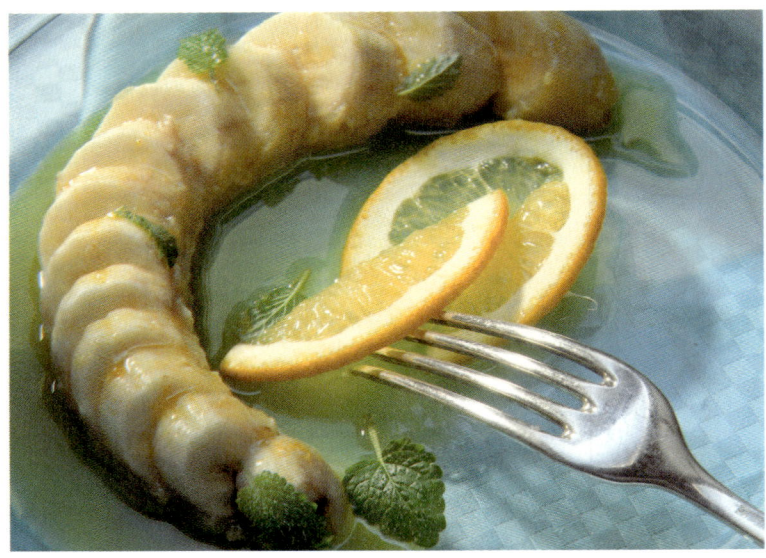

HEISSE ORANGENBANANE

Heiße Orangenbanane

**1 kleine Banane
(100 g),
Saft einer halben
Orange,
3 Eßlöffel Tee,
Süßstoff.**

Die geschälte Banane mit dem Orangensaft langsam unter häufigem Wenden solange in einer Pfanne erwärmen, bis der Saft auf einen Eßlöffel Flüssigkeit reduziert ist.

Die Banane auf einen vorgewärmten Teller geben und in Scheiben schneiden. Den Sud in der Pfanne mit dem Tee lösen, erneut etwas einkochen, nach Geschmack mit Süßstoff abschmecken. Die Soße über die Banane geben. Heiß essen.

TIP: Besonders raffiniert schmeckt die Soße, wenn sie mit Jasmintee zubereitet wird.

Eine Portion ca. 125 kcal

Exotischer Obstsalat

**1/4 Honigmelone
(100 g Fruchtfleisch),
1/2 Scheibe Ananas
(50 g),
1/2 Kiwi (50 g),
1 Eßlöffel Zitronensaft,
frischer Ingwer
(nach Geschmack).**

Früchte kleinschneiden, mit Zitronensaft und Ingwer mischen. Gut zugedeckt einige Minuten durchziehen lassen.

Eine Portion ca. 100 kcal

214

Milchschaumspeise

Milch mit Gewürzen und Zitronenschale bei kleinster Wärmezufuhr ganz langsam erhitzen und zehn Minuten ziehen lassen. Gelatineblätter in kaltem Wasser einweichen, abtropfen lassen und ausdrücken.

Gewürzte Milch durch ein Sieb gießen. Zitronenschale herausfischen, hacken und mit den Pistazien und den eingeweichten Gelatineblättern in die noch warme Milch zurückgeben. Im Kühlschrank leicht angelieren lassen und mit Süßstoff abschmecken.

Eiweiß mit Salz sehr steifschlagen, Zitronensaft und die Sahne dazurühren. Mit einem Schneebesen unter die gelierende Milch heben. Masse in zwei Tassen oder Soufflèförmchen verteilen und fest werden lassen.

Zum Servieren die Formen in heißes Wasser tauchen, auf Teller stürzen und mit frischem Orangensaft übergießen.

TIP: Dieses Dessert läßt sich gut für Gäste zubereiten. Dekorieren Sie die Milchschaumspeise dann noch mit einigen Beerenfrüchten, Orangenspalten oder Melisseblättern.

Zwei Portionen insgesamt ca. 260 kcal

1/2 l Milch (3,5 % Fett),
1 Stückchen Zimt,
1 Stückchen Vanilleschote,
1 Teelöffelspitze Koriandersamen,
1 Nelke,
1 daumengroßes Stück Zitronenschale,
2 Blätter weiße Gelatine,
2 Teelöffel gehackte Pistazien,
Süßstoff,
1 Eiweiß, 1 Prise Salz,
3 Eßlöffel Zitronensaft,
1 Eßlöffel geschlagene Sahne,
Saft einer frischen Orange.

Himbeer-Joghurt-Eis

Magermilchjoghurt mit Zitronenschale, Vanillemark und Süßstoff in den Mixer geben. Das Mixgerät einschalten und die tiefgekühlten Himbeeren einstreuen. Einige zur Dekoration zurückbehalten. Zwischendurch das Gerät ausschalten und einmal mit einem Löffel umrühren.

TIP: Wichtig: Die harten, tiefgekühlten Früchte nur nach und nach in den eingeschalteten

Mixer geben. Das Gerät würde sonst gleich blockiert. Es geht leichter, wenn die Früchte vorher zehn Minuten angetaut wurden. Vanillemark schabt man mit der Messerspitze aus der längs aufgeschnittenen Vanilleschote.

1 - 2 Portionen insgesamt ca. 100 kcal

1 Becher Magermilchjoghurt (150 g),
1 Teelöffel abgeriebene Zitronenschale,
Mark einer halben Vanilleschote,
Süßstoff,
125 g TK-Himbeeren.

Gewürztes Pflaumenkompott

**1 Stück Stangenzimt,
1 kleines Stück
Ingwer,
1 kleines Stück
Zitronenschale,
Süßstoff,
200 g Pflaumen
oder Zwetschen,
1 - 2 Eßlöffel
Zitronensaft.**

Zimt, Ingwer, Zitronenschale und Süßstoff in einer Tasse Wasser auf- und bis auf etwa drei Eßlöffel Flüssigkeit einkochen. Inzwischen die Pflaumen oder Zwetschen entkernen. Den Sud durch ein Sieb gießen, Zitronensaft zufügen und darin die Pflaumenhälften auf niedriger Wärmestufe weichdünsten. Pflaumenkompott lauwarm oder kalt essen.

TIP: In dem Gewürzsud können Sie auch andere Früchte dünsten, z. B. 150 Gramm Kirschen, die

Spalten von zwei Pfirsichen, zwei kleine Äpfel oder zwei Birnen (in Spalten geschnitten). Jede Portion hat dann ebenfalls 100 Kalorien. Das Kompott zusammen mit dem Schweizer Reis (s. S. 219) ergibt eine süße warme Mahlzeit.

Eine Portion ca. 100 kcal

Erdbeerschaum

**1 Blatt Gelatine (rot),
1/2 Paket TK-Erd-
beeren (oder 125 g
frische Früchte),
1 Eßlöffel Zitronensaft,
etwas Zitronenschale,
Süßstoff,
1 Eiweiß.**

Gelatine in kaltem Wasser einweichen, ausdrücken und im Wasserbad auflösen. Aufgetaute Erdbeeren fein pürieren, eventuell durch ein Sieb streichen. Restliche Zutaten zufügen und mit dem Handrührer schlagen, bis die Masse hellrosa und schaumig wird. Flüssige Gelatine unter ständigem Rühren zufügen und den Schaum sofort in Portionsschälchen füllen.

TIP: Nach Geschmack mit unverarbeiteten Früchten anrichten. Wer seine Süßspeise mit Schlag-

sahne anreichern oder garnieren möchte, muß pro Teelöffel 5 Gramm, etwa 15 Kalorien, dazurechnen. Da man so kleine Portionen schlecht zubereiten bzw. schlagen kann, empfehlen wir Schlagsahne aus der Dose, die vor dem Gebrauch geschüttelt wird. Die Sahne ist im Kühlschrank lange haltbar.

Eine Portion ca. 70 kcal

Gefüllte Aprikosenhälften

Aprikosen halbieren und entkernen. Körnigen Frischkäse mit Zimt, geriebener Zitronenschale und Süßstoff verrühren. Die Aprikosenhälften mit dem Frischkäse bestreichen und mit Mandelblättchen bestreuen.

TIP: Die gefüllten Aprikosen schmecken am besten mit vollreifen, saftigen Früchten.

Dekorativ: jede Frucht-Hälfte mit einem kleinen Melisseblättchen garnieren. Dieses Dessert läßt sich auch gut mit großen Pflaumen zubereiten.

Eine Portion ca. 100 kcal

**3 kleine Aprikosen,
2 Eßlöffel körniger
Frischkäse,
Zimt,
geriebene
Zitronenschale,
Süßstoff, 1 Teelöffel
gehobelte Mandeln.**

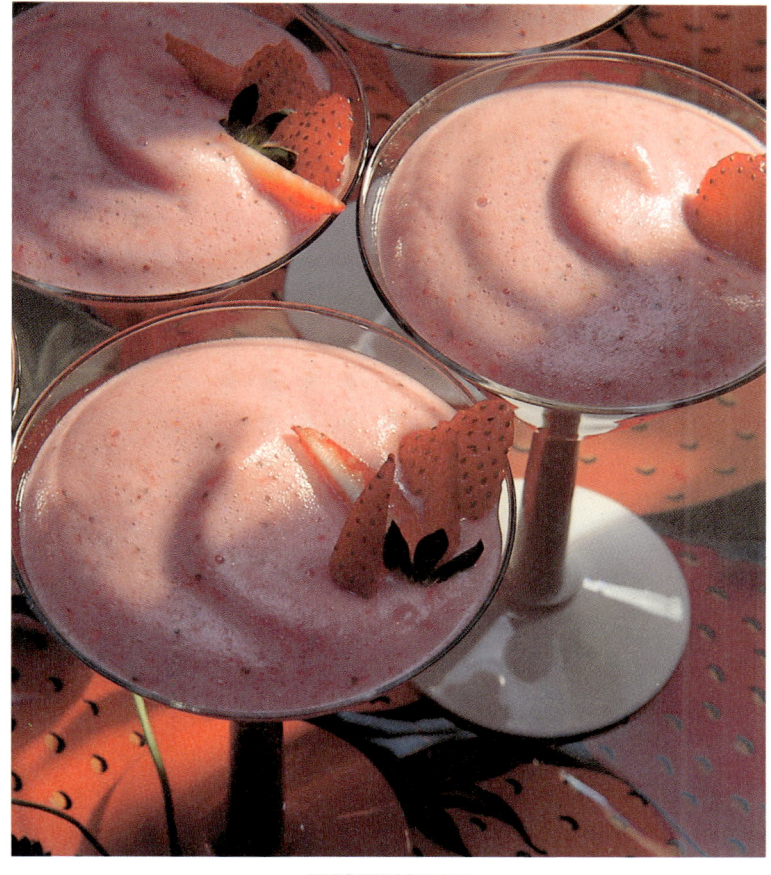

ERDBEERSCHAUM

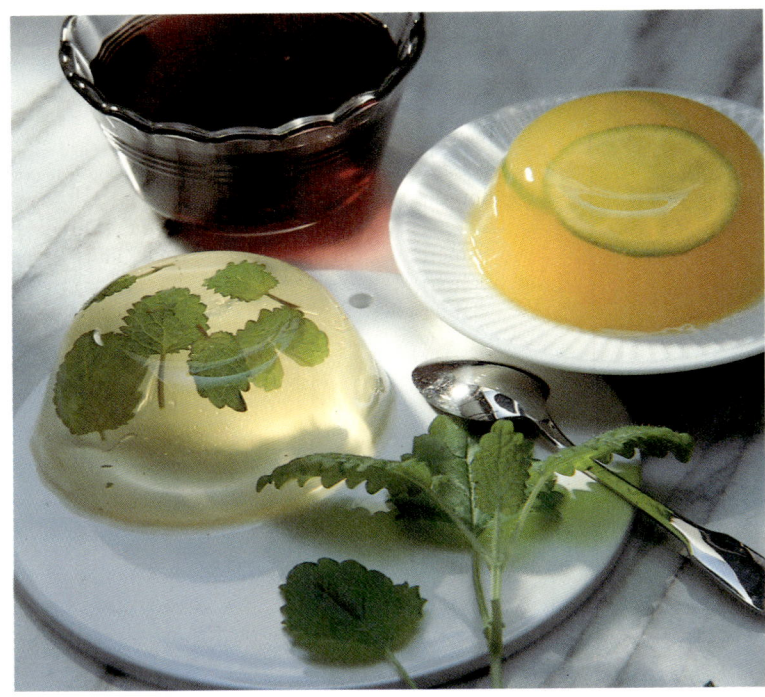

FRUCHTGELEE

Fruchtgelee

3 Blatt weiße Gelatine, 1/4 l Fruchtsaft ohne Zucker, z.B. Johannisbeer-, Apfel-, Orangen-, Kirschsaft etc., Süßstoff nach Geschmack, Zitronen- oder Limettensaft.

Gelatine einweichen und mit zwei Eßlöffel Fruchtsaft im Wasserbad auflösen. Restlichen Fruchtsaft mit Süßstoff und Zitronen- oder Limettensaft abschmecken, Gelatine dazurühren. In Formen oder Schälchen gießen und im Kühlschrank erstarren lassen. Zum Stürzen kurz in warmes Wasser tauchen.

TIP: Nach Geschmack können Minz- oder Melisseblätter mit in die Formen gegeben werden, das sieht schön aus und verfeinert den Geschmack.

Wer will, krönt das Gelee mit einem Teelöffel geschlagener Sahne, siehe beim Rezept für Erdbeerschaum auf Seite 216.
Fruchtsäfte ohne Zuckerzusatz kann man sich selbst im Entsafter herstellen oder in Bio-Läden oder Reformhäusern kaufen. Auf dem Etikett steht die Bezeichnung „reiner, ungezuckerter Fruchtsaft". Durchschnittlich haben 125 Gramm (1/8 l) 45 bis 60 Kalorien. Ein Blatt Gelatine hat 7 Kalorien.

Zwei Portionen insgesamt ca. 150 kcal

Schweizer Reis mit Kirschen

Milchreis, Milch, Zitronenschale, Gewürze und Mandeln im geschlossenen Topf langsam zum Kochen bringen. Auf niedrigster Wärmestufe 30 bis 40 Minuten quellen lassen.

Aus der Vanilleschote die Samen herauskratzen und die Schote entfernen. Geschlagene Sahne unter den Reis rühren, mit Süßstoff abschmecken und mit den Kirschen auf einen Teller geben.

TIP: Diese Süßspeise können Sie warm als Hauptmahlzeit essen. Dann sollten Sie die Früchte zusammen mit dem Reis etwas erwärmen

Als Zwischenmahlzeit schmeckt die Reisspeise auch kalt - sie reicht dann für drei Portionen. Statt Kirschen können auch andere Früchte verwendet werden.

Eine Portion ca. 300 kcal

**25 g Milchreis,
1 knappe Tasse Milch
(3,5 %), geriebene
Zitronenschale,
1 Stück Vanilleschote,
aufgeschnitten,
1 Prise Salz,
2 Teelöffel gehobelte
Mandeln,
2 Eßlöffel geschlagene
Sahne, Süßstoff,
125 g frische
Kirschen.**

Haferpfannkuchen mit Heidelbeeren

Das Ei trennen. Eigelb mit Magermilchjoghurt, Haferkleie, Salz und wenig Süßstoff verrühren. Zehn Minuten quellen lassen.

Das Eiweiß nicht ganz steifschlagen und mit einem Schneebesen unter den Teig rühren.

Eine Pfanne erhitzen, mit Öl auspinseln. Den Teig einfüllen und die Heidelbeeren daraufgeben. Mit einem Deckel verschlossen auf mittlerer Wärmestufe stocken lassen. Den Pfannkuchen mit

einem Spatel lösen, auf einen flachen Deckel gleiten lassen. Die Pfanne erneut mit Fett einpinseln und den Pfannkuchen gewendet zu Ende backen. Mit Streusüße bepudern.

TIP: Der Pfannkuchen hat ohne die Heidelbeeren etwa 200 Kalorien.

Eine Portion ca. 250 kcal

**1 Ei,
2 Eßlöffel
Magermilchjoghurt,
2 Eßlöffel Haferkleie
mit Keim, 1 Prise Salz,
Süßstoff,
1 Teelöffel Öl,
50 g Heidelbeeren,
Streusüße.**

Naschwerk, süß und salzig

25 g Bonbons
15 Gummibärchen (30 g)
2 Lakritzschnecken (35 g)
1 1/2 Negerküsse
30 Salzstangen
4 Stückchen Schokolade (15 g)
20 g Vollkornkekse
3 Teelöffel ger. Erdnüsse (15 g)

10 Mandeln
30 - 40 Pistazienkerne (15 g)
50 g Eiscreme
75 g Fruchteis
12 Streifen Kaugummi
10 Eiswaffeln (35 g)

je Portion ca. 100 kcal

Stichwort-Register

Abführmittel 29
Abnehmen 22
Aspartame 15, 36
Aufbewahren
von Lebensmitteln 13
Austauschen von Gerichten 11
Ballaststoffe 39
Berufstätige 10
Blutzuckerspiegel 35, 36
Body Mass Index (BMI) 21, 22
BRIGITTE-Müsli 10, 73
Cellulite 24, 32
Cholesterin 16
Cholesterinspiegel 28, 32
Crash-Kuren 24
Cyclamate 15
Dauerlaufen, sanftes 31, 32
Diät-Einstieg 23
Diätfrust 19
Diättag, Zusammensetzung 9
Distelöl 12, 28
Eier (Gewichtsklasse) 14
Einkaufslisten 10, 75, 105, 137
Einladungen 16
Eisenmangel 17
Eiweiß 9, 28
Eß-/Brechsucht 17
Eßgewohnheiten 39
FdH-Diät 27
Fettpölsterchen 20, 22
Fettsäuren 12
Fettzellen 20
Fett, in der Nahrung 9, 27, 28
Fett, bei der Zubereitung 12
Fette, versteckte 28
Fettzellen, bei
Frauen und Männern 25
Flüssigkeiten (Menge) 14
Fruchtbarkeitsstörungen
bei Diät 17
Fruchtzucker 36
Futterverwerter,
gute und schlechte 21
Gemüse (Menge) 14
Getränke 11
Getreide (Menge) 13
Gewichtskontrolle 15
Gewichtsverlust,
durchschnittlich 23
Gewichtsverluste, schnelle 23
Heißhunger auf Süßes 23, 36
Honig 36
Hunger 15

Idealgewicht 21
Joule 9
Jugendliche 16
Kalorien, leere 37
Kalorienbedarf 20
Kartoffeln 14, 29
Keimöl 28
Kinder 16
Kochen und Braten 11
Kohlenhydrate 9, 28, 29, 35
Kokosfett 12
Kopfschmerzen,
während der Diät 29
Körperfett 32
Körpermasse, „magere" 20, 21
Kosten der Diät 10
Kräuter 13
Kreislauf 32
Kürbiskernöl 12
Kurzdiäten 24
Leinöl 28
Light-Getränke 11, 15
Light-Produkte 37
Magersucht und Diät 17
Maiskeimöl 12
Männer und Diät 25
Mengenangaben 13
Milchprodukte 14
Mineralwasser 11, 29, 41
Muskeln 20, 22, 32
Müsli 29
Nährstoffdichte 11, 39
Nährstoffe 27
Normalgewicht 21
Nudeln (Menge) 13
Obst (Menge) 14
Olivenöl 12, 28
Öl 12
Osteoporose 37
Palmöl 12
Periode 41
Pfannen 11
Pfeffer 13
Quellgewicht 13
Reis (Menge) 14
Rohgewicht 13
Rückfälle 24
Saccharin 15
Saccharin-Cyclamat-
Mischungen 15
Schwangerschaft 16
Sesamöl 12
Setpoint-Theorie 37
Sojaöl 12, 28
Sonnenblumenöl 12, 28

Sorbit 36
Sport 22
Stillstand 25
Stillzeit 16
Stoffwechsel 25, 31, 39
Streß 23
Süßstoff 15
Süßstoffe, empfohlene
Höchstmengen 15
Tiefkühlkost 14
Tofu 28
Töpfe 11
Traumfigur 20, 22
Trockenobst 36
Übergewicht 20, 22, 40
Untergewicht 22
Vegetarisch 11
Veranlagung 22
Verdauung 29
Vererbung 21
Vitaminmangel 16
Vitamintabletten 16
Vorratslisten 10, 74, 104, 136
Waage 13
Walnußöl 28
Wunderpille 19
Würzen 13
Xylit 36
Zucker 35
Zutatenliste 10
Zutaten zur Diät...........................14

Rezeptverzeichnis
200-Kalorien-Rezepte (Frühstück)

Apfelmüsli mit Dickmilch 50
Apfelmüsli mit Mandarinen 82
Bananen-Pflaumen-Müsli 118
Brot mit Ei und Apfelsalat 44
Frischkäse mit Tomate 112
Früchtemüsli 46, 100
Grapefruitmüsli 64
Heidelbeermüsli 128
Himbeer-Birnen-Müsli 60
Ingwermüsli 68
Käsebrot mit Mandarine 48
Käsebrötchen mit Ei 108
Kräuterbrot mit Käse 116
Kräuterbrötchen mit Apfel 120
Kräuterquark mit Parmesan 130
Kressebrot 52, 84
Marmeladenbrot mit Kiwi 70
Melonenmüsli 124
Orangen-Apfel-Müsli 54
Pflaumenmüsli 114

Quarkbrot 126
Schinkenbrot 66
Spiegelei auf Käsebrot 122
Tomatenbrot 98
Traubenjoghurt 110

200-Kalorien-Rezepte (Imbiß)

Basilikum-Toast 110
Basilikumbrot mit Rohkost 124
Blumenkohlsalat 98
Bohnensalat 84, 112
Brokkolisalat 68
Bunter Salat 44
Champignon-Kartoffelbrei mit
Zitronensoße 70
Corned-Beef-Brot 201
Curry-Nudelsalat 163
Fenchelsalat 108
Geflügelleber-Brot mit Tomate 204
Gemüsebrühe 100
Grapefruit-Fenchel-Salat 56
Grüne-Bohnen-Salat 132
Gurken-Reissalat 82
Gurkenbrot mit Ei 205
Gurkenjoghurt 120
Gurkentopf mit Knoblauchtoast 197
Hackbrot 205
Handkäse mit Zwiebeln auf
Vollkornbrot 200
Kartoffel-Lauch-Suppe 153
Kartoffel-Mandarinen-Salat 52
Kartoffelbrei auf Salat 58
Kartoffelsalat mit Ei 198
Kartoffelsalat mit Lachsschinken 66
Käsebrot mit Birne 46
Käsebrot mit Radieschen 96
Käseknäcke mit Ei 201
Käseknäcke mit Salat 94
Käseknäcke mit Tomate 200
Käsesalat 118
Kasseler-Brot 202
Krabbenbrot 205
Kräuterfrischkäse auf Vollkornbrot ..201
Lachsbrot 202
Linsensalat 64
Marinierte Aubergine 114
Melonen-Feigen-Salat 122
Melonensalat mit Rindfleisch 199
Nudelsalat mit Apfel
und Radieschen 167
Nudelsalat mit Gewürzgurke und
Tomaten 162
Nudelsalat mit Gurke 62
Quarkbrötchen 203

Quinoa-Mais-Salat 178
Radieschen-Tomaten-Salat 50
Reissalat 48
Reissalat mit Kurkuma 170
Rohkostsalat 197
Rosenkohlsalat 90
Rote-Bete-Salat 134
Salatbrötchen 116
Salat mit Joghurt-Knoblauch-Soße 128
Sauerkraut-Apfel-Salat 54
Schinkenbrot 202
Schmelzkäsebrot mit Radieschen 201
Schweinefilet mit Basilikum 92
Sojasprossen-Salat 102
Spargelsalat 78
Spinatsalat 86
Thunfisch-Tomaten-Salat 198
Tofu auf Radieschensalat 186
Tomaten-Kartoffeln 76
Tomaten-Reis-Salat 130
Topinambur-Salat 159
Vollkornbrot mit Lachsschinken 202
Vollkornbrot mit Paprika 60
Waldorf-Brot 205
Warmer Fenchel-Salat 126
Zucchini-Gurken-Salat 88
Zucchini-Linsen-Salat 196

**400-Kalorien-Rezepte
(warme Mahlzeiten)**

Apfel, Bohnen und Kasseler 145
Asiatische Reispfanne 169
• Auberginen-Reispfanne 46
Bierschinken mit Sauerkraut 141
• Blumenkohl mit Kräutersoße 96
• Bohnengemüse mit Thymian 182
Bratkartoffeln mit Sauerkraut
und Schinken 52
• Bunter Bohneneintopf 182
• Chili-Bohnentopf 82
Chiligemüsetopf mit Nudeln
und Würstchen 164
• Chinakohl-Roulade mit
Buchweizen 175
Curry-Gerste mit Hackklößchen 66
• Curry-Plinsen 70
• Currybohnen mit Buchweizen 183
Curryreis mit Banane und
Corned Beef 170
Curryschnitzel 80
Forelle mit
Kartoffel-Fenchel-Gemüse 147
Frikadelle mit Kartofelbrei 56

Frikadelle mit
Sellerie-Orangen-Gemüse 102
• Gebratener Buchweizen
mit Zwiebeln 174
Geflügelleber mit roter Bete
und Nudeln 145
• Gefüllte Aubergine mit Minzsoße 112
Gefülltes Hähnchenfilet 76
• Gefüllte Hirsetomaten 173
• Gefüllte Paprikaschoten mit Hirse 94
• Gefüllte Tomaten 120
Gemüse-Fischtopf 149
• Gemüsehirse in Estragonsoße 92
Gemüsenudeln mit Parmaschinken ...98
• Gemüsereis mit Minzsoße 128
Gemüsesuppe mit Parmesankäse 110
• Gemüsetopf 50
• Geschmorter Apfelporree mit
Gerstenkeimen 176
• Grünkern-Plinsen mit Salat 181
• Grünkern mit Spinat
und Joghurtsoße 181
Hackfleischröllchen mit Reis 130
Hähnchenrisotto mit Backobst 142
Hähnchen mit Reis und Salat 44
• Himmel und Erde 156
• Hirse-Möhren mit Joghurtsoße 173
• Hirsefladen 114
• Indischer Reistopf mit Linsen 171
Kapernfisch auf Gemüsebett 148
Kartoffel-Krabben-Salat 157
Kartoffeleintopf mit Würstchen 152
• Kartoffelpfanne mit Rosmarin
und Salat 155
• Kichererbsen-Suppe mit Rosmarin ...124
Knoblauchnudeln mit Schinken 165
Krabbennudeln 100
• Kräuter-Tofuklößchen mit Nudeln ...186
• Kräuterkartoffeln 151
• Kümmelkartoffeln mit Spinat 153
Lauwarmer Kartoffelsalat und Ei 156
Lengfischspieß 118
Lengfisch auf Chinakohl 68
Linseneintopf mit Gemüse und
Joghurtsoße 185
• Linsengemüse mit Apfel 185
• Linsengemüse und Kartoffeln 62
Majorankartoffeln mit Apfel
und Zwiebeln 152
Majorankartoffeln mit Lachsschinken 64
• Marinierter Tofu mit Sojasprossen-
Gemüse und Lauchzwiebeln 187
Matjesfilet mit Apfel-Radieschen-Salat
und Kartoffeln 149

Vegetarische Gerichte sind mit • gekennzeichnet

Nudel-Fischtopf 54
Nudeln mit Estragon-Erbsen 161
Nudeln mit Fenchel und Rindfleisch ..60
Nudeln mit Hack- und
Tomatensoße 162
Nudeln mit Kräuterei 163
Nudeln mit Staudensellerie
und Lachs 164
Nudeln mit Thunfisch 167
Paprika-Hähnchen mit
Bohnengemüse 141
Paprikafisch auf
Gurken-Dill-Gemüse 147
Pellkartoffeln in grüner Soße 154
Pellkartoffeln mit Bohnen
und Schinken 48
Pellkartoffeln mit Gemüsequark 155
Quinoa mit Orangenzwiebeln 179
Reisfladen mit Spinat 84
Rinderfilet mit Basilikumsoße 122
Rinderfilet mit Gemüse 58
Rindfleisch mit Kapernsoße 126
Röstkartoffeln mit Frischkäsesalat 78
Safran-Fischtopf 132
Salbeihähnchen mit
Zitronen-Kartoffeln 108
Schweinefilet mit Rosmarin 90
Schweineschnitzel mit Spinat
und roten Linsen 144
Seelachsfilet mit Kohlrabi 86
Spinatnudeln mit Parmaschinken 116
Spinatnudeln mit Rinderfilet 166
Sülze mit Bratkartoffeln 88
Tomatensuppe mit
Kalbsbratwurstklößchen 142
Topinambur mit Mais, Kräuter-
joghurt und Frikadelle 159
Zitronensteak mit
Brot und Maissalat 143
Zucchinifladen mit Joghurtsoße 134

Süßspeisen

Apfel mit körnigem Frischkäse 100
Bananen-Quark mit Piment 209
Buttermilchspeise mit Erdbeeren 211
Crêpe mit Erdbeerquarkfüllung 210
Erdbeerjoghurt mit Ingwer 189
Erdbeerschaum 216
Exotischer Obstsalat 214
Feigensalat 120
Frische Ananas 212
Frische Honigmelone 210
Frischkäse mit Ingwer 64

Fruchtgelée 218
Fruchtsalat 78
Gedämpfter Ingwerapfel 211
Gefüllte Aprikosenhälften 217
Gewürztes Pflaumenkompott 216
Haferpfannkuchen
mit Heidelbeeren 219
Heidelbeerquark 128
Heiße Orangenbanane 214
Himbeer-Apfel-Salat 132
Himbeer-Joghurt-Eis 215
Himbeerkaltschale 209
Himbeerzwieback 58
Holunderbirne 207
Joghurtmüsli mit Himbeeren 58
Kaffeedickmilch 124
Kaffeemüsli 52
Makronen aus Vier-Korn-Flocken 212
Melonen-Joghurt-Mix 210
Milchschaumspeise 215
Mokka-Quark 82
Mokka-Schaum 209
Naschwerk, süß und salzig 219
Obstsalat 90
Pfirsichcreme 120
Pfirsich mit Sonnenblumenkernen ...118
Quarkkuchen 207
Rote Grütze 208
Sahne-Banane 192
Schokoladenmus 212
Schokoladenpudding 208
Schweizer Reis mit Kirschen 219
Sesambanane 68
Trauben-Apfel-Salat 134
Zimt-Dickmilch mit Himbeeren 189
Zitronen-Buttermilch-Mix 189
Zitronenschaum-Ei 193

Brigitte-Themen als Brigitte-Bücher

Die neue Gymnastik
Von Iris Bader und
Christa Möller

Fit & Schön
Bewegung, Entspannung,
Ernährung, Gesundheit
Von Karin Felix

Schön sein
Von Ingeborg Wittmann

Die neue Brigitte-Diät
Von Helga Haseltine und
Marlies Klosterfelde-Wentzel

Brigitte-Vollwert-Diät
Von Barbara Rias-Bucher

Leichter essen
200 Gourmet-Rezepte
ganz ohne Cholesterin
Von Barbara Rias-Bucher

Vollwert-Menüs
Von Barbara Rias-Bucher

**Fleischlos glücklich
Neue Rezepte**
Von Barbara Rias-Bucher

Kochen für zwei
Von Inge Schiermann

Kochen für Gäste
Von Inge Schiermann

Mikrowelle
Von Inge Schiermann

Backen
Die 150 besten Rezepte
mit Backschule für 10 Teige
Von Burgunde Uhlig
und Christa Lösch

Brigitte-Rezepte
Die 300 beliebtesten
Sammelrezepte aus Brigitte

So kocht Italien
Von Rotraud Degner

100 Fragen zur Ernährung
Von Elisabeth Lange

100 Fragen zum Schlaf
Von Petra Oelker

Kinderfeste
Von Gisela Könemund

Kinder basteln
Von Gisela Könemund

Spiel doch mit
20 neue Würfelspiele
mit Original-Spielplänen
Von Gisela Könemund

Ich schenk dir was
Kinder basteln zu Weihnachten
Von Gisela Könemund

Starke Mädchen
Geschichten für Kinder
Von Anne Steinwart

**Mode Klassiker
selber nähen**
Von Antje von der Heyde

Neues Nähen
Von Käthe Fischer und
Antje von der Heyde

Sticken
10 verschiedene Techniken
Wunderschöne Geschenke
Von Kathrin Behrens und
Ariane Heyduck

Heiraten
Das genaue Drehbuch für
das schönste Fest Ihres Lebens
Von Hannelore Krollpfeiffer

Oh Baby...
Das hatte ich mir ganz anders
vorgestellt. Erfahrungen von
Frauen beim ersten Kind.
Von Regine Schneider

**Selbst Nachtigallen
soll es noch geben**
Gedichte von Anne Steinwart
mit farbigen Collagen
von Cornelia von Seidlein

wer hat schon flügel
Gedichte von Anne Steinwart

**Den Arm voller Blumen
für euch**
Gedichte

**Weil es nichts
Schöneres gibt**
Liebesgedichte

Tränen ersatzlos gestrichen
Gedichte von Frauen

Nähe ganz nahe Nähe
Gedichte vom Leben zu zweit

**Woher kommt die
Hoffnung**
Gedichte

**Wir zwischen Himmel
und Erde**
30 Kurzgeschichten

Empfängnisverhütung
Von Angelika Blume

Wechseljahre
Aktualisierte Ausgabe
Von Sylvia Schneider

Männerleben
Sexualität, Beziehungen,
Gesundheit
Von Sylvia Schneider

Männer über Frauen
20 ganz persönliche
Betrachtungen
prominenter Zeitgenossen

**Was Frauen über Geld
wissen sollten**
Von Eva Dörpinghaus

**Frauen machen sich
selbständig**
Von Erika Markmann

**Frauenberufe
mit Zukunft**
44 Berufsporträts mit
Planungshilfen und Checklisten
Von Eva Dörpinghaus

Frauen steigen wieder ein
Von Ute Ehrhardt und
Wilhelm Johnen

Wenn Sie mich so fragen
Rosemarie von Zitzewitz gibt
Antworten auf Benimmfragen

Mit eigenen Augen sehen
Selbstliebe lernen
Körpergefühl verbessern
ein Handbuch für Frauen
von Margaret Minker

Selbstsicher reden
Ein Leitfaden für Frauen
Von Christiane Tillner
und Norbert Franck